向精神薬の薬物動態学
―基礎から臨床まで―

監修
加藤 隆 一
著
鈴 木 映 二

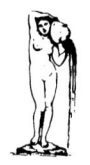

星 和 書 店

Seiwa Shoten Publishers

2-5 Kamitakaido 1-Chome
Suginamiku Tokyo 168-0074, Japan

Pharmacokinetics of Psychotropics

by

Ryuichi Kato, M.D., Ph.D. (Editorial supervision)

Eiji Suzuki, MD., Ph.D. (Author)

Ⓒ 2013 by Seiwa Shoten Publishers

監修者前書き

　最近，抗うつ薬をはじめとして多くの中枢作用薬の多剤併用療法が医学界ばかりでなく世間的な問題となっている。精神科疾患においては患者との対話を通じての精神療法は精神科医にとって重要な治療法であるが，これらの場合でも薬物療法との上手な組合せが大切である。

　薬の副作用の発現を最小化し，効力を最大化するためには個々の患者に適した薬の性質とその用量の選択，いわゆる個別化医療が重要である。さらに併用療法においては薬の作用機序の理解と共に薬物動態上の薬物相互作用の実態を把握しておくことが必要である。

　鈴木映二先生は私が慶応大学医学部の薬理学教室を主宰していた当時，現九大医学部神庭重信教授と共に精神神経科学教室から共同研究に来て実績を上げられた学究の徒であられた。

　鈴木先生が臨床における実体験を通じ，薬物動態の知識とその臨床での実施の必要性を痛感され，精神神経科医師へのために書かれたのが本書である。

　本書ではヒトにおける薬物動態を理解すべく，その基礎をやさしく解説されると共に，患者での実態・問題点が実例を挙げて述べられており，好学の若い臨床医にとって適切なテキストであろう。

　最後に本書が日本における精神神経科領域における薬物療法の一段の向上をもたらすことを期待したい。

加 藤 隆 一

筆者前書き

　高齢化社会，生活習慣病の増加，ストレス社会といった日本を取り巻く環境の変化に伴い，精神科を訪れる患者も多様化し，加えて従来とは異なる設計により開発された向精神薬が次々上市されるなど，かつてないほど薬物動態学的配慮が求められる時代になってきている。しかしながら，精神科医向けに（優れた訳書はあるものの）向精神薬を中心に据えた薬物動態学に関する解説書はこれまでなかった。このような背景を基に筆者は，①向精神薬の薬物動態学的特徴の比較，②向精神薬同士の相互作用，③向精神薬と一般身体科治療薬との相互作用，④向精神薬に与える患者の特性（年齢，性別，疾患，食習慣など）の影響などについて実践的に使える書を作ることを目指した。また最終章に，最近使用頻度の高い向精神薬について，既知のデータについてまとめた。

　本書は簡便な理論の解説から始まっているが，これはいくら問題集を解いても試験で同じ問題が出題されることがないがごとく，実際の臨床は一人一人の患者に対して応用力が試されているわけであるから，読者自身が薬物動態学理論に基づいて考察するために理論の記載は避けられないと判断したからである。

　なお，本書は下記文献を参考にして執筆した。多くのデータを各医薬品の説明書およびインタビューフォーム，閲覧可能な厚生労働省への申請書類より引用しているが，より公平で科学的であるために，それらに採用されていない論文からもデータを引用することに努めた。紙面の都合上，前者に関しては引用文献を割愛し，後者のみ参考文献を掲載した。また，各製薬会社が非公表としている社内データに関しても提供いただいたものが一部ある。

　筆者は，できるだけ科学的な執筆を心掛けたつもりであるが，不備な点も多々あることを自覚している。読者諸氏のご意見やご指導を賜りたい。

　末筆ながら，監修をお引き受けいただいた加藤隆一先生に深謝する。資料管理に協力いただいた堀江元乃（国際医療福祉大学熱海病院），鈴木千穂，編集に貴重なご意見をいただいた星和書店の近藤達哉氏に心より感謝する。

　執筆に当たり資料提供していただいた製薬会社は以下のとおりである（アイウエオ順）。旭化成ファーマ株式会社，アステラス製薬株式会社，アルフレッサファーマ株式会社，エーザイ株式会社，MSD株式会社，大塚製薬株式会社，小野薬品工業株式会社，グラクソ・スミスクライン株式会社，興和創薬株式会社，塩野義製薬株式会社，第一三共株式会社，大日本住友製薬株式会社，武田薬品工業株式会社，日本イーライリリー株式会社，ノバルティスファーマ株式会社，ファイザー株式会社，持田製薬株式会社，ヤンセンファーマ株式会社。

《参考文献》（アイウエオ順）

乾賢一（編）：薬物トランスポーター活用ライブラリー―機能・輸送基質から創薬・臨床応用まで―，羊土社，東京，2009．

内田祐之，鈴木健文，渡邊衡一郎（監訳）：モーズレイ処方ガイドライン第10版，アルタ出版，東京，2011．

緒方宏泰（編）：臨床薬物動態学―薬物療法の適正化のために―第2版，丸善出版，東京，2010．

加藤基浩（著）：薬物動態学の基礎―はじめての薬物速度論，南山堂，東京，2008．

加藤隆一（著）：臨床薬物動態学―臨床薬理学・薬物療法の基礎として―改訂第4版，南江堂，東京，2011．

加藤隆一，山添康，横井毅（編）：薬物代謝学；医療薬学・医薬品開発の基礎として，東京化学同人，東京，2010．

鎌滝哲也，高橋和彦，山崎浩史（編）：医療薬物代謝学，みみずく舎，2010．

上島国利，樋口輝彦（監訳）：精神科薬物相互作用ハンドブック，医学書院，東京，2010．

篠崎公一，平岡聖樹，渋谷正則，鈴木昭之（監訳）：薬物動態学と薬力学の臨床応用，メディカル・サイエンス・インターナショナル，東京，2009．

杉山正康（編）：薬の相互作用としくみ第9版，医歯薬出版株式会社，東京，2010．

杉山雄一，楠原洋之（編）：分子薬物動態学，南山堂，東京，2008．

杉山雄一，山下伸二，加藤基浩（編）：ファーマコキネティックス―演習による理解―，南山堂，東京，2005．

仙波純一（著）：精神科薬物療法のプリンシプル，中山書店，東京，2012．

日本総合病院精神医学会治療戦略検討委員会（編）：向精神薬・身体疾患治療薬の相互作用に関する指針，星和書店，東京，2011．

Laurence L. Brunton (ed)：Goodman & Gilman's The Pharmacological Basis of Therapeutics twelfth edition, Mc Graw Hill, New York, 2010.

鈴木映二

目　次

監修者前書き　iii
筆者前書き　v

第Ⅰ章　薬物動態学的思考の基本 …………………………………………… 1
　Ⅰ-1.　薬物動態学的思考の勧め（症例を通して）　2
　Ⅰ-2.　薬物動態学とは　5

第Ⅱ章　薬物動態を理解するためのキーワード ……………………………… 9
　Ⅱ-1.　拡散と輸送系　10
　Ⅱ-2.　極性分子と無極性分子　10
　Ⅱ-3.　油水分配係数（P）　12
　Ⅱ-4.　脂溶性の薬と水溶性の薬　13
　Ⅱ-5.　分子形分率とpH分配仮説　17
　Ⅱ-6.　薬物トランスポーター　21
　Ⅱ-7.　タンパク結合率　27
　Ⅱ-8.　最高血中濃度（C_{max}），最高血中濃度到達時間（T_{max}），半減期（$T_{1/2}$），定常状態（SS）　31
　第Ⅱ章の参考資料　38

第Ⅲ章　薬物動態学の基本的な指標 …………………………………………… 43
　Ⅲ-1.　生体利用率と初回通過効果　44
　Ⅲ-2.　分布容積　46
　Ⅲ-3.　全身クリアランス　50

第Ⅳ章　薬の吸収 ………………………………………………………………… 55
　Ⅳ-1.　経口摂取された薬の吸収部位　56
　Ⅳ-2.　経口摂取された薬の吸収に影響を与える因子　57
　Ⅳ-3.　胃pH変化が薬の吸収に与える影響　57
　Ⅳ-4.　キレート結合，吸着による薬の吸収への影響　60
　Ⅳ-5.　胃内容排出速度（gastric emptying rate；GER）が薬の吸収に与える影響　62
　　　Ⅳ-5-1.　GERの変化によって吸収が影響される薬　62
　　　Ⅳ-5-2.　GERを変化させる因子　64

viii

 Ⅳ-6. 脂肪，胆汁酸が薬の吸収に与える影響 65
 Ⅳ-7. 小腸粘膜における代謝と排出 67
 Ⅳ-8. 腸内細菌の薬の吸収への影響 68

第Ⅴ章　薬の分布 …………………………………………………………… 71

 Ⅴ-1. 薬と血漿タンパクの結合 72
 Ⅴ-2. タンパク結合率の変化 72
 Ⅴ-3. 薬物結合血漿タンパクの種類 73
  Ⅴ-3-1. アルブミン 73
  Ⅴ-3-2. $α_1$-酸性糖タンパク質（AAG） 79
  Ⅴ-3-3. リポタンパク 81
  Ⅴ-3-4. 血漿タンパク結合に関する対応（提案） 83
 Ⅴ-4. 脳内分布 83
 Ⅴ-5. 肝への分布 86
 第Ⅴ章の参考資料 88

第Ⅵ章　薬の代謝 …………………………………………………………… 89

 Ⅵ-1. 薬の代謝反応 90
 Ⅵ-2. 薬物代謝の第Ⅰ相反応 94
  Ⅵ-2-1. 第Ⅰ相反応に関わる酵素 94
  Ⅵ-2-2. CYPの遺伝子多型 95
  Ⅵ-2-3. CYPの活性阻害・酵素誘導 100
  Ⅵ-2-4. CYP各分子種の基質と競合的阻害 104
  Ⅵ-2-5. 単代謝経路薬と多代謝経路薬 115
  Ⅵ-2-6. 核内受容体を介したCYPと薬物トランスポーターの誘導 120
  Ⅵ-2-7. コリンエステラーゼ，モノアミン酸化酵素，エポキシド加水分解酵素と薬物相互作用 123
 Ⅵ-3. 薬物代謝の第Ⅱ相反応 123
  Ⅵ-3-1. グルクロン酸抱合 124
  Ⅵ-3-2. 硫酸抱合，アセチル抱合 127
 第Ⅵ章の参考資料 129

第Ⅶ章　薬の排泄 ……………………………………………………………131

 Ⅶ-1. 腎臓における薬の排泄メカニズム 132
 Ⅶ-2. 腎からの薬の排泄に影響を与える因子 133
  Ⅶ-2-1. 糸球体ろ過と薬物動態 134
  Ⅶ-2-2. 尿細管分泌と薬物動態 134
  Ⅶ-2-3. 尿細管からの再吸収と薬物動態 136
 Ⅶ-3. リチウムと腎クリアランス 138
 Ⅶ-4. 透析の影響 140

第Ⅷ章　嗜好品・食品と向精神薬の薬物動態　…… 141

- Ⅷ - 1.　嗜好品・食品が与える薬物動態への影響　142
- Ⅷ - 2.　牛乳　145
- Ⅷ - 3.　アルコール　145
- Ⅷ - 4.　グレープフルーツジュース　146
- Ⅷ - 5.　コーヒー（カフェイン含有飲料）　146
- Ⅷ - 6.　西洋オトギリソウ（セント・ジョーンズ・ワート）　147
- Ⅷ - 7.　タバコ　147
- Ⅷ - 8.　その他の食品　148

第Ⅸ章　年齢，性別，各種病態と薬物動態　…… 151

- Ⅸ - 1.　年齢　152
  - Ⅸ - 1 - 1.　小児　152
  - Ⅸ - 1 - 2.　高齢者　153
- Ⅸ - 2.　性別　157
- Ⅸ - 3.　妊娠と胎児　160
  - Ⅸ - 3 - 1.　妊娠が及ぼす母体への影響　160
  - Ⅸ - 3 - 2.　胎児や乳汁への移行　161
- Ⅸ - 4.　肥満　165
- Ⅸ - 5.　肝障害　167
- Ⅸ - 6.　腎障害　171
- Ⅸ - 7.　心疾患　176
- Ⅸ - 8.　内分泌疾患　177

第Ⅹ章　最近の主な向精神薬の薬物動態学的特徴　…… 179

- Ⅹ - 1.　最近の抗うつ薬　180
  - Ⅹ - 1 - 1.　エスシタロプラム（レクサプロ）　180
  - Ⅹ - 1 - 2.　セルトラリン（ジェイゾロフト）　182
  - Ⅹ - 1 - 3.　デュロキセチン（サインバルタ）　184
  - Ⅹ - 1 - 4.　パロキセチン（パキシル，パキシルCR 他）　185
  - Ⅹ - 1 - 5.　フルボキサミン（デプロメール，ルボックス他）　188
  - Ⅹ - 1 - 6.　ミルタザピン（リフレックス，レメロン）　190
  - Ⅹ - 1 - 7.　ミルナシプラン（トレドミン）　192
- Ⅹ - 2.　最近の抗精神病薬　194
  - Ⅹ - 2 - 1.　アリピプラゾール（エビリファイ）　194
  - Ⅹ - 2 - 2.　オランザピン（ジプレキサ）　196
  - Ⅹ - 2 - 3.　クエチアピン（セロクエル）　198
  - Ⅹ - 2 - 4.　クロザピン（クロザリル）　200
  - Ⅹ - 2 - 5.　ブロナンセリン（ロナセン）　201
  - Ⅹ - 2 - 6.　ペロスピロン（ルーラン他）　203

    Ⅹ-2-7. リスペリドン（リスパダール他）　206
    Ⅹ-2-8. パリペリドン（インヴェガ）　206
  Ⅹ-3. 抗認知症薬　208
    Ⅹ-3-1. ドネペジル（アリセプト他）　208
    Ⅹ-3-2. ガランタミン（レミニール）　210
    Ⅹ-3-3. メマンチン（メマリー）　211
    Ⅹ-3-4. リバスチグミン（リバスタッチパッチ，イクセロンパッチ）　213
  Ⅹ-4. 最近の抗てんかん薬　215
    Ⅹ-4-1. ガバペンチン（ガバペン）　215
    Ⅹ-4-2. クロバザム（マイスタン）　217
    Ⅹ-4-3. トピラマート（トピナ）　218
    Ⅹ-4-4. ラモトリギン（ラミクタール）　220
    Ⅹ-4-5. レベチラセタム（イーケプラ）　222

文　献　225
索　引　229

第 I 章

薬物動態学的思考の基本

I‑1. 薬物動態学的思考の勧め（症例を通して）
I‑2. 薬物動態学とは

Ⅰ‐1．薬物動態学的思考の勧め（症例を通して）

　薬物動態学の重要性が認識され始めたのは 1970 年代である。翻訳書『薬物動態学と薬力学の臨床応用―TDM の正しい理解のために―』[86] の中に面白いエピソードがいくつか掲載されているので一部を紹介する。1973 年に MacKichan らによって発表されたレポートによると，ジアゼパムを静脈内投与したときにプラスチックチューブへ約 50％が吸着されていたという [60]。同年に発表された Manninen と Korhonen のレポートによると，当時各製薬会社から発売されていたジゴキシンの 0.25 mg 剤を調べたところ，実際の含有量はその 39 ～ 189％であったという [62]。その後，後発品に対して含有量の規制が行われるようになり，現在日本では日本薬局法により錠剤に含まれる有効成分の含有率について厳密な規制が敷かれている。また，『臨床薬物動態学―臨床薬理学・薬物療法の基礎として―改訂第 4 版』[51] には，過去にはジゴキシンの吸収率が製剤によって大きく異なっていたり，フェニトインの剤型を変更すると吸収率が著しく変化したりしたため，以後生体利用率（Ⅲ‐1 参照）の測定が義務づけられるようになったというエピソードが紹介されている。

　このように，薬物動態学的研究の成果が薬の安全性に大きく寄与してきたことは疑う余地がない。しかし近年は向精神薬の分野も開発ペースが高まり，新薬が次々上市されてきている。最近の医薬品は，創薬の段階から従来とは異なった発想と技術によって開発されてきているため，以前には考えられなかった薬の飲み合わせの問題などが発生してきている。例を挙げると，第一世代の抗うつ薬は当時の薬の開発が化学構造を中心に行われていたことから，すべてベンゼン環を両端に含む環状構造が 3 つあり，その構造上の共通性から三環系抗うつ薬と総称されていた。化学構造が似通っていれば体内動態は物理化学的要素に依存しているので当然ながら共通項が多く，他剤との飲み合わせもほぼパターン化していた。一方，新世代の抗うつ薬は SSRI（Selective Serotonin Reupatake Inhibitor）あるいは SNRI（Serotonin and Norepinephrine Reuptake Inhibitor）などと総称されるように，薬理作用が共通なのであって構造式には類似性が見られない。そのため，各薬によって吸収のされ方，代謝を受ける酵素のサブタイプ，排泄のプロセスなどのすべての薬物動態学的プロフィールが異なっていると言っても過言ではない。

　一方で，日本では一部の薬を除いて，血中濃度をモニタリングすることが医療保険で認められていない。その理由は不明であるが，保険適応になっている薬を除いて，その血中濃度が治療効果との相関性に乏しいことから，医療経済学的に費用対効果が低いと考えられているからかもしれない。しかし，多剤を併用せざるをえない場合などに，薬の血中濃度を測定したいと思うのは筆者だけではないであろう。

　それでは，薬物動態学的な情報の不足が，服薬者にどのような不利益をもたらすのであろ

うか。具体例として筆者自身が経験した2つのケースをご覧いただきたい。なお薬物動態学的な考察に影響を与えない部分は可能な限り変更し個人名を特定できないようにしてある。

> Aさん（41歳，男性，会社員）。過去に2回うつ病エピソードがあり，いずれもフルボキサミン（デプロメール）にて軽快している。4年間元気で働いていたが，母親が心筋梗塞で死亡した2カ月後くらいから抑うつ気分と意欲低下が出現し来院した。患者は休職を受け入れ，フルボキサミンを服用，150 mg/日に増量してから1カ月経っても調子が上向かなかった。本人と話し合い薬を変更することにした。まずフルボキサミンを50 mg/日減量し，デュロキセチン（サインバルタ）を20 mg/日追加したところ2日後に吐き気を訴えて電話をしてきた。

　Aさんの場合は抗うつ薬の切り替え方に問題があった。デュロキセチンはシトクロムP450（CYP）という薬物代謝酵素の分子種（VI-2-1参照）のうち1A2と2D6によって代謝されるが，フルボキサミンはそれらの活性を低下させる。したがって両者を併用すると，デュロキセチンのAUCという累積血中濃度の指標（III-1参照）が，単独で服用した場合に比べ平均でも約5.7倍になる（表VI-2-f，X-1-3参照）。Aさんの例は，既知のデータを知っていれば防ぐことができた。
　それでは，以下のケースはどうであろうか。この方の場合も，薬物動態学的な考察に影響を与えない部分は可能な限り変更し個人名を特定できないようにしてある。

> Bさん（27歳，女性，主婦）。母親は双極性障害。学童期に特記事項なく，高校生の時に友人関係に悩み何度かリストカットしたことがある。第2子出産後抑うつ状態となり，産科医からジアゼパム（セルシン）（10 mg/日）を処方されたが2カ月間軽快しなかったために紹介され初診となった。診察中，涙を流し続けていたが希死念慮は否定した。性格的にはうつ病の病前性格は窺えず，他罰的な面も見られたため性格因の要素を抱えた産後うつ病と暫定診断した。不安が強かったのでジアゼパムはそのままにしてフルボキサミン（デプロメール）（25 mg/日から開始）を追加した。6週間後，フルボキサミンは100 mg/日に増量されていた（ジアゼパムは継続）ものの全く反応を示さなかった。本人は躁病エピソードについて否定していたが，病前性格や家族歴，非定型な症状を考慮しリチウム（リーマス）を（後から考えるとやや軽率な考察であったが，気分安定薬兼フルボキサミンの増強療法というあいまいな位置づけで）追加した。その後リチウムを800 mg/日まで漸増し，血中濃度が0.80 mEq/Lとなった約3週間後（フルボキサミン100 mg/日とジアゼパム8 mg/日を併用），「私なんか子どもを産むほかに何の価値もない」「救急車が迎えに来る」などと言って自宅で興奮したということで予約外受診した。入院を勧めてみたが，本人のみならず夫も拒否したためハロペリドール（セ

> レネース）を 2.5 mg 筋注してみたところ，約 1 時間後には落ち着いたためいったん帰宅することとした。帰宅する前に薬の追加を希望されたので，抗精神病薬の併用を提案し了承していただいた。多剤併用になるので，代謝経路が単純なパリペリドン（インヴェガ）3 mg/日を選択し，リチウムを 200 mg/日減量して服用するよう指示した。3 日後，患者は軽い悪寒，発汗等を自覚したために，以前内科医から処方してもらって自宅に残っていたジクロフェナクナトリウム（ボルタレン）を服用したという。その 2 日後に発熱，意識低下（ぼーっとする），イライラ感，不安感を訴え救急外来を受診した。

　ちなみに救急外来における通常の緊急検査は（リチウムの血中濃度は緊急測定不可能な状況であったが，それ以外は）すべて正常範囲内であった。生理食塩水の点滴治療を行ったところ，症状は徐々に軽快し約半日後には帰宅可能な状態となった。

　Bさんの体内で起きた薬物相互作用は複雑で，すべての向精神薬の注意書きを暗記していたとしても予測は困難であったと思われる。薬物相互作用の基本知識を身につけている読者であればリチウムとジクロフェナクナトリウムという飲み合わせ（腎臓からのリチウム排泄が抑制される）（Ⅶ-3参照）にすぐに気付かれるであろう。しかし，もともと血中濃度は適正であったうえに直前にリチウムの量は減らされているので，それだけでは説明が不十分かもしれない。ジクロフェナクは肝臓の薬物代謝酵素のCYP2C9という分子種で代謝されるが，日本人の中には，この酵素の活性が遺伝的に低い人がいる（Ⅵ-2-2参照）ので，Bさんがそうであった可能性はある。しかし，以前も服用していて特に副作用も感じなかったようであるから，その点は不明である。また，この酵素はフルボキサミンによって活性が阻害されるので，その飲み合わせでジクロフェナクの血中濃度が上がった可能性がある（Ⅵ-2-4参照）。また，パリペリドンとフルボキサミンは両者ともP糖タンパク質（P-gp）と呼ばれる薬物トランスポーターの基質であり，阻害薬でもある（表Ⅱ-6-b, c参照）。P-gpの働きにはまだ不明な点が多いが，小腸でいったん吸収された薬を腸管内に排出し吸収率を低下させたり，血液脳関門（blood-brain barrier；BBB）にて脳内から薬を排出したりする作用があることが知られている。したがって，パリペリドンとフルボキサミンはお互いの血中濃度だけではなく脳内濃度を高めてしまい，予想以上に強い中枢への効果を引き出してしまった可能性がある。パリペリドン服薬開始3日後の悪寒，発汗等は，併用しているリチウムの効果と相まって脳内濃度の上昇したフルボキサミンによってもたらされたセロトニン症候群であった可能性がある。さらには，フルボキサミンとジクロフェナクは両者とも血漿アルブミンとの結合率が高い薬である（表Ⅴ-3-b参照）。したがって，ジクロフェナクを服用し始めたことで，フルボキサミンは血中でアルブミンと結合していない遊離形で存在する割合が増え，そのために脳内に移行しやすくなっていた可能性もある。また，パリペリドン

は多くが未変化体のまま腎臓から排出されるので，ジクロフェナクによって腎からの排泄が阻害された可能性もある。

　今日，併用薬の組み合わせは無数である。加えて服薬する個人の特性もあり，さらには同じ個人であっても食事や体調などダイナミックに変化する要素も関わっているため，（添付文書の禁忌の組み合わせなどではなく）薬物相互作用を正確に予測するコンピューターソフトの開発でさえ困難だと言われている。それでは，相互作用における危険性を回避するために，個人のレベルでどうしたらよいのだろう。答えは，つきなみではあるが患者 - 医師関係を良好に保つこと以外にはなさそうである。患者は身体的変化について随時医師に報告し，それを受けた医師は容態の変化が薬物動態学的な影響によるかもしれないことを常に意識する。医師は薬剤師とも随時相談し合い，疑問があれば製薬会社のドラッグインフォメーションとも連絡を取る。さらには，医師と薬剤師が薬物動態学的な基本理論を身につけることが望まれる。

　製薬会社には，商業主義に陥ることなく，より正確でわかりやすいデータの広報活動に努めていただき，行政には，各社から提出されるデータがより画一化することや，後発品開発に対する警戒から製薬会社が基礎データを公表しなくなってきている現状への対策などをしていただきたいと願う。

Ⅰ-2. 薬物動態学とは

　「薬物動態学とは何ですか？」という問いに簡単に答えるとすると，「薬が生体内でどのような動きをするのかを研究する分野のこと」と言える。そのことがなぜ臨床で重要かというと，薬の効果と毒性に深く関わっているからである。

　臨床医は薬の効果と毒性（effect；E）を薬のプロフィール（薬理活性＝activity；A）と処方量でコントロールしようとする（事実，処方を開始あるいは変更しようとする場合に，Aと処方量は重要な因子である）が，実際には，そう単純にはいかない。なぜならば，薬が作用すべき部位に到達するまでには，さまざまな因子が関与しているからである。しかも，実際に作用すべき部位（向精神薬でいえば脳）に届いた薬も次々にその場から排除されていくために，作用部位における薬の濃度（concentration；C）は個人差が大きいうえに同一個人でも状況によってダイナミックに変化する。さらに，作用部位における薬の効き方も，服薬者の薬に対する感受性（sensitivity；S）によって大きく変わってくる。

　このようにEはA, S, Cの影響を大きく受けている。その関係は，次式で表すことができる。

　$E = f(A, S, C)$（表Ⅰ）

　薬理活性（A）とは，当然ながら「薬としての作用の強さ」のことである。SSRIの場

合，Aはセロトニン（5-HT）トランスポーターに対する親和性の強さであり，言い換えれば5-HTと競合して，その神経細胞への再取り込みを阻害する程度ということになる。Aに関しては，試験管内で求められる数値であるため，同じ薬を同量投与すればいつでも誰でも（作用部位が遺伝的に変異を持つなどの特殊な状況でなければ）同じ効果が期待できる再現性の高い因子である。

薬に対する感受性（S）は，服薬者がどのくらい薬によって影響を受けるかの程度を示すものである。同じくSSRIを例にとれば，（仮説ではあるが）脳内のセロトニン神経機能が低下してうつ病を発症した患者は，SSRIに対して感受性が高いかもしれない。しかし，（やはり仮説ではあるが）側坐核に投射しているドパミン神経の機能が低下して意欲が減退している患者の場合は，SSRIに対して感受性を示さないかもしれない。また，同じ個人であっても経時的にセロトニン神経の機能が変化しうるので，いつも同じSが期待できるとも限らない。したがって，Sは個人間でも，個人内でも再現性が低い因子である。精神科は数値化の難しい分野であるため，臨床医の観察力と経験に頼る不確定要素の大きい因子でもある。

そして3つ目の因子，「作用部位における薬の濃度（C）」について考察するときに役立つのが薬物動態学的情報である。実際，薬物療法が成功するかどうかに関して，Cが適切な数値であること，また安定していることが大きく関わっている。

Cは，単純には投与された薬のうちどのくらいの量が標的に到達し，どのくらいの速さで代謝・除去されるのかによって決定される。関わっている過程は，薬の吸収（absorption），分布（distribution），代謝（metabolism），排泄（excretion）の4つであり，その関係を表したのが下式である。

$$C = f(a, d, m, e)　（表 I）$$

4つの過程の頭文字をとりadme（アドメ）と呼ばれることがあり，薬物動態について考察することを「アドメを考える」と言う場合もある。アドメを考えるということは，薬がどのように吸収され全身に分布していって，化学変化して排泄されていくであろうかということを科学的に推定するということである。このような思考は，適切に薬の効果について評価し，最終的には個人個人に合った効果的な薬物療法を選択することにもつながると思われる。

本書は，以下，まずアドメを理解するための理論の紹介と，次に向精神薬のアドメについて解説する。

表 I 「薬の効果」と「作用部位における薬の濃度」を示した式

● 薬の効果（E；effect）
$E = f(A, S, C)$
── A；activity　　　　薬理活性
── S；sensitivity　　 感受性
── C；concentration　作用部位における薬の濃度
● 作用部位における薬の濃度（C；concentration）
$C = f(a, d, m, e)$
── a；absorption　　 吸収
── d；distribution　　分布
── m；metabolism　　代謝
── e；excretion　　　排泄
頭文字を取って **adme**（アドメ）と言われる

「薬の効果（E）」は，薬の持つ薬理活性（A），服薬者の薬に対する感受性（S），作用部位における薬の濃度（C）の3つの因子によって決定されている。さらに薬物動態学の学問としての対象である「作用部位における薬の濃度（C）」は経口服薬された薬の吸収（a），分布（d），代謝（m），排泄（e）の4つの要素によって決定されている。

第II章
薬物動態を理解するためのキーワード

- II-1. 拡散と輸送系
- II-2. 極性分子と無極性分子
- II-3. 油水分配係数（P）
- II-4. 脂溶性の薬と水溶性の薬
- II-5. 分子形分率とpH分配仮説
- II-6. 薬物トランスポーター
- II-7. タンパク結合率
- II-8. 最高血中濃度（C_{max}），最高血中濃度到達時間（T_{max}），半減期（$T_{1/2}$），定常状態（SS）

第II章の参考資料

この章では薬物動態学を理解するためのキーワード（表II-a）と，経口投与された薬の血中動態を理解するためのキーワード（表II-b）について解説していく。

表II-a 薬物動態を理解するためのキーワード

- 拡散と輸送系
- 油水分配係数
- 脂溶性の薬と水溶性の薬
- 分子形分率
- pH分配仮説
- 薬物トランスポーター

表II-b 経口摂取された薬の血中動態に関するキーワード

- 曲線下面積（AUC）
- 最高血中濃度（C_{max}）
- 半減期（$t_{1/2}$）
- 定常状態（SS）

II-1. 拡散と輸送系

　薬が吸収され標的とする部位に到達するには，いくつかの細胞膜を通過しなければならない。経口摂取された薬が体内循環に入るには消化管の細胞を通過しなければならず，さらに脳に作用を及ぼすには血液脳関門（図V-4-a参照）を形成している血管内皮細胞や星状膠細胞（アストロサイト）を通過する必要がある。

　薬が細胞膜を通過する方法は大きく分けてふたつある。ひとつは，薬が濃度勾配に従って受動的に細胞膜を通過していく方法で「拡散」と呼ばれる。拡散によって細胞膜を通過しにくい薬は，何らかの「輸送系」に運ばれなければ細胞膜を通過することはできない（図II-1）（II-6参照）。

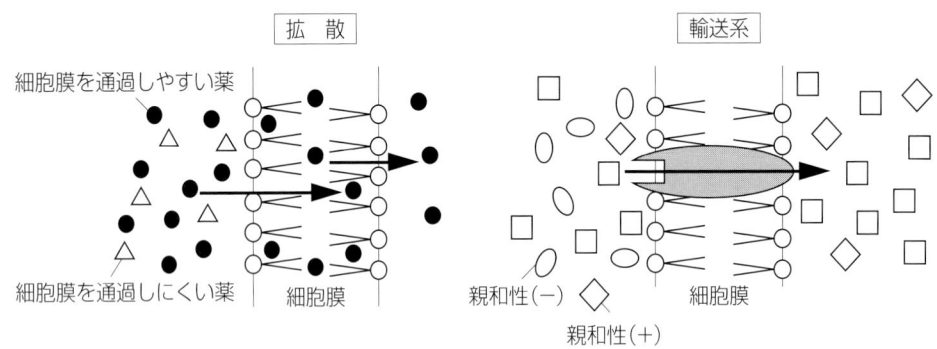

図II-1　薬の細胞膜通過のメカニズム
薬が細胞膜を通過するメカニズムには大きく分けてふたつあり，ひとつは拡散によって濃度の高い方から低い方に移動する方法（左）で，もうひとつは薬を輸送する機能タンパクを通じて細胞膜を通過する方法（右）である。

II-2. 極性分子と無極性分子

　どのような薬が細胞膜を通過しやすく，どのような薬が通過しにくいのかを考えるうえで少し化学的な話にお付き合いいただきたい。分子は電気的偏り（正電荷と負電荷の重心の不一致）の有無によって極性分子と無（非）極性分子に分類され，極性分子は電気的な偏りが大きいほど極性が大きく（強く，高く）なる（図II-2-a）。極性分子は極性分子の溶媒に溶けやすく，無極性分子は無極性分子の溶媒に溶けやすい。水は代表的な極性分子であるため，極性分子は親水性とも呼ばれる。無極性分子は水との親和性が低く，生体では脂肪成分に溶けやすいため疎水性あるいは脂溶性とも呼ばれる。したがって，極性が強い薬は水に溶けやすく，極性が弱い薬は脂肪成分に溶けやすいという特徴を持つ。

第Ⅱ章　薬物動態を理解するためのキーワード　11

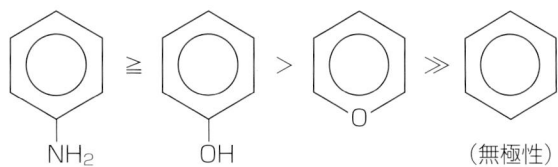

図Ⅱ-2-a　有機化合物の極性の強さの比較

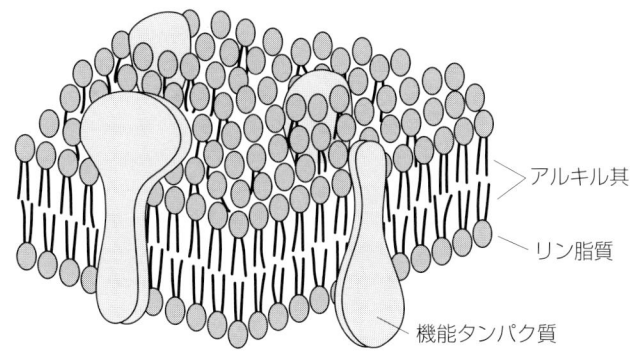

図Ⅱ-2-b　細胞膜の構造
細胞膜はリン脂質の親水性の部分を外側に，無極性のアルキル基を内側にした脂質2重層でできている。そこに受容体や薬物トランスポーターなどの機能タンパクが浮遊するように存在している。

薬の極性の強さは，以下の式で大まかに予想することができる。

（Nの数＋Oの数）/Cの数……（1）
（1）の数が大きいほど極性が強い。

有機化合物の場合，極性基（極性を持った官能基あるいは原子団）がついていると極性が強くなる（図Ⅱ-2-a）。極性基には，$C=O$，$-OH$（フェノール性ではない），$-NH_2$，$-COOH$，$-NO_2$，$-NH_3^+$，$-CN$ などがある。

細胞膜は，リン脂質の親水性の部分を外側に，無極性のアルキル基を内側にした脂質2重層でできている（図Ⅱ-2-b）。アルキル基は距離が長いために，極性物質やイオンなどの親水性の分子は細胞膜を通過しにくくなる。というのは，図Ⅱ-2-cで水分子の例を示したように，リン脂質のアルキル基の周囲では極性分子は整列化してしまうのであるが，分子は自然には乱雑な方向に向かう（エントロピー増大の原理）ため，極性の分子がアルキル基の中を通るときに整列化することは，この原理に逆らうことになってしまうのである。

一方，無極性（脂溶性，疎水性）の分子の場合は，アルキル基の周囲で整列化することがないので，エントロピー増大の原理に反することなく細胞膜を通過することが可能である。

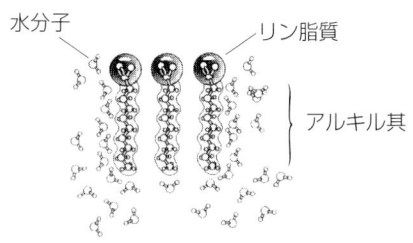

図Ⅱ-2-c 細胞膜と水分子
細胞膜の表面はリン脂質でできていて，その内側には長いアルキル基が存在している。水分子が細胞膜を通過しようとすると，水分子はアルキル基の周囲で整列してしまう。このことは，分子が乱雑な方向に向かうというエントロピー増大の原理に反する。そのために，水分子が細胞膜を通過することは困難である。（文献93より改変引用）

つまり無極性化合物はアルキル基と親和性がある。

ちなみに，受容体やトランスポーターのような機能タンパク質は，脂質2重層の中に浮遊するように存在している（流動モザイクモデル：SingerとNicolsonモデル）と考えられている。

したがって，図Ⅱ-1-aで示した拡散による細胞膜の通過は脂溶性（疎水性）の化合物で起きやすく，輸送系（Ⅱ-6参照）を介して運ばれる必要があるのは親水性の化合物である。

Ⅱ-3. 油水分配係数（P）

実際の薬は，脂溶性と水溶性に二分されるわけではなく双方の性質を兼ね備えている。ある薬が，どの程度脂溶性（と同時にどの程度水溶性）であるかの指標として油水分配係数（P）が使われる。Pを知る実験方法は単純である。水（水系緩衝液）と油（n-オクタノール）を同じ容器に入れ，そこに薬を加えてよく振る。すると，両方の液体に溶ける薬の濃度比は，最初に加えた量にかかわらず一定となる（図Ⅱ-3-a）。この時，各液体に溶けた薬の濃度比から，対象となる薬のPを知ることができる（次式）。

$P = C_O/C_W$（C_O；n-オクタノール中の薬の濃度，C_W；水中の薬の濃度）

P＞1のとき，その薬は水よりもn-オクタノールに溶けやすい。すなわち脂溶性の薬と考えることができ，その数が大きいほど脂溶性傾向が強いと言える（図Ⅱ-3-b）。ちなみに，有機溶媒にn-オクタノールを用いる理由は，試験管内に複雑な生態系の疎水性部位を最もよく再現しうると考えられているからである。

Pは薬のプロフィールを示す重要な因子であるため，新規化合物に関しては測定が義務付けられている。

第Ⅱ章 薬物動態を理解するためのキーワード 13

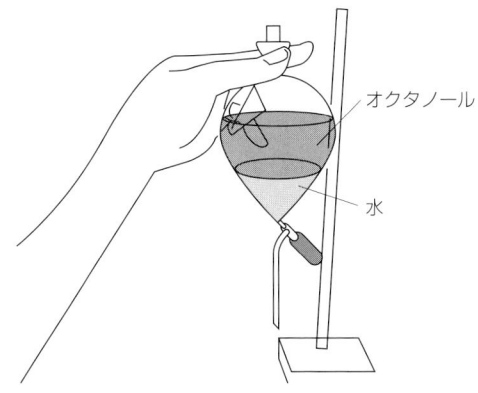

図Ⅱ-3-a 油水分配係数の実験方法

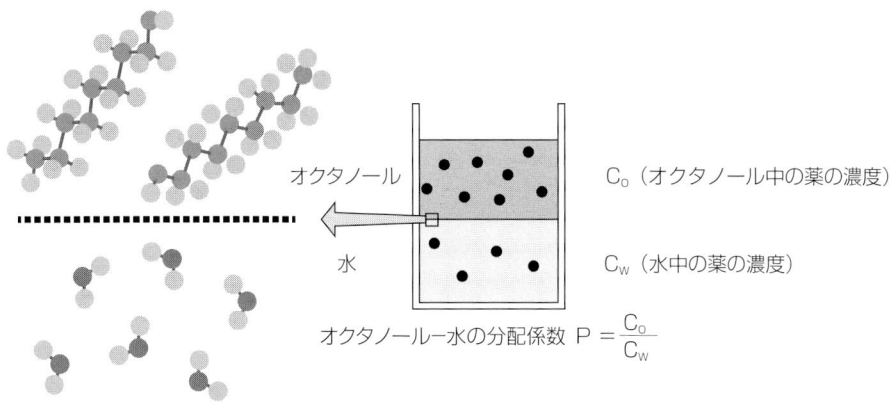

- 油（オクタノール）と水を容器に入れ、薬物を加えてよく振る
- 油と水に溶けた薬物の濃度比を分配係数（P）という
- 分配係数P＞1……脂溶性薬物
  分配係数P＜1……水溶性薬物

図Ⅱ-3-b 油水分配係数（P）を測定する方法

油水分配係数（P）は薬の脂溶性あるいは水溶性の度合いを示すバロメーターである。油（オクタノール）と水を容器に入れて、そこに薬などの化合物を入れてよく振盪すると、化合物は濃度に関係なく油と水に一定の割合で溶ける（各C_O, C_W）。その比（C_O/C_W）をPと呼ぶ。P＞1の場合、化合物は脂溶性であり、P＜1の場合は水溶性である。

Ⅱ-4. 脂溶性の薬と水溶性の薬

　細胞膜透過性は薬の動態学的プロフィールを特徴づける重要な因子である（表Ⅱ-4-a）が、それは薬が脂溶性か水溶性かに（分子量などの条件を考えなければ）大きく依存していることを前節で解説した。

表Ⅱ-4-a　脂溶性の薬と水溶性の薬の比較

項目	脂溶性の薬	水溶性の薬
組織移行	拡散	輸送系
消化管からの吸収	良い	悪い
中枢への移行	良い	悪い
主な代謝・排泄経路	肝臓で代謝	腎臓から排泄
初回通過効果	受けやすい	受けにくい
代謝酵素の誘導・阻害の影響	受けやすい	受けにくい
肝障害の影響	受けやすい	受けにくい
腎障害の影響	受けにくい	受けやすい
透析の影響	受けにくい	受けやすい

　脂溶性の薬は細胞膜透過性が高いため胃腸管での吸収が良く，組織移行性も良い。向精神薬の場合は脂溶性の薬が多く，結果的に血液脳関門を通過しやすく脳内濃度が上がりやすい。また脂溶性の薬は（血液よりも体組織に移行しやすい，血漿タンパクと結合しやすく糸球体でろ過されにくい，尿細管から再吸収されやすいなどの理由で）腎臓から排泄されにくい。脂溶性の薬は肝臓で酸化還元反応を受けて，より水溶性の代謝産物に代謝されてから体外へ排泄される。そのため，脂溶性の薬は肝機能障害に伴って未変化体の血中濃度が上がりやすい。同様に肝臓などにおける代謝酵素の誘導や阻害による影響を受けやすい。また，消化管から吸収されて最初に肝臓を通過するときに受ける代謝の影響（初回通過効果；Ⅲ-1参照）も大きい。逆に腎障害の影響は受けにくく，腎透析の影響も受けにくい（このことは大量服薬時の透析による除去のしにくさにも関連している）。

　水溶性の薬は細胞膜透過性が低いため，何らかの輸送系を介して消化管から吸収される必要があり，輸送系の効率によって吸収率が影響を受ける。また，水溶性の薬はいったん消化管から吸収されると血液には溶けやすいが身体各所への移行性が悪い。さらには初回通過効果（Ⅲ-1参照）を受けにくく，未変化体のままで腎臓から排泄されやすいことから肝機能の変化や代謝酵素の誘導あるいは阻害による影響を受けにくい。一方で血中濃度は腎機能の変化に影響されやすく，透析の影響も受けやすい。

　近年開発された向精神薬を中心とした油水分配係数のランキングを表Ⅱ-4-b～fに示した。表に示したデータは，公表されている数値のうち，なるべく生理条件（血液のpH 7.4）に近い条件で行われた実験データのみを表示した。なお，実験に用いている緩衝液のpHが異なっているなど，各社の実験方法は統一されていない。また，最近は優れたコンピューターソフトがあり，化学構造式などからPを比較的正確に計算することが可能であるため，それを利用している会社もある。以上のような理由から，薬間の比較は数字だけで単純に行うことはできず，ランキングはあくまで目安である。また，インタビューフォーム

表Ⅱ-4-b　新世代抗うつ薬の油水分配係数（P）ランキング

新世代の抗うつ薬	分配係数（カッコ内は測定条件のpH）
ミルタザピン（リフレックス，レメロン）	1800（社外秘）
セルトラリン（ジェイゾロフト）	700（7）
デュロキセチン（サインバルタ）	37.8（7）
エスシタロプラム（レクサプロ）	20.0（7.4）
フルボキサミン（デプロメール，ルボックス他）	7（7）
パロキセチン（パキシル他）	3.38（社外秘）
ミルナシプラン（トレドミン）	1.2（7.1）

社外秘：製薬会社の都合により公表できないデータ

表Ⅱ-4-c　新世代抗精神病薬の油水分配係数（P）ランキング

新世代抗精神病薬	分配係数（カッコ内は測定条件のpH）
ブロナンセリン（ロナセン）	2700（5.5）
アリピプラゾール（エビリファイ）	>1,000（>6.1）
クエチアピン（セロクエル）	389（7）
ペロスピロン（ルーラン他）	220（6）
パリペリドン（インヴェガ）	10.4（7）
リスペリドン（リスパダール他）	9.6（6.1）
クロザピン（クロザリル）	7.2（7）
オランザピン（ジプレキサ）	1.8（5）

などを見る際の注意点として，Pは常用対数を取ってlogPで示されることもあるので，どちらか明記されていない場合は製薬会社に直接問い合わせる必要がある。本書では，すべてP値（実数値）として示した。

　新世代の抗うつ薬（本書の中では1999年5月のフルボキサミン〈商品名デプロメール，ルボックス他〉以降本邦で承認販売された抗うつ薬を新世代抗うつ薬と呼ぶ）の中では，セルトラリン（ジェイゾロフト）とミルタザピン（リフレックス，レメロン）の分配係数が大きい。セルトラリンは非常に脳内移行性の高い薬（表Ⅴ-4-a）であり，おそらくその脂溶性の高さゆえにBBBを通過しやすいのだろう。また，セルトラリンは，脂溶性の傾向の強い薬に共通の特徴として，その代謝を肝機能に大きく依存しているため，肝機能が低下した状態では血中濃度が大きく跳ね上がってしまう危険性がある（図Ⅸ-5-a，表Ⅸ-5-c）。

　新世代抗精神病薬（本書の中では1996年6月のリスペリドン〈商品名リスパダール他〉以降本邦にて承認販売された抗精神病薬を新世代抗精神病薬と呼ぶ）の中では，ブロナンセリン（ロナセン）の分配係数が大きい（表Ⅱ-4-c）。この薬は，おそらくその脂溶性の高

表Ⅱ-4-d 新世代抗てんかん薬の油水分配係数（P）ランキング

新世代の抗てんかん薬	分配係数（カッコ内は測定条件のpH）
クロバザム（マイスタン）	30（8）
ラモトリギン（ラミクタール）	8.0（6）
トピラマート（トピナ）	3.89（7）
レベチラセタム（イーケプラ）	0.25（7.4）
ガバペンチン（ガバペン）	0.066（4）

表Ⅱ-4-e 抗認知症薬の油水分配係数（P）ランキング

抗認知症薬	分配係数（カッコ内は測定条件のpH）
ドネペジル（アリセプト他）	＞1000（6.5）
リバスチグミン（イクセロンパッチ，リバスタッチパッチ）	＞100（社外秘）
メマンチン（メマリー）	2.09（7）
ガランタミン（レミニール）	0.36（7）

社外秘：製薬会社の都合により公表できないデータ

さゆえ食事が及ぼす吸収への影響が大きいと考えられる（図Ⅷ-1-b，表Ⅷ-1-b）。ペロスピロン（ルーラン他）も分配係数が大きく，おそらくそれに関連して吸収率が食事に影響されやすく（表Ⅷ-1-b），肝機能が低下すると血中濃度が大きく跳ね上がってしまう（表Ⅸ-5-d）のではないかと考えられる。

新世代の抗てんかん薬（本書の中では，2000年3月のクロバザム〈マイスタン〉以降本邦にて承認発売された抗てんかん薬を新世代抗てんかん薬と呼ぶ）の中では，ガバペンチン（ガバペン）とレベチラセタム（イーケプラ）は分配係数が1未満で水溶性の薬である（表Ⅱ-4-d）。ガバペンチンの全身クリアランスとレベチラセタムの腎クリアランスはクレアチニンクリアランス（糸球体ろ過量の指標）との間に相関関係がある（図Ⅶ-2-a, b）。両薬とも腎機能が低下した状態では血中濃度が大きく跳ね上がってしまう危険性がある（表Ⅸ-6-c）。

抗認知症薬の中ではドネペジル（アリセプト他）の分配係数が大きい（表Ⅱ-4-e）。しかし，肝障害，腎障害の同薬血中濃度に及ぼす影響に関する公表されたデータは見当たらない。メマンチン（メマリー）は脂溶性と水溶性の中間的性格の薬であり，尿のpHによって血中濃度が大きく影響を受ける（図Ⅶ-2-d参照）。

昼間から耐えがたい睡魔に襲われ，突然眠り込んでしまう病的過眠症あるいは睡眠発作の一種であるナルコレプシー，あるいは集中力や注意力が欠如し，また多動性・衝動性が顕著にあらわれ，学校での集団生活や学業にも支障となる注意欠陥・多動性障害（attention-deficit/hyperactivity disorder；ADHD）の治療薬として最近承認された中枢神経刺激薬ペモリン（ベタナミン），メチルフェニデート（コンサータ，リタリン），モダフィニル（モディオダール）とADHD治療薬である非中枢神経刺激薬（と発売元は称している）アトモキセチン（ストラテラ）に関しては以下のとおりである（表Ⅱ-4-f）。

表Ⅱ-4-f 中枢神経刺激／非中枢神経刺激薬の油水分配係数（P）ランキング

中枢神経刺激／非中枢神経刺激薬	分配係数（カッコ内はpH）
モダフィニル（モディオダール）	15.2（6.8）
アトモキセチン（ストラテラ）	3.8（社外秘）
メチルフェニデート（コンサータ，リタリン）	NA
ペモリン（ベタナミン）	NA

NA：該当データなし
社外秘：製薬会社の都合によりデータを公表できないもの

Ⅱ-5. 分子形分率とpH分配仮説

　溶媒中における化合物のイオン（イオン形化合物）に対する分子（分子形化合物）の割合のことを分子形分率（ぶんしがたぶんりつ＝分子型分率と書く場合もある）と呼ぶ。薬の細胞膜透過性は，分子形分率に大きく依存している。
　薬の分子形分率は，溶媒が酸性であるか塩基性であるかによって変動する。塩基性の薬の場合，酸性条件でイオン形が多く存在し，塩基性条件では分子形が多く存在することになる。酸性の薬の場合，酸性条件で分子形が多く存在し，塩基性条件でイオン形が多く存在する。つまり酸性の薬は酸性の条件下で，塩基性の薬は塩基性の条件下で分子形分率の比率が高くなる（表Ⅱ-5-aの太字部分）。このようにpHによって薬の分子形分率が変わり，その性格（吸収，排泄など）が変化することを「pH分配仮説」という。

表Ⅱ-5-a 薬の酸性・塩基性と溶媒の酸性・塩基性の関係

	酸性条件		塩基性条件
酸性の薬	**R-COOH（分子形）**	⇔	R-COO$^-$ +H$^+$（イオン形）
塩基性の薬	R-NH$_3^+$（イオン形）	⇔	**R-NH$_2$+H$^+$（分子形）**

　当然であるが，イオン形の薬は親水性（極性分子）であり，分子形の薬は疎水性（無極性分子）であることから，酸性の薬は酸性の条件下で細胞膜を通過しやすく，塩基性の薬は塩基性の条件下で細胞膜を通過しやすい（図Ⅱ-5-a）。このように溶媒のpHによって細胞膜透過性が変わることは，消化管からの薬の吸収や血液脳関門の透過性，尿細管における薬の再吸収を考えるうえで重要である。ちなみに血液は通常pH7.4と弱塩基性であるため，血中で

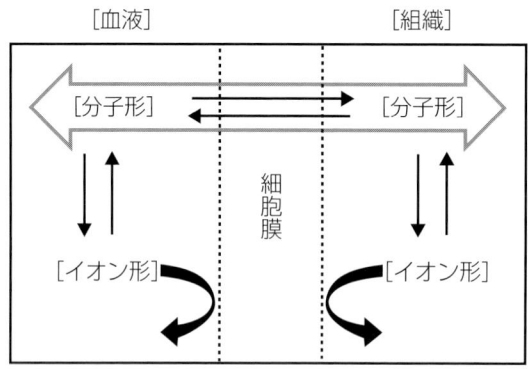

図Ⅱ-5-a　分子形分率と細胞透過性
化合物は分子形の方が細胞膜を通過しやすい。一方，イオン形では細胞膜を通過しにくい。

表Ⅱ-5-b　薬の酸性・塩基性に関わる官能基

塩基性	$-NH_2$，$-NHCH_3$，$-N\begin{smallmatrix}CH_3\\CH_3\end{smallmatrix}$，環状 N
中　性	アルコール性水酸基（$-OH$）
酸　性	フェノール性水酸基（$-OH$） カルボキシル基（$-COOH$）

は塩基性の薬の方が酸性の薬に比べ分子形分率が高くなる。向精神薬は弱塩基性のものが多いが，BBBを通過するためには塩基性の方が都合が良いと言える。

薬が酸性か塩基性かを決定するうえで関わっている官能基には，アミノ基（$-NH_2$）（塩基性），アルコール性水酸基（$-OH$）（中性），フェノール性（芳香族の水素原子と置換した）水酸基（$-OH$）（酸性），カルボキシル基（$-COOH$）（酸性）などがある（表Ⅱ-5-b）。

酸性または塩基性の薬は溶液中では解離形と非解離形が平衡状態で存在するために，薬の酸性度あるいは塩基性度の強さを表す指標として平衡定数 K_a の負の対数（$-\log(K_a)$）である酸解離定数 pK_a が用いられる。したがって，酸性の薬では pK_a が小さいほど酸性度が強く，逆に塩基性の薬では pK_a が大きいほど塩基性度が強い。

この pK_a と溶液の pH との関係は，Henderson-Hasselbalch の式（下）で表される。

　　酸性の薬の場合；$pK_a = pH + \log$（非解離形の薬/解離形の薬）

　　塩基性の薬の場合；$pK_a = pH + \log$（解離形の薬/非解離形の薬）

この式により，生体の局所における pH がわかれば，その場所における薬の解離形と非解離形の比率を予想することができる。

ただし，製薬会社が公開している pK_a の中には，塩も含めて有効成分として示している

ものがあるので注意が必要である。例えば，フルボキサミンマレイン酸塩のpK$_a$として pK$_{a_1}$=1.8，pK$_{a_2}$=6.1，pK$_{a_3}$=8.5と3つの数字が示されている。それぞれ水素イオンがひとつずつ外れていくときの解離定数を示しているが，pK$_{a_1}$とpK$_{a_2}$はマレイン酸の水素イオンが外れる反応に対するものであると思われる（図Ⅱ-5-b）。したがって，抗うつ薬の成分であるフルボキサミンの酸解離定数はpK$_{a_3}$=8.5であり，この薬は弱塩基性の性質を持つと考えるべきであろう。ちなみに，クエチアピンフマル酸塩の場合はpK$_{a_1}$=6.8，pK$_{a_2}$=3.3であるとされているが，これらはフマル酸塩（フマル酸はマレイン酸の幾何異性体である）の水素が外れる反応を反映した数値であると考えられる。

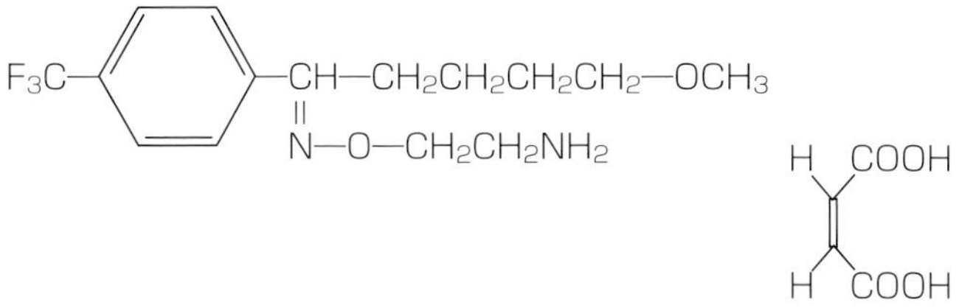

図Ⅱ-5-b　フルボキサミンマレイン酸塩の化学構造式

マレイン酸にはカルボキシル基が2つあるのでpK$_{a_1}$=1.8と強い酸性傾向を示唆しているが，この数値は生体内で活性を示すフルボキサミンの性格を反映したものではない。

　薬が酸性か塩基性かはpH分配仮説のみならず，さまざまな生体内タンパク質との親和性など，その薬の性格を決める重要なファクターのひとつである。例えば，後述（Ⅱ-6）する薬物トランスポーターとの親和性においては，一般に酸性の薬はMRP（multidrug resistance-associated protein），OAT（organic anion transporter）ファミリーの基質に，塩基性の薬はP-gp（P-glycoprotein），OCT（organic cation transporter）ファミリーの基質になりやすい。第Ⅴ章で解説する血漿タンパクとの関連では，アルブミンは一般に中〜酸性の薬と結合しやすいため，酸性の薬同士でアルブミンの結合部位において競合的に起きる相互作用に注意しなくてはならない。同じく血漿タンパクのひとつで最近注目を集めるようになってきているa_1-酸性糖タンパク質（a_1-acid glycoglobulin；AAG あるいは a_1-acid glycoprotein；AGP，本書では以降前者に統一する）は塩基性の薬と結合しやすい。リポタンパクは中〜塩基性の薬と結合しやすい。第Ⅵ章で解説する薬物代謝酵素との関連では，CYP2C9が酸性の薬と，CYP2D6が塩基性の薬と親和性が高い。ちなみに向精神薬の多くがCYP2D6の基質である理由のひとつに，ほとんどの向精神薬が塩基性であることが関係していると考えられる。

　表Ⅱ-5-cに酸性の向精神薬と塩基性の向精神薬を挙げた（詳細なpK$_a$に関しては章末の参考資料Ⅱ-1〜5を参照，非中枢性の薬が酸性か塩基性かについては参考資料Ⅱ-6を参照）。以前は抗てんかん薬が酸性で，それ以外の向精神薬は塩基性であるという認識で事

足りていた感があるが，最近の抗てんかん薬の中には塩基性のものもあり，抗精神病薬の中にも酸性のものがある。

表Ⅱ-5-c 酸性の向精神薬・塩基性の向精神薬

酸性の薬	抗精神病薬	クロザピン（クロザリル） ブロナンセリン（ロナセン）
	抗てんかん薬	バルビツール酸系 ヒダントイン系 バルプロ酸（デパケン，セレニカR，バレリン他） クロバザム（マイスタン） ラモトリギン（ラミクタール） レベチラセタム（イーケプラ）
塩基性の薬	抗うつ薬	三環系抗うつ薬 エスシタロプラム（レクサプロ） セルトラリン（ジェイゾロフト） デュロキセチン（サインバルタ） パロキセチン（パキシル他） ミルタザピン（リフレックス，レメロン） ミルナシプラン（トレドミン） フルボキサミン（デプロメール，ルボックス他）
	抗精神病薬	フェノチアジン系 ブチロフェノン系 ベンズアミド系 アリピプラゾール（エビリファイ） オランザピン（ジプレキサ） パリペリドン（インヴェガ） ペロスピロン（ルーラン他） リスペリドン（リスパダール他）
	抗てんかん薬	ガバペンチン（ガバペン） トピラマート（トピナ）
	抗認知症薬	ドネペジル（アリセプト他） ガランタミン（レミニール） メマンチン（メマリー） リバスチグミン（イクセロンパッチ，リバスタッチパッチ）
	中枢神経刺激／ 非中枢神経刺激薬	アトモキセチン（ストラテラ） メチルフェニデート（コンサータ，リタリン） ペモリン（ベタナミン）
	その他	ベンゾジアゼピン アセチルコリン受容体拮抗薬 ヒスタミンH_1受容体拮抗薬 中枢性筋弛緩薬 麻薬性鎮静薬

Ⅱ - 6. 薬物トランスポーター

　消化管からは，ペプチド，糖類，ビタミンをはじめとするさまざまな生体必須物質が吸収される。これらの栄養素は水溶性で消化管細胞膜を通過しにくい。そのため，トランスポーターと呼ばれる輸送システムを介して吸収されている（図Ⅱ - 6 - a）。極性が強く水溶性のために細胞膜を通過しにくい薬も，これら生体必須物質を取り込むトランスポーターを介して体内に運ばれる。極性の強い化合物はトランスポーターと結合し，立体構造を変化させることによって細胞膜を通過することができるようになる。トランスポーターのうち薬の運搬に関与しているものが薬物トランスポーターと呼ばれ，作用のベクトルによって取り込み型と排出型に分類される。

　トランスポーターは化合物を運搬するために，何らかのエネルギーを用いるが，そのエネルギー源によって大きくふたつのスーパーファミリーに分類されている（図Ⅱ - 6 - a）。ひとつは H^+ や Na^+ などのイオン勾配あるいは膜内外の電位差を駆動力として用いている SLC トランスポーター（solute-carrier transporter）であり，もうひとつは ATP（アデノシン三リン酸；adenosine triphosphate）が ADP（アデノシン二リン酸）に加水分解されるとき

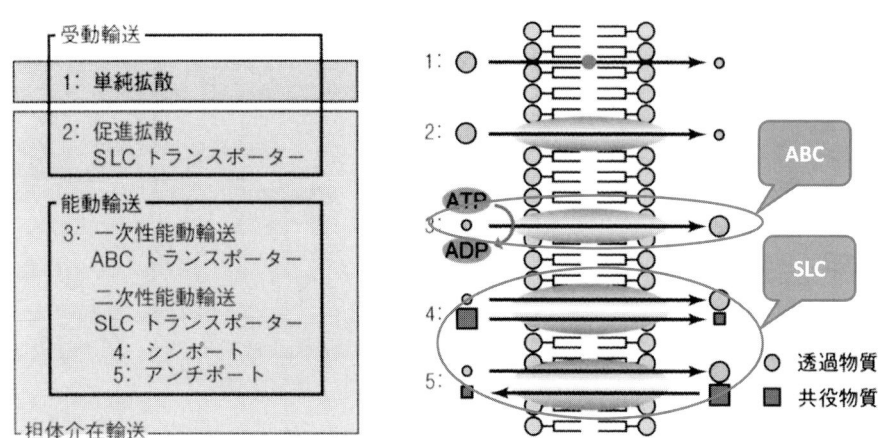

図Ⅱ - 6 - a　薬物トランスポーター
薬が細胞膜を通過する方法にはいくつかの種類が知られている。脂溶性が高く分子量の小さい薬は単純拡散によって細胞膜を通過する（1）。細胞内外のイオン濃度差を利用して，単純拡散を促進するSLCトランスポーター（solute-carrier transporter の略）を介する方法（2）も受動輸送に分類される。そのままでは細胞膜を通過できない薬はATPのエネルギーを用いて物質の輸送を行うABCトランスポーター（ATP-binding cassette transporter の略）を介して輸送される（3）。4，5は透過物質以外の物質の輸送で生じるエネルギーを利用したSLCトランスポーターである。透過物質と共役物質が同方向に輸送（シンポート，共輸送）される場合と，それらが逆方向に輸送（アンチポート，対向輸送）される場合がある。（文献52より改変引用）

に放出されるエネルギーを用いて物質の輸送を行う ABC トランスポーター（ATP-binding cassette transporter）である。

　SLC トランスポーターは，文字通り「溶質（solute）の担体（carrier）」である。栄養素，内因性物質，薬などを細胞内に輸送している取り込み型トランスポーターであるが，一部排出型のトランスポーターもある。現在 47 の遺伝子ファミリーが知られ，SLC1～SLC47 と数字で分類されている。以下サブファミリーをアルファベットで示し，各分子種に関してはアルファベットの後にさらに数字をつけて分類している。遺伝子がクローニングされているものは 360 以上あり現在も増え続けているため，このような形式的な命名がなされているが，機能に特化したり歴史的につけられたりした名前も併用して用いられている。精神科医になじみのノルエピネフリントランスポーター，ドパミントランスポーター，セロトニントランスポーターなども SLC トランスポーターであり，分子生物学的分類は，それぞれ SLC6A2，SLC6A3，SLC6A4 である。

　SLC トランスポーターのうち 20 種類程度が薬の輸送に関わると考えられている。主なものにはアミノ酸トランスポーター（SLC1），ペプチドトランスポーター 1（peptide transporter 1；PEPT1 あるいは SLC15A1），有機アニオントランスポーターの organic anion transporter 1（OAT1 あるいは SLC22A6）や OAT3（あるいは SLC22A8），有機カチオントランスポーターの organic cation transporter 1（OCT1 あるいは SLC22A1）や OCT12（あるいは SLC22A2），organic anion transporting polypeptide（OATP あるいは SLCO）などがある（表Ⅱ-6-a）。OAT や OCT は，化学構造にあまり関係なく比較的広い範囲の薬を基質とする。一方，短鎖ペプチドトランスポーターや葉酸トランスポーター，核酸トランスポーターは本来の基質と類似の構造を持つ化合物を基質として認識する。例えば，PEPT1 は食品中タンパク質の分解産物であるジ・トリペプチドが本来の基質であるが，構造的に類似したペプチド様の薬である β-ラクタム抗生物質などを選択的に吸収している。

　一方，ABC トランスポーターは細胞内から毒素などの生体異物（薬も生体にとっては異物である），代謝産物，脂質などを排出する排出型トランスポーターで，本来は生体防御機構のひとつである。ABC トランスポーターは水溶性から脂溶性まで多彩な構造を持つ化合物を基質にすることができる。ヒトではこれまでに 49 種類の遺伝子が同定されている。そのうち約 10 種類は薬の細胞外への排出に関与していることが知られている。主な薬物トランスポーターとしての ABC トランスポーターには P 糖タンパク質（P-glycoprotein；P-gp），MRP2（multidrug resistance-associated protein 2），BCRP（breast cancer resistance protein）がある（表Ⅱ-6-a）。

　最近注目されている P-gp は分子量約 18 万のリン酸化タンパク質で，12 回膜貫通型であり細胞内に 2 つの ATP 結合ドメインを持っている（図Ⅱ-6-b）。コードするヒト遺伝子は ABCB1（ATP-binding cassette sub-family B member 1）あるいは MDR1（multiple

表Ⅱ-6-a 薬物トランスポーターの種類

- SLCトランスポーター
  ― Solute-Carrier transporter の略
  ― H^+ や Na^+ などのイオン勾配あるいは膜内外の電位差を駆動力とする
  ― 取り込み型トランスポーター（一部は排出型）
  ― 主なSLCトランスポーター（薬物トランスポーターとして）
    ・有機アニオントランスポーター
    ・有機カチオントランスポーター
    ・アミノ酸トランスポーター
    ・短鎖ペプチドトランスポーター
    ・葉酸トランスポーター
    ・核酸トランスポーター

- ABCトランスポーター
  ― ATP-binding cassette transporter の略
  ― ATPのエネルギーを駆動力とする
  ― 排出型のトランスポーター（一部は取り込み型）
  ― 主なABCトランスポーター
    ・P糖タンパク質（P-glycoprotein；P-gp）
    ・MRP2（multidrug resistance-associated protein 2）
    ・BCRP（breast cancer resistance protein）

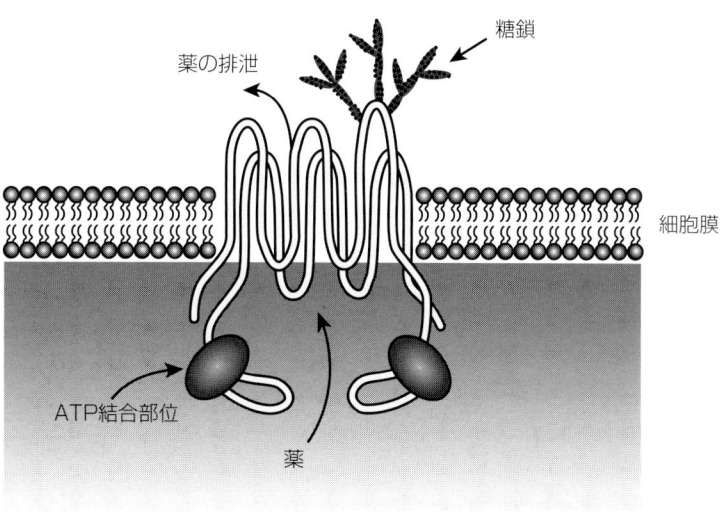

図Ⅱ-6-b P糖タンパク質（P-gp）の構造

P-gpは脂質2重層の細胞膜上にありATP結合部位を持ち，そのエネルギーを利用して薬を細胞外に排出している。

drug resistance 1）である。

　P-gpに関しては遺伝子多型も数多く報告されていて，発現量の個人差は2〜8倍と考えられている（遺伝子多型についてはⅥ-2-2を参照されたい）。遺伝子多型による薬物動態への影響は，特異的リガンド（結合物質）が発見されていないことから詳細はわかっていない。向精神薬では，遺伝子のタイプによってノルトリプチリン（ノリトレン）やリスペリドン（リスパダール他）の副作用発現頻度が異なることが示唆されている[55]。

　P-gpは腸（管腔側），肺，肝臓（胆管膜側），腎臓の近位尿細管上皮細胞，血液脳関門や胎盤の毛細血管内皮細胞等に発現し薬の体外排出に関与しているが，本来は脂肪，ペプチド，ビリルビン，ステロイドホルモンの細胞外排出を行っている。脂溶性の高いカチオン（陽イオン）性物質を基質としやすいが，その基質認識性は広い。

　P-gpの名前の由来はpermeability（浸透性）からきている。1970年代，多剤耐性を獲得した培養細胞で，特定の糖タンパク質が高濃度に発現していることが発見されたことから，当初はこのタンパク質が細胞膜の浸透性を変えることで細胞が耐性を獲得しているのではないかと考えられた[47]。その後，多剤耐性細胞で増幅している遺伝子がクローニングされ，多剤耐性（multidrug resistance）の頭文字を取ってMDR1と名付けられた[13]。MDR1はP-gpをコードする遺伝子であり，その後，P-gpが排出型のトランスポーターであることが判明し，癌細胞はP-gpを大量に発現することによって抗癌剤を細胞外に排出することができるようになることがわかった。したがって，P-gp阻害薬を抗癌剤と併用すると癌細胞は抗癌剤を細胞外に排出することができなくなって抗癌剤の効果が復活するようになる（図Ⅱ-6-b）。

　前述のようにOATやOCTは基質特異性が低い。このことは逆に言うと，ひとつの薬の運搬に複数のトランスポーターが関与していることになるため，トランスポーターに関する競合的な相互作用は起きにくいはずであるが，最近の研究では，P-gpなどに関して相互作用も起きうることが示唆されてきている。ただし，例えばグレープフルーツジュースのP-gpに対する効果は，抑制する（ビンブラスチンの細胞外排泄抑制），活性化する（シクロスポリン，ジルチアゼム，サキナビルなどの細胞外排泄促進），また変化させない（ジゴキシンの細胞外排泄不変）と報告によって結果にばらつきがあり評価が定まっていない。

　しかし，P-gpはBBBにおける主要な排出型トランスポーターであり，向精神薬の多くがP-gpの基質であること（表Ⅱ-6-b），また多くの向精神薬がP-gpを阻害したり（表Ⅱ-6-c）[112]，誘導したり（表Ⅱ-6-d）することから，中枢性の薬の動態を考えるうえで今後重要な位置を占めるようになる可能性がある[67]。

　P-gp以外の薬物トランスポーターの中にも薬物相互作用に関わっているものがある。MRP2はコレステロール輸送体NPC1L1（Niemann-Pick C1 like 1 protein）阻害薬エゼミチブ（ゼチーア）との親和性が強く，併用時，他の薬の排出を阻害し効果を増強する可能性が

P-gpは最初癌細胞で発見された

癌細胞はP-gpの働きで抗癌薬を細胞外に汲みだし、耐性を獲得

P-gp阻害薬により、汲みだしが低下し、抗癌薬の細胞内濃度が上昇することで作用が回復する

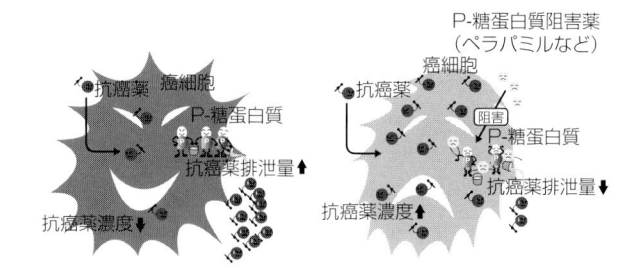

図Ⅱ-6-c P-gpと癌細胞
(ノバルティスファーマーのホームページ、リチェッタより改変引用)

表Ⅱ-6-b P-gpの基質になる向精神薬

抗うつ薬	三環系抗うつ薬
	ミアンセリン(テトラミド)
	パロキセチン(パキシル他)
	エスシタロプラム(レクサプロ)
	フルボキサミン(デプロメール、ルボックス他)
	セルトラリン(ジェイゾロフト)
抗精神病薬	オランザピン(ジプレキサ)
	クエチアピン(セロクエル)
	リスペリドン(リスパダール他)
	パリペリドン(インヴェガ)
抗てんかん薬	カルバマゼピン(テグレトール、テレスミン、レキシン他)
	フェニトイン(アレビアチン、ヒダントール他)
その他	スルピリド(アビリット、ドグマチール、ミラドール)

ある。

アミノ酸トランスポーターは抗てんかん薬のガバペンチン(ガバペン)、レボドパやエチルドパ(アルドメット)などの抗パーキンソン病薬、筋痙縮の治療薬として使われる中枢性筋弛緩薬のバクロフェン(ギャバロン)などの吸収と関係しており、高タンパク食では、それらの薬の吸収が競合的に阻害される可能性がある。

PEPT1ファミリーの基質になる薬は前述のようにベータラクタム系抗生物質(セファドロキシル、セファレキシン、セフィキシム)などが主な基質であるが、それ以外にも広範囲の薬を基質とし、向精神薬ではスルピリド(アビリット、ドグマチール、ミラドール他)が

表Ⅱ-6-c　P-gpを阻害する向精神薬

抗うつ薬	セルトラリン（ジェイゾロフト）， パロキセチン（パキシル他）， デスメチルセルトラリン（セルトラリンの代謝産物） ＞フルオキセチン（本邦未発売）， フルボキサミン（デプロメール，ルボックス他） ＞シタロプラム（エスシタロプラム〈レクサプロ〉もほぼ同等と予想される）， 三環系抗うつ薬，トラゾドン（デジレル，レスリン）
抗精神病薬	クロザピン（クロザリル） ＞パリペリドン（インヴェガ） ＞クエチアピン（セロクエル） ＞ハロペリドール（セレネース，リントン他） ＞リスペリドン（リスパダール他） ＞オランザピン（ジプレキサ），ペロスピロン（ルーラン他），フェノチアジン系
抗てんかん薬	バルプロ酸（デパケン，セレニカR，バレリン他） （P-gpの基質になりにくいが阻害はする）

表Ⅱ-6-d　P-gpを誘導する向精神薬

抗てんかん薬	カルバマゼピン（テグレトール，テレスミン，レキシン他） フェニトイン（アレビアチン，ヒダントール他） フェノバルビタール（フェノバール他） バルプロ酸＊（デパケン，セレニカR，バレリン他）
抗うつ薬	トラゾドン（デジレル，レスリン）
市販薬	西洋オトギリソウ（セント・ジョーンズ・ワート）

＊P-gp阻害作用の後に誘導作用の影響が出る2相性の効果に注意が必要

　含まれている。これらの薬はPEPT1を介して吸収されるが，タンパク質ダイエット，飢餓，糖尿病，潰瘍性大腸炎，クローン病などで影響を受ける。

　OCTPのいくつかは向精神薬のうち三環系抗うつ薬を基質とすることが知られており，その他にシメチジン（タガメット，シメチジン），アマンタジン（シンメトレル）をはじめとする多くの抗パーキンソン病薬も基質とする。シメチジン，アマンタジンはOCTPの競合的阻害薬となる。

　OATPsはフェキソフェナジン塩酸塩（アレグラ），甲状腺ホルモン，ジゴキシンなどが基質となるが，果実ジュース（グレープフルーツジュースに限らない）が強い阻害作用を有しているため，これら薬を果実ジュースで服用すると効果が減弱する。

Ⅱ‐7．タンパク結合率

　吸収されて血液循環に到達した薬は血漿タンパクと可逆的に結合する。薬は血漿タンパクと結合している結合形と結合していない非結合形のふたつの状態で存在し，両者は平衡状態となる。タンパクと薬の結合についての詳細は第Ⅴ章で述べるので，ここでは概念的なことの解説に留めるが，薬（特に向精神薬はその傾向が強い）は一般に血液に溶解しにくい脂溶性物質なので，全身を循環するためには血漿タンパクと結合していると大変に都合が良い。しかし，結合形の薬は細胞膜を通過して本来効果を発揮すべきコンパートメント（向精神薬の場合は脳）に行きつくことはできない。ちなみに臓器などに入り込んだ薬は，そこでもタンパク質と結合するが，一般にタンパク結合率とは血中のタンパク質との結合率のことを指す。もちろん（血漿の）タンパク結合率の高い薬は臓器のタンパクと結合する率も高い傾向にあるが，臓器においては比較的選択性の高い結合部位（例えば受容体など）と結合することが多いので，そのパターンは多様である。

　また，代謝を受けるのも腎臓から排泄されるのも非結合形の薬のみである。このようにタンパク結合率は，薬の動態学的プロフィールを決定する重要な因子である。

　タンパク結合率は試験管内の実験によって求められている。その方法には平衡透析法と限外ろ過法などがある（図Ⅱ‐7）。この簡便で低コストの実験方法は，ばらつきが比較的少なく，信頼度も高く，臨床的にも重要な情報を提供してくれるものと考えられている。

　平衡透析法は，薬と血清等のタンパク質を入れた液と透析膜で隔てた等張緩衝液を37℃で一定時間平衡透析後，透析液中の薬の濃度を測定する方法である。この方法は，透析膜や容器などへの薬の結合，等張緩衝液への薬の溶解性，透析時間などに結果が影響される可能性がある。限外ろ過法は，限外ろ過膜をセットしたカートリッジ（フィルターカップ）に薬と血清等のタンパク質を入れ結合させた後に遠心分離し，回収チューブに回収された液体中の薬の濃度を測定する。この方法は，チューブや限外ろ過膜に薬が結合する影響を考慮しなければならない。薬が血漿タンパクと結合する化学的要因はイオン結合などさまざまであるが，現時点では化学構造式からシュミレーションすることは困難であり，今日でもこのような実験方法がとられている。

　血漿タンパクの濃度は，後述（第Ⅴ章参照）するようにさまざまな病態などで変化しやすく，血漿タンパクをめぐって薬同士の相互作用も起きうる。その際に，血漿タンパク結合率の高い薬ほど影響を受けやすく，併用薬のタンパク結合率に与える影響も大きい（他の薬の結合部位を奪ってしまうため）ので，各薬固有のタンパク結合率を知ることは重要である。一般的には脂溶性で分子量の大きな薬ほどタンパク結合率が大きい傾向がある。

　表Ⅱ‐7‐a～eに各向精神薬のタンパク結合率を示した。結合率の高い方からランク付

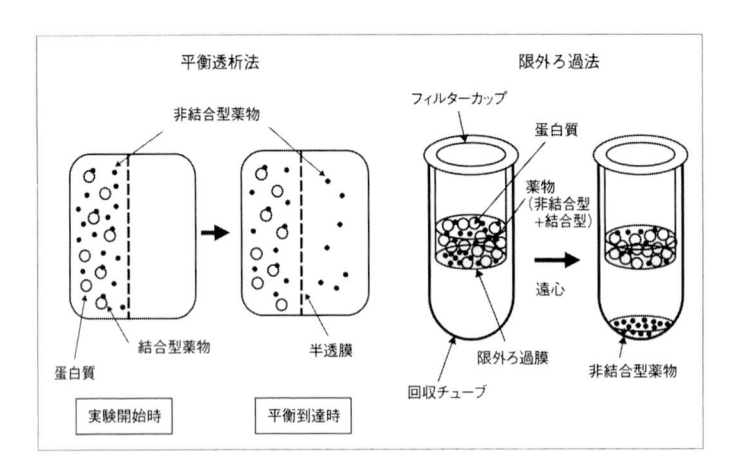

図Ⅱ-7 タンパク結合率実験方法
（文献 95 より引用）

けしてあるが，薬によって実験方法が異なるために単純には比較できない。ランキングはあくまで目安と考えていただきたい。臨床医としてはタンパク結合率が75％以上の薬を知っておくことが推奨されるが，少なくとも「向精神薬は脂溶性の薬が多くタンパク結合率も大きいものが多いので注意が必要である」という認識は必要かと思われる。

　例えばフェニトイン（アレビアチン，ヒダントール他）は，血中濃度が正常であっても中毒症状を起こすことがある。それは，フェニトインがタンパク結合率が高い割に結合能が低いために，他のタンパク結合率の高い薬と併用すると結合するタンパクの取り合いが起きて遊離形濃度が増えたり，ネフローゼ症候群などで血中のタンパクが失われて遊離形が増えたりすることによると考えられている。

　新世代抗うつ薬では，セルトラリン（ジェイゾロフト），デュロキセチン（サインバルタ），パロキセチン（パキシル他），ミルタザピン（リフレックス，レメロン）でタンパク結合率が75％以上である（表Ⅱ-7-a）。また，実験によってばらつきが大きいものの，すべての三環系・四環系抗うつ薬はタンパク結合率が高い薬として認識しておいた方がよいと思われる（表Ⅱ-7-b）。むしろエスシタロプラム（レクサプロ）やミルナシプラン（トレドミン）がタンパク結合率の高くない稀有な抗うつ薬と言えるかもしれない。この2つの抗うつ薬は，タンパク結合率が変動しやすい状態の患者には，良い選択肢となるかもしれない。

　新世代抗精神病薬の中では，パリペリドン（インヴェガ）を除いたすべての薬でタンパク結合率が75％以上である（表Ⅱ-7-c）。パリペリドンはリスペリドン（リスパダール他）の代謝産物であるため，リスペリドンに比べると水溶性が増大し，タンパク結合率も低下していると考えられる。ペロスピロン（ルーラン他）に関しては該当データがない。

　抗てんかん薬のエトスクシミド（エピレオプチマル，ザロンチン他），ガバペンチン（ガ

表Ⅱ-7-a 新世代の抗うつ薬のタンパク結合率ランキング

新世代の抗うつ薬	タンパク結合率（％）
セルトラリン（ジェイゾロフト）	98.4～98.6
デュロキセチン（サインバルタ）	97～99
パロキセチン（パキシル他）	95
ミルタザピン（リフレックス，レメロン）	85
フルボキサミン（デプロメール，ルボックス他）	70～76
エスシタロプラム（レクサプロ）	55.4
ミルナシプラン（トレドミン）	36.3～38.5

表Ⅱ-7-b 三環系・四環系抗うつ薬のタンパク結合率ランキング

三環系・四環系抗うつ薬	タンパク結合率（％）
クロミプラミン（アナフラニール）	90～98
トリミプラミン（スルモンチール）	93～97
アミトリプチリン（アデプレス，トリプタノール，ミケトリン他）	85～97
ノルトリプチリン（ノリトレン）	87～93
マプロチリン（ルジオミール）	88
イミプラミン（トフラニール，イミドール，クリミチン他）	63～96
アモキサピン（アモキサン）	NA

NA：該当データなし

バペン），レベチラセタム（イーケプラ）はほとんど血漿タンパクと結合しない（表Ⅱ-7-d）。ガバペンチンの全身クリアランスとレベチラセタムの腎クリアランスは，クレアチニンクリアランスとの間に相関関係が見られる（図Ⅶ-2-a, b）。クレアチニンは血中でタンパクと全く結合せずに自由に糸球体からろ過される物質で，尿中と血清中の濃度の比が腎機能の指標になっている（Ⅲ-3参照）。

　抗認知症薬の中では，ドネペジル（アリセプト他）のタンパク結合率が高い（表Ⅱ-7-e）。

　中枢神経刺激／非中枢神経刺激薬の中では，アトモキセチン（ストラテラ）のタンパク結合率が高い（表Ⅱ-7-f）。ペモリン（ベタナミン）は該当データがない。

　薬が結合する主な血漿タンパクはアルブミンであるが，他にも塩基性の薬と結合しやすいα_1-酸性糖タンパク質（AAG），脂溶性の薬との親和性が高いリポタンパク，各種グロブリンなどがあり，これらについては第Ⅴ章3～5に記載する。

表Ⅱ-7-c　新世代の抗精神病薬のタンパク結合率ランキング

新世代の抗精神薬	タンパク結合率（%）
アリピプラゾール（エビリファイ）	99.7〜99.9
ブロナンセリン（ロナセン）	99.7
オランザピン（ジプレキサ）	93
クロザピン（クロザリル）	90.9
リスペリドン（リスパダール他）	90
クエチアピン（セロクエル）	80.3
パリペリドン（インヴェガ）	72.3
ペロスピロン（ルーラン他）	NA

NA：該当データなし

表Ⅱ-7-d　抗てんかん薬のタンパク結合率ランキング

抗てんかん薬	タンパク結合率（%）
バルプロ酸（デパケン，セレニカR，バレリン他）	90〜95
フェニトイン（アレビアチン，ヒダントール他）	90
クロバザム（マイスタン）	89.6〜90.6
プリミドン（プリミドン）	80
カルバマゼピン（テグレトール，テレスミン，レキシン他）	40〜90
ラモトリギン（ラミクタール）	53.1〜56.2
フェノバルビタール（フェノバール他）	50〜55
ゾニサミド（エクセグラン他）	40〜60
トピラマート（トピナ）	15〜41
ガバペンチン（ガバペン）	>3%
レベチラセタム（イーケプラ）	ほとんど結合しない
エトスクシミド（エピレオプチマル，ザロンチン他）	0

表Ⅱ-7-e　抗認知症薬のタンパク結合率ランキング

抗認知症薬	タンパク結合率（%）
ドネペジル（アリセプト他）	88.9
リバスチグミン（実験には溶液を使用）（イクセロンパッチ，リバスタッチパッチ）	36〜59
メマンチン（メマリー）	41.9〜45.3
ガランタミン（レミニール）	17.8

表Ⅱ-7-f 中枢神経刺激／非中枢神経刺激薬のタンパク結合率ランキング

中枢神経刺激／非中枢神経刺激薬	タンパク結合率（%）
アトモキセチン（ストラテラ）	約98（主にアルブミン）
モダフィニル（モディオダール）	約60（主にアルブミン）
メチルフェニデート（コンサータ，リタリン）	15.2（小児）16.2（成人）
ペモリン（ベタナミン）	NA

NA：該当データなし

Ⅱ-8. 最高血中濃度（C_{max}），最高血中濃度到達時間（T_{max}），半減期（$T_{1/2}$），定常状態（SS）

　経口摂取した薬の血中濃度（C_p）を縦軸に，横軸に時間（t）を取ってグラフを作成したときに描かれた濃度曲線下の面積は薬物濃度時間曲線下面積（area under the concentration curve；AUC）と呼ばれている（図Ⅱ-8-a）。つまり，C_pをtで積分した値がAUCである。単位は［(mg/L)・hr］となる。

　図Ⅱ-8-bに経口投与された薬の血中濃度の経時的変化について示した。経口投与された薬は，消化管で徐々に吸収され最高血中濃度（C_{max}）に達する。摂取してからC_{max}に至るまでの時間は最高血中濃度到達時間（T_{max}）と呼ばれる。その後，薬は肝臓で代謝されたり尿や便から排出されたりするため，その血中濃度は徐々に低下していく。血中濃度が下がる過程において，ある時点の濃度から，その半分の濃度にまで減少するのにかかる時間を半減期（$T_{1/2}$）と呼ぶ。速度論的にはどの時点で測定しても一定であるが，臨床研究ではC_{max}から$1/2\,C_{max}$に達するまでの時間を$T_{1/2}$とすることが多い。

　一般にT_{max}が短い薬は$T_{1/2}$も短い。また，T_{max}が短い薬はC_{max}が大きくなる。睡眠薬の場合，睡眠導入薬は，T_{max}が短くC_{max}が大きい。一方，睡眠持続薬は$T_{1/2}$が長い。

　薬の効果を一定にするためには血中濃度を安定させなければならないが，そのためには$T_{1/2}$の長い薬の方が好都合である。最近の抗うつ薬には$T_{1/2}$の長い薬が多く，ほとんどが半日以上であるために，一日1回服用で安定した血中濃度を保つことが可能である。逆に，癌性疼痛の突発型疼痛（いわゆる突然起きる耐え難い強い痛み）に対するレスキュー使用にはオキシコドン（オキシコンチン錠，オキノーム散）のようにT_{max}が短くC_{max}の大きい薬が有用である。

　ここでひとつ注意しておきたいことがある。$T_{1/2}$は，クリアランス（Ⅲ-3参照）と関連しているものの，薬によっては組織や脂肪などに素早く分布することで血中濃度が下がるものもあるので，$T_{1/2}$をクリアランスの指標と考えない方がよい。あくまで薬の血中濃度がどのように変化するのかを知るための指標と考えるべきである。

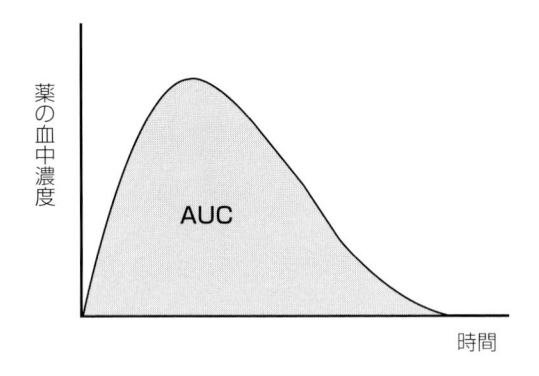

図Ⅱ-8-a AUC（area under the concentration curve）

AUCは薬の血中濃度を縦軸に，横軸に時間を取ってグラフを作成したときに描かれた濃度曲線下の面積のことであり，薬の累積血中濃度の指標となる。

C_{max}；最高血中濃度
T_{max}；最高血中濃度到達時間
$T_{1/2}$： 半減期

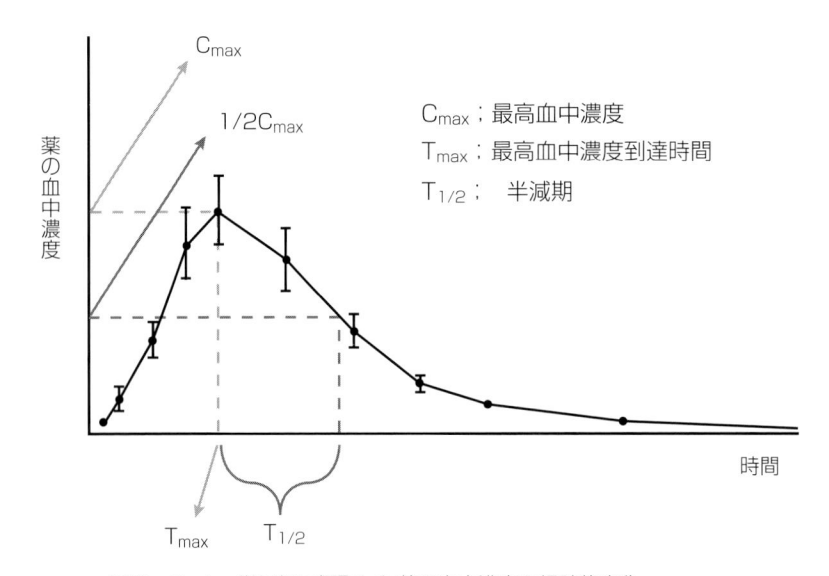

図Ⅱ-8-b 単回経口摂取した薬の血中濃度の経時的変化

経口投与された薬が最高血中濃度（C_{max}）に達するまでの時間を最高血中濃度到達時間（T_{max}）と呼び，そこから濃度が半減するまでにかかる時間を半減期（$T_{1/2}$）と呼ぶ。

経口薬を繰り返し服用した場合，通常は薬が体内に残存している間に次の服薬をするために血中濃度は当初全体的に上昇していく（図Ⅱ-8-c）。これは薬の投与量を増量した場合も同様である。しかし，そのうち薬の吸収量と代謝および排泄量が等しくなり最高血中濃度は頭打ちとなる。この状態は定常状態（steady state；SS）と呼ばれている。例えば，$T_{1/2}$と等間隔に経口投与を繰り返すと5回目に血中濃度はSSに達し，血中濃度は単回投与時のC_{max}の2倍になるとされている。点滴静注の場合も，その薬の$T_{1/2}$の5倍の時間でSSに達すると言われている。ちなみに，SSに達するまでの時間（投与回数）は投与量によって変

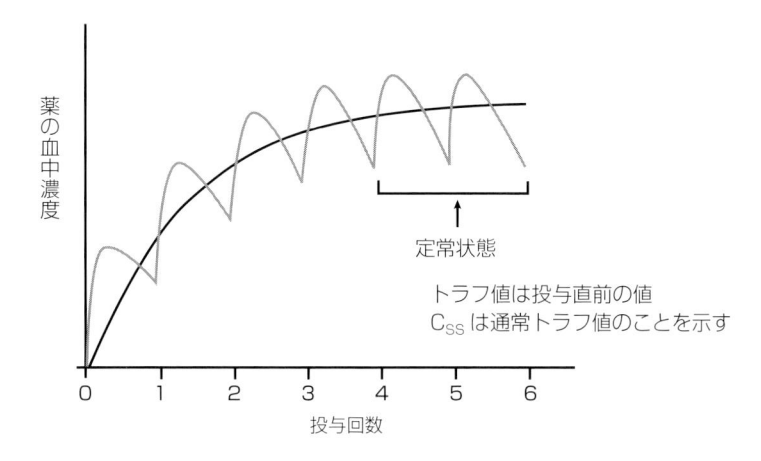

第Ⅱ章　薬物動態を理解するためのキーワード　33

図Ⅱ-8-c　定常状態とトラフ値

定常状態（SS）というのは，入ってくる薬の量と出ていく薬の量が等しい状態のこと。$T_{1/2}$ と等間隔に経口投与を繰り返すと5回目にSSに達する。この時の血中濃度（C_{SS}）は一定ではなく，$C_{SS\ min}$（このことをトラフ値とも呼ぶ）は薬の効果と $C_{SS\ max}$ は薬の副作用と関連している。通常臨床的に（動物実験でも同じであるが）薬の血中濃度を論じるときは，$C_{SS\ min}$ を用いる。そのため単に C_{SS} と記載されているときには $C_{SS\ min}$ を意味する。

化しない。

　ここで注意しなければいけないのは，SSでは薬の濃度がある範囲内に留まっているものの，決して常に一定の濃度でいるわけではないということである。薬の血中濃度を測定するには，SSに達してから測定するのが一般的であるが，採血はSSの中でも薬の濃度が最低になるタイミング，すなわち次回投与直前にすべきで，これがいわゆるトラフ値と呼ばれSSにおける血中濃度（C_{SS}）の臨床的指標である。つまりは通常 $C_{SS\ min}$ を C_{SS} として取り扱う。ただし，患者の中毒や副作用を疑うときには，敢えて連続服用中の最終服薬から T_{max} 経過した時間帯に採血する（$C_{SS\ max}$ を測定する）という方法もある。

　ちなみに $T_{1/2}$ の5倍以上の間隔をあけて経口服用すると，血中濃度は単回投与時の C_{max} 以上に上昇しないと言われている。

　以下，最近開発された向精神薬の $T_{1/2}$ について解説する。ただし，$T_{1/2}$ に関しては以下のようなさまざまな理由によって，薬間の比較は慎重にすべきである（おおよその目安として1.5倍以内の差は誤差範囲と考えた方がよいかもしれない）。そもそも薬の血中濃度を測定するときに，血中にあるさまざまな物質や未知のファクターによって微量の物は検出できないが，測定可能な最低容量（検出限界）が薬によって異なる。また製薬会社によって $T_{1/2}$ の算出方法が同じではない。さらにはこのようなデータを求めるときに用いられる症例数は大きくない（代謝酵素の個人的な違いなども検討されていない）。

　表Ⅱ-8-aに新世代の抗うつ薬の $T_{1/2}$ を示した。エスシタロプラム（レクサプロ），セルトラリン（ジェイゾロフト），ミルタザピン（リフレックス，レメロン）は $T_{1/2}$ がおよそ1

日以上であるために，一日1回服用で十分臨床上安定した血中濃度にすることが可能である。理論上は5日後には定常状態に達する。ミルタザピン（リフレックス，レメロン）の場合は，$T_{1/2}$は長いもののT_{max}が短いために，比較的起きやすい眠気の副作用を，夕方以降の服用にすることで飲み始めの時間帯に集中させることができるかもしれない。

ちなみに，最近パロキセチンのコントロールドリリース錠（パキシルCR）が発売されたが，単回経口投与においてT_{max}は延長されたものの$T_{1/2}$は通常の錠剤と差がない。さらに定常状態においては，パキシルCRと通常の錠剤を服用した後の血中濃度の経時的変化でC_{max}に有意差が見られないことから，通常の錠剤に対するCR錠の優位性は血中動態を見る限り見当たらない。

新世代抗精神病薬のうち，クエチアピン（セロクエル），ペロスピロン（ルーラン他），リスペリドン（リスパダール他）の$T_{1/2}$が短い（表Ⅱ-8-b）。クエチアピン，ペロスピロン，リスペリドンを就寝前に一度服用という処方を見かけることがあるが，その場合$T_{1/2}$から考えると，理論上は血中濃度がSSに達することなく治療を続けていることになる。これらの薬の血中濃度を安定させるためには日中に3回の服用を原則とすべきであろう。ちなみにペロスピロンの場合は，吸収の問題もあるので就寝前の服用はさらに勧められない（表Ⅷ-1-b参照）。

リスペリドンには持効性の注射剤（リスパダールコンスタ）があり怠薬することの多い患者に有用であるが，薬物動態学的には$T_{1/2}$が短いという経口薬（リスパダール他）の欠点を補うことが可能である（図Ⅱ-8-d）。この注射剤は，体内に入るとゆっくりと水分を吸収して水と二酸化炭素に分解するポリマーを用いて，そこにリスペリドンを含ませるという特殊な製法により作られている。この薬剤は，投与後およそ4～6週の間効果を発揮する。したがって，臨床的に効果が発揮されるまで約4週間のラグタイム（潜時）があることに注意しながら用いなければならない。また，図Ⅱ-8-dで見られるように，特に用量が増えた場合，投与後4～6週の間でも血中濃度が必ずしも一定ではないということも理解しておくべきである。

アリピプラゾール（エビリファイ）とオランザピン（ジプレキサ）は一日1回服用で5日後には定常状態が得られるものと考えらえる。特にアリピプラゾールの場合はかなり安定した血中濃度が期待できると思われる。パリペリドン（インヴェガ）は徐放剤であるために$T_{1/2}$が長い（図Ⅳ-3-a参照）。

新世代抗てんかん薬の中ではガバペンチン（ガバペン）とレベチラセタム（イーケプラ）の$T_{1/2}$が比較的短い（表Ⅱ-8-c）。ガバペンチンやレベチラセタムで十分に発作がコントロールできない場合，発作の起きやすい時間帯を検討してみるべきであろう。場合によっては服薬する時間帯を調整するなどの工夫が功を奏するかもしれない。クロバザム（マイスタン），トピラマート（トピナ），ラモトリギン（ラミクタール）は$T_{1/2}$が長く，血中濃度が

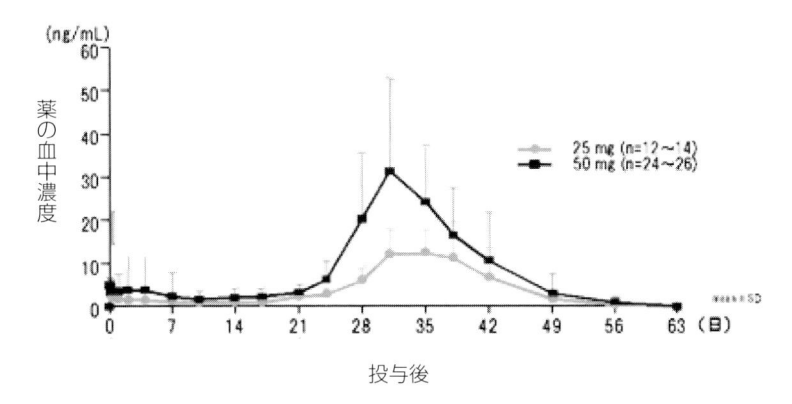

図Ⅱ-8-d リスパダールコンスタ（持効性筋注用製剤）使用による
リスペリドン（リスパダール他）の血中濃度の経時的変化

リスペリドンの持効性筋注用製剤は経口薬の $T_{1/2}$ が短い欠点を補うが，効果が発揮されるまで約4週間のラグタイム（潜時）があるということと，4〜6週の間，血中濃度が必ずしも一定ではないということは知っておくべきである。（リスパダールコンスタの医薬品インタビューフォームより改変引用）

安定しやすいため抗てんかん薬としては理想的である。

　抗認知症薬の中では，ガランタミン（レミニール）のみ $T_{1/2}$ が12時間を切っているので，一日2回服用しないと血中濃度が安定しない（表Ⅱ-8-d）。リバスチグミン（イクセロンパッチ，リバスタッチパッチ）は，欧米で発売されているカプセル剤の場合 $T_{1/2}$ が短く C_{max} が高くなるため，一過性に嘔気などの副作用が出やすかったが，その欠点を補うために日本ではパッチ剤として販売されている（図Ⅱ-8-e）。

　中枢神経刺激薬のメチルフェニデート（コンサータ，リタリン）とアトモキセチン（ストラテラ）は $T_{1/2}$ が短い。

表Ⅱ-8-a 新世代抗うつ薬（単回投与）の $T_{1/2}$ ランキング（T_{max} を参考までに掲載）

新世代抗うつ薬	T_{max} (hr)	$T_{1/2}$ (hr)
ミルタザピン（リフレックス，レメロン）	1.3前後	23.3〜32.7
エスシタロプラム（レクサプロ）	3.8〜4.2	24.6〜24.7
セルトラリン（ジェイゾロフト）	6.3〜8.7	22.5〜24.1
パロキセチン（パキシル）	4.6〜5.1	14.4〜15.0
〃（パキシルCR）	8.0〜10.0	13.0〜13.5
デュロキセチン（サインバルタ）	5.8〜6.7	12.3〜13.8
フルボキサミン（デプロメール，ルボックス他）	3.5〜4.2	8.9〜14.1
ミルナシプラン（トレドミン）	2.0〜2.6	7.9〜8.2

表Ⅱ-8-b 新世代抗精神病薬（単回投与）のT$_{1/2}$ランキング（T$_{max}$を参考までに掲載）

新世代抗精神病薬（単回投与）	T$_{max}$（hr）	T$_{1/2}$（hr）
アリピプラゾール（エビリファイ）	3.6	61.0
オランザピン（ジプレキサ）	3.2〜3.5	29.6〜29.8
クロザピン（クロザリル）	1.8	16
ブロナンセリン（ロナセン）	1.8	13.1
クエチアピン（セロクエル）	1.3〜1.4	3.2〜3.5
ペロスピロン（ルーラン他）	1.4〜1.7	2.3
リスペリドン（リスパダール他）	0.81（液）〜1.13（錠剤）	3.57（液）〜3.91（錠剤）
（番外）		
パリペリドン（徐放剤）（インヴェガ）	24.0	19.6〜22.9

表Ⅱ-8-c 新世代抗てんかん薬（単回投与）のT$_{1/2}$ランキング（T$_{max}$を参考までに掲載）

新世代抗てんかん薬（単回投与）	T$_{max}$（hr）	T$_{1/2}$（hr）
ラモトリギン（ラミクタール）	1.7〜2.5	30.5〜37.9
トピラマート（トピナ）	0.8〜3.0	25.3〜30.9
クロバザム（マイスタン）	1.4〜1.7	25.3〜30.1
レベチラセタム（イーケプラ）	0.6〜1.0	6.9〜8.6
ガバペンチン（ガバペン）	3.0〜3.3	6.1〜7.1

表Ⅱ-8-d 抗認知症薬（単回投与）のT$_{1/2}$ランキング（T$_{max}$を参考までに掲載）

抗認知症薬（単回投与）	T$_{max}$（hr）	T$_{1/2}$（hr）
ドネペジル（アリセプト他）	2.4〜3.0	75.7〜89.3
メマンチン（メマリー）	4.5〜6.0	55.3〜71.3
ガランタミン（レミニール）	1.0〜1.5	6.7〜9.4
（番外）		
リバスチグミン（パッチ剤）（イクセロンパッチ，リバスタッチパッチ）	16	2.1〜2.8（パッチ剤除去後のT$_{1/2}$）

表Ⅱ-8-e 中枢神経刺激／非中枢神経刺激薬（単回投与）のT$_{1/2}$ランキング（T$_{max}$を参考までに掲載）

中枢神経刺激／非中枢神経刺激薬	T$_{max}$（hr）	T$_{1/2}$（hr）
モダフィニル（モディオダール）	1.9〜3.0	9.9〜14.8
ペモリン（ベタナミン）	1.8	12.6
アトモキセチン（ストラテラ）	1.0〜1.8	3.5〜4.3
メチルフェニデート（コンサータ，リタリン）	1〜2（徐放剤では7.0〜7.7）	約3（徐放剤では3.6〜3.9）

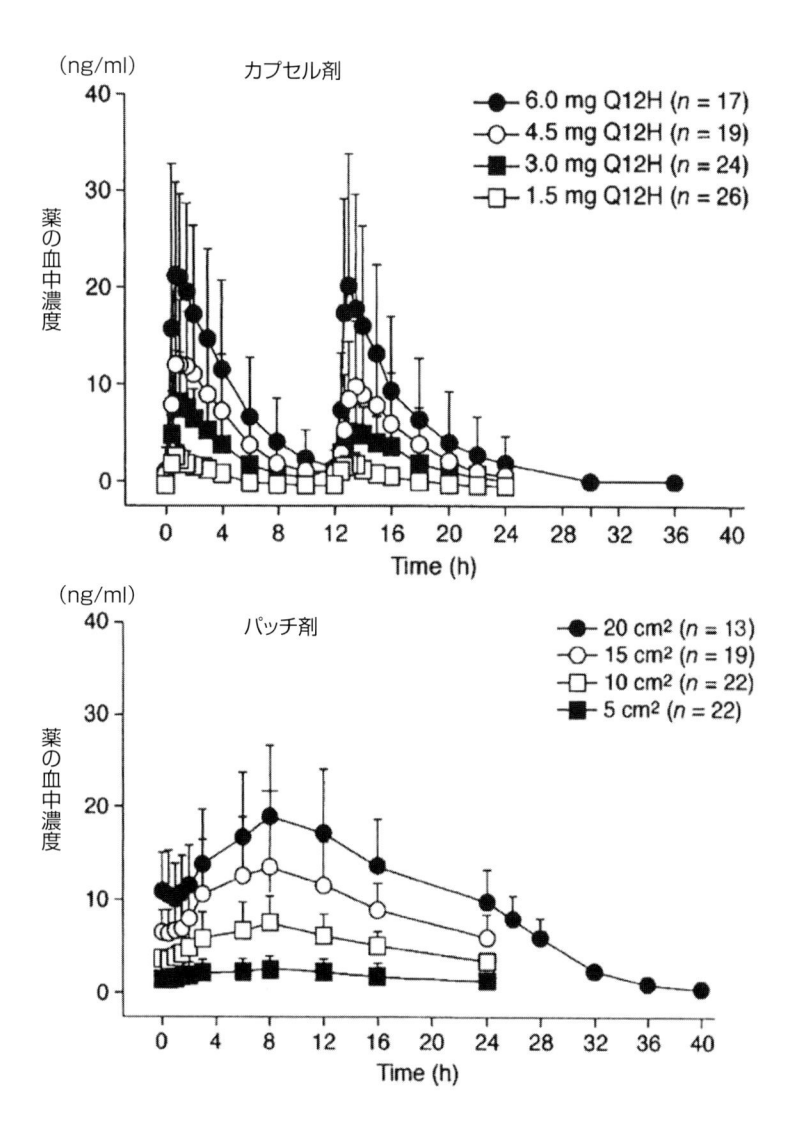

図Ⅱ-8-e リバスチグミン（上：カプセル剤，下：パッチ剤）の血中濃度の経時的変化

リバスチグミンはカプセル剤では半減期が短く血中濃度が安定しないことと，血中濃度が一過性に高まる時間帯に副作用の嘔気が出やすかったため，本邦においてはパッチ剤（イクセロンパッチ，リバスタッチパッチ）にて市販されるようになった。（文献 57 より改変引用）

第Ⅱ章の参考資料

参考資料Ⅱ-1 新世代抗うつ薬の pK_a（酸解離定数）

新世代抗うつ薬	pK_a
エスシタロプラム（レクサプロ）	9.5
セルトラリン（ジェイゾロフト）	8.9
デュロキセチン（サインバルタ）	8.1
パロキセチン（パキシル他）	9.9
フルボキサミン（デプロメール，ルボックス他）	8.5*
ミルタザピン（リフレックス，レメロン）	pH＝8.4**
ミルナシプラン（トレドミン）	9.7

NA：該当データなし
*インタビューフォームにはマレイン酸塩の解離乗数も記載されているので注意が必要
**筆者測定；協力MSD株式会社

参考資料Ⅱ-2 新世代抗精神病薬の pK_a（酸解離定数）

新世代の抗精神病薬	pK_a
アリピプラゾール（エビリファイ）	7.6
オランザピン（ジプレキサ）	pK_{a_1}＝8.0, pK_{a_2}＝5.3
クエチアピン（セロクエル）	NA*
クロザピン（クロザリル）	3.7
ブロナンセリン（ロナセン）	4.7
ペロスピロン（ルーラン他）	7.2
リスペリドン（リスパダール他）	pK_{a_1}＝8.2, pK_{a_2}＝3.1
パリペリドン（インヴェガ）	pH＝7.4（水溶性のためpHが測定されている）

NA：該当データなし
*インタビューフォームに記載されてある pK_a はフマル酸塩の解離定数と思われるので注意が必要

参考資料Ⅱ-3 新世代抗てんかん薬の pK_a（酸解離定数）

新世代の抗てんかん薬	pK_a
ガバペンチン（ガバペン）	pH＝7.3*
クロバザム（マイスタン）	pH≒6*
トピラマート（トピナ）	8.7
ラモトリギン（ラミクタール）	5.7
レベチラセタム（イーケプラ）	＜－2

*水溶性のためpHが測定されている

参考資料 II - 4 抗認知症薬の pK_a(酸解離定数)

抗認知症薬	pK_a
ドネペジル(アリセプト他)	8.9
ガランタミン(レミニール)	8.1
メマンチン(メマリー)	10.6
リバスチグミン(イクセロンパッチ,リバスタッチパッチ)	8.8

参考資料 II - 5 中枢神経刺激/非中枢神経刺激薬の pK_a(酸解離定数)

中枢神経刺激/非中枢神経刺激薬	pK_a
アトモキセチン(ストラテラ)	10.1
メチルフェニデート(コンサータ,リタリン)	8.9
モダフィニル(モディオダール)	pHに関わらず分子形で存在する
ペモリン(ベタナミン)	10.9

参考資料 II - 6 非中枢性の酸性の薬・塩基性の薬

酸性	塩基性
フェニル尿素系	ACE 阻害薬
ニフェジピン	β遮断薬
クマリン系(ワルファリン)	カルシウム拮抗薬
メトトレキサート	抗不整脈薬
スルホニル尿素系	交感神経系用剤
NSAIDs	HIV プロテアーゼ阻害薬
グリチルリチン含有製剤(甘草含有製剤)	Fe 剤
酸性抗菌薬	ビタミン B_{12}
利尿剤	塩基性抗アレルギー薬
尿酸排泄促進薬,尿酸合成阻害薬	塩基性抗菌薬
スタチン系	ビグアマイド系
フィブラート系	
酸性抗アレルギー薬	

参考資料Ⅱ-7 P-gp の基質になる薬

中枢性	抗うつ薬	三環系抗うつ薬 ミアンセリン（テトラミド） パロキセチン（パキシル他） エスシタロプラム（レクサプロ） フルボキサミン（デプロメール，ルボックス他） セルトラリン（ジェイゾロフト）
	抗精神病薬	オランザピン（ジプレキサ） クエチアピン（セロクエル） リスペリドン（リスパダール他）
	抗てんかん薬	カルバマゼピン（テグレトール，テレスミン，レキシン他） フェニトイン（アレビアチン，ヒダントール他）
	その他	スルピリド（アビリット，ドグマチール，ミラドール他） エバスチン（エバステル） セチリジン塩酸塩（ジルテック） オロパタジン塩酸塩（アレロック） ベポタスチンベシル酸塩（タリオン） アゼラスチン塩酸塩（アゼプチン） ロラタジン（クラリチン） フェキソフェナジン（アレグラ） メトクロプラミド（プリンペラン） ドンペリドン（ナウゼリン） ジゴキシン（ジゴシン） ロペラミド塩酸塩（ロペミン） カルベジロール（アーチスト） アセブトロール（アセタノール） セリプロロール塩酸塩（セレクトール） プロプラノロール（インデラル他）他
非中枢性薬		ベラパミル（ワソラン）親和性強い <u>ジゴキシン（ジゴシン）</u> シクロスポリン（サンディミュン，ネオーラル） ステロイド <u>フェキソフェナジン塩酸塩（アレグラ）</u> メチルジゴキシン（ラニラピッド） キニジン コルヒチン（抗通風薬） シメチジン（タガメット，シメチジン） シンバスタチン（リポバス） アトルバスタチン（リピトール） 　プラバスタチン（メバロチン） 　ピタバスタチンカルシウム（リバロ） 　ロスバスタチンカルシウム（クレストール）は基質になりにくい シタグリプチン（ジャヌビア，グラクティブ） ビルダグリプチン（エクア） <u>アリスキレンフマル酸塩（ラジレス）</u> 抗菌薬（キノリン系，イミダゾール系） ドキサゾシンメシル酸塩（カルデナリン） プラゾシン塩酸塩（ミニプレス）

注）下線の薬は親和性が低く他剤の影響を受けやすい

参考資料 II - 8 P-gp を阻害する薬

中枢性薬	抗うつ薬	セルトラリン（ジェイゾロフト），パロキセチン（パキシル他），デスメチルセルトラリン（セルトラリンの代謝産物） ＞フルオキセチン，フルボキサミン（デプロメール，ルボックス他） ＞シタロプラム，三環系抗うつ薬，トラゾドン
	抗精神病薬	クロザピン（クロザリル） ＞パリペリドン（インヴェガ） ＞クエチアピン（セロクエル） ＞ハロペリドール（セレネース，リントン他） ＞リスペリドン（リスパダール他） ＞オランザピン（ジプレキサ），ペロスピロン（ルーラン他），フェノチアジン系
	抗てんかん薬	バルプロ酸（デパケン，セレニカ R，バレリン他）（P-gp の基質になりにくいが阻害はする）
非中枢性薬		シクロスポリン（サンディミュン，ネオーラル；頻回再発性型ネフローゼ症候群やステロイド薬抵抗性ネフローゼ症候群などに用いられる免疫抑制薬） アゾール系（ケトコナゾール，イトラコナゾール） アトルバスタチン（リピトール） アミオダロン塩酸塩（アンカロン） キニジン硫酸塩水和物 ゲフェニチブ（イレッサ） サキナビル（インイラーゼ） ジルチアゼム塩酸塩（ヘルベッサー） タクロリムス（プログラフ） タモキシフェン（ノルバテックス他） ネルフィナビル（ビラセプト；HIV プロテアーゼ阻害薬） フェノフィブラート（リピディル） ベラパミル塩酸塩（ワソラン） マクロライド系（クラリス他） メトロニダゾール（フラジール；抗真菌薬） リトナビル（ノービア）

参考資料Ⅱ-9 P-gp を誘導する薬や食品

中枢性薬	抗てんかん薬	カルバマゼピン（テグレトール，テレスミン，レキシン他） フェニトイン（アレビアチン，ヒダントール他） フェノバルビタール（フェノバール他） バルプロ酸（デパケン，セレニカ R，バレリン他） （P-gp 阻害作用の後に誘導作用の影響が出る 2 相性の効果に注意が必要）
	抗うつ薬	トラゾドン塩酸塩（デジレル）
	市販薬	西洋オトギリソウ（セント・ジョーンズ・ワート）
非中枢性薬		副腎皮質ホルモン 甲状腺ホルモン リファンピシン
食品など		グレープフルーツジュース

第III章

薬物動態学の基本的な指標

Ⅲ - 1. 生体利用率と初回通過効果
Ⅲ - 2. 分布容積
Ⅲ - 3. 全身クリアランス

　この章では，薬物動態学の基本的な指標である生体利用率，分布容積，全身クリアランスの3つ（表Ⅲ - 1）について取り扱う。

表Ⅲ - 1　薬物動態学の基本的な指標

- 生体利用率（BA）
- 分布容積（Vd）
- 全身クリアランス（CL_{tot}）

Ⅲ‑1．生体利用率と初回通過効果

　経口摂取された薬は，胃酸で分解されたり消化管から吸収されずに排泄されたりするなどのロスを伴い，全身を循環するものは一部である．臨床的に最も効率良く薬を体内に循環させる方法は静脈内投与であるが，生体利用率（bioavailability；BA）は，経口的に服用された薬が静脈投与された場合に比べて，どれくらい体内循環に入り込むかを示す指標である．

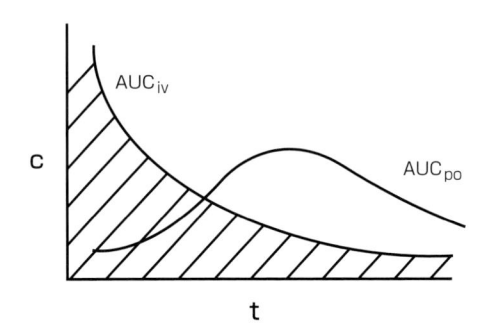

図Ⅲ‑1‑a　薬を経口摂取した場合の AUC（AUC_{po}）と静脈内投与したときの AUC（AUC_{iv}）
　　　　　生体利用率（BA）は $AUC_{po}/AUC_{iv} \times 100$ により求めることができる．

　BA は，経口摂取した場合の AUC（AUC_{po}）と静脈内投与した時の AUC（AUC_{iv}）の比として下式で求めることができる（図Ⅲ‑1‑a）．

　　BA（生体利用率）＝ $AUC_{po}/AUC_{iv} \times 100$（％）

　経口摂取された薬の BA が 100％にならない主な原因は以下のとおりである．①消化管から完全には吸収されない，②一度吸収されても排出型トランスポーターにより再度消化管に戻されるものもある，③消化管で代謝を受ける，④門脈に入っても，肝臓で代謝を受けてしまう（図Ⅲ‑1‑b）．ちなみに消化管から吸収された薬が最初に全身循環に入る前に代謝を受けることを初回通過効果という．

　したがって，BA は下式にて算出することもできる．

　　$BA = F_a \times (1-F_g) \times (1-E_h)$
　　・F_a：消化管吸収率
　　・F_g：小腸での初回通過効果
　　・E_h：肝臓での初回通過効果（肝抽出率）

　通常，BA や初回通過効果は薬の投与量にかかわらず一定である．したがって，投与量と全身循環に入る薬の量は相関関係にある（直線的な関係にある）．しかし，一部の薬では，

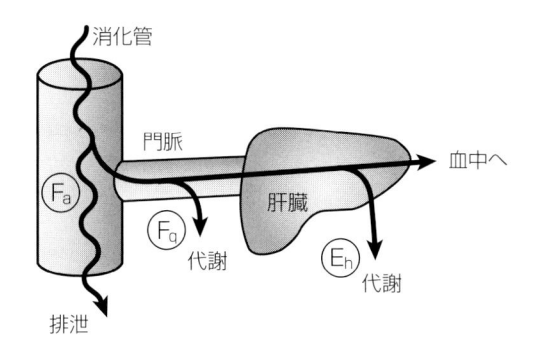

図Ⅲ-1-b　初回通過効果と生体利用率（BA）

消化管に入った薬は，一部が吸収され（F_a：消化管吸収率），一部は消化管で代謝（初回通過効果）を受け（F_g：小腸での初回通過効果），一部は肝で代謝（初回通過効果）を受け（E_h：肝臓での初回通過効果），それらを免れた薬が全身循環へと入る。BAは経口服用した薬のうち，どのくらいが全身循環に入るのかを示す指標であり，次式で算出される。BA = $F_a × (1-F_g) × (1-E_h)$。

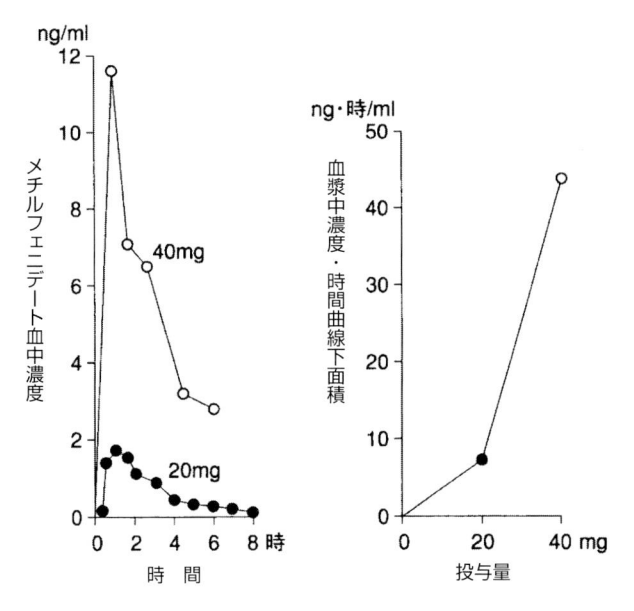

図Ⅲ-1-c　リタリン（一般名メチルフェニデート）20 mgおよび40 mg 単回経口投与後の血中濃度の経時的変化（左）と投与量とAUCの関係（右）

リタリンの場合は初回通過効果が飽和状態になりやすいために，用量が増えると非線形的に血中濃度が上昇するので注意が必要である。（リタリンの医薬品インタビューフォームより改変引用）

この直線性が保たれていないものもあるので注意が必要である。ナルコレプシーの一症例にリタリン（一般名メチルフェニデート）2錠（20 mg）および4錠（40 mg）をそれぞれ単回経口投与したところ，20 mg投与時と比較して40 mg投与時にAUCが約7倍以上に増加した（図Ⅲ-1-c）。その原因はメチルフェニデートが非常に吸収の早い薬であるために初回通過効果が飽和状態に陥ったためではないかと推測されている[4,5]。

Ⅲ-2. 分布容積

　分布容積（volume of distribution；Vd）は，摂取された薬が血漿中と等しい濃度で全身の各組織に分布すると仮定したときに求められる容積のことである。

　経口摂取された薬は初回通過効果を免れた後に全身に分布するが，各部位（コンパートメント）と薬の親和性はさまざまである。服用した薬の身体各所への分布を調べるために，各部位における薬の濃度を直接調べることはできない。そこで代用されるのが Vd である。Vd は，血中あるいは血液以外の組織にどのくらいの量の薬が移行しているのかを示す指標である。

　人体では，血漿容量≒3 L，循環血液量≒5 L，細胞外液量≒12 L，全身の液量≒36 L であるため，血管から外に出ない薬の Vd は理論上およそ 5 L 以下であり，細胞膜あるいは細胞内に取り込まれたりしない（つまり細胞外液中にのみ存在する）薬の場合は，およそ 12 L 以下になる（表Ⅲ-2-a）。例えば，アリピプラゾール（エビリファイ）とクロザピン（クロザリル）の Vd はそれぞれ 531 L と 96 L であることから，両者とも組織に分布しやすい薬であり，さらに前者の方が，その割合が大きい（組織移行性が大きい）ということが推測される。

　また，Vd と血中濃度（C）を用いると体内に残存している薬の量（X）を推測することができる。Vd は，摂取された薬が血液と同じ濃度で存在すると仮定した場合の生体の体積を示すものであることから，下式が成立する。

　　$X = C \times Vd$

　Vd は，その定義から全身をすべて血漿と同一と仮定した 1 コンパートメントモデルに当てはめた値と言える。感覚的にヒトの（実験の場合は動物の）体をひとつのコンパートメントと考えるのは乱暴なようであるが，臨床的に知りうる各個人のデータは血中濃度だけであるため，実際には 1 コンパートメントモデルで考えることが最も実践的である。

　Vd は計算で求めることができる。$X = C \times Vd$ より $Vd = X/C$ が導き出されるが，体内に薬が入った瞬間を考えると，その瞬間の X（X_0）は摂取した薬の量であり，その時の血中濃度を（C_0）とすると

　　$Vd = X_0/C_0$

が成立する。薬の生体内濃度は（1 コンパートメントモデルに従っていると仮定した場合）図Ⅲ-2 の（A）のように指数関数的に減っていくため，対数グラフに作り替えると（B），理論上 C_0 を求めることができる。このようにして Vd は計算上求めることができる。

表Ⅲ-2-a　分布容積に値に基づく薬の分類

薬物名および分布容積 Vd の値*	体内分布上の特徴
① エバンスブルー 　インドシアニングリーン　　Vd ≃ 血漿容量（約3L）	血漿タンパク質との結合が強くほとんど血漿スペースに分布する
② インドメタシン 　バルプロ酸 　フェニトイン　　Vd ≃ 総細胞外液量（約12L）	血管内から移行してはいくもののタンパク結合がかなり強いため，血漿中結合率が組織中結合率よりも高い値を示す
③ アンチピリン　　Vd ≃ 全体液量（約42L）	細胞膜を容易に透過するため全体液中へ分布する
④ チオペンタール 　キナクリン 　アミトリプチリン　　Vd ＞ 全体液量	体内の特定の組織中に強く結合することにより蓄積される

＊表中に示された各体液量は体重 70kg の健常男子成人における値を示す。
文献 51 より引用

- 1 コンパートメントモデルに従う薬物の場合，ある時間における体内薬物量（X）を血漿中濃度（C）で割った値が分布容積である。

$$Vd = X / C$$

- 投与した瞬間の体内薬物量は薬物投与量であり，そのときの血中濃度は下図により理論上求めることができる。
下式から Vd を求めることができる。

$$Vd = X_0 / C_0$$

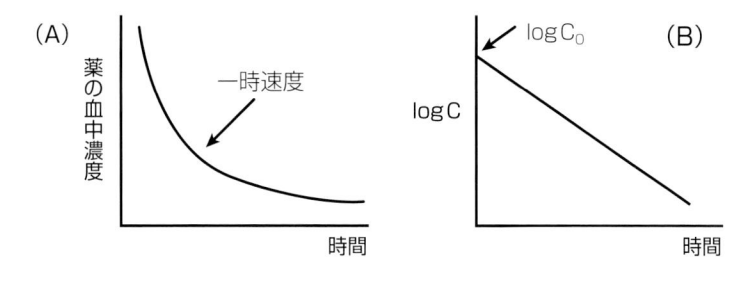

図Ⅲ-2　Vd と血中濃度

Vd に影響する因子としては，①油水分配係数（血液の生理的 pH 7.4 におけるオクタノール/水分配係数）（P）（Ⅱ-3 参照），②タンパク結合率（Ⅱ-7 参照），③受容体などの高分子との結合率などがある。

P は脂質 2 重層からなる細胞膜（図Ⅱ-2-b）の透過性の指標であり，Vd に反映されやすいパラメーター[14]で，P が大きいほど Vd も大きくなる傾向がある。前頁の例では，アリピプラゾール（P＞1000）とクロザピン（P＞7.2）の Vd はそれぞれ 531 L と 96 L で，この学説を支持している（表Ⅱ-4-c，表Ⅲ-2-d 参照）。しかしパリペリドン（インヴェガ）

の場合はPが小さいにもかかわらずVdが大きい。オランザピン（ジプレキサ）はPの測定条件でpHが低いため比較は難しい（生理的条件ではPがより高い可能性がある）。

タンパク結合率が高い薬は，血管外に移行しにくくなるのでVdが小さくなる傾向がある（表III-2-a）。タンパク結合率のバリエーションが豊富な抗てんかん薬について見てみると，タンパク結合率の大きいバルプロ酸（デパケン，セレニカR，バレリン他），フェニトイン（アレビアチン，ヒダントール他）のVdは小さい（表II-7-d，表III-2-e参照）。

受容体などの細胞膜高分子成分と結合しやすい薬は，組織などに高濃度で存在するのでVdが大きくなる傾向がある。

表III-2-b～gに，各向精神薬のVdを示した。しかし対象者の人種や体重などが異なるため，ランキングはあくまで目安にすぎない。中枢性の薬は組織移行性が良いので，いずれも高い値を示している。

表III-2-b　新世代抗うつ薬の分布容積ランキング

新世代抗うつ薬	分布容積（L）
フルボキサミン（デプロメール，ルボックス他）	2178
デュロキセチン（サインバルタ）	1449
パロキセチン（パキシル他）	1204
エスシタロプラム（レクサプロ）	872～1053
ミルナシプラン（トレドミン）	420前後
ミルタザピン（リフレックス，レメロン）	336
セルトラリン（ジェイゾロフト）	14（L/kg；犬），23（L/kg；ラット）

表III-2-c　三環系・四環系抗うつ薬の分布容積ランキング

三環系・四環系抗うつ薬	分布容積（L）
トリミプラミン（スルモンチール）	1020～2880
マプロチリン（ルジオミール）	660～3120
アミトリプチリン（アデプレス，トリプタノール，ミケトリン他）	384～2160
ノルトリプチリン（ノリトレン）	900～1380
クロミプラミン（アナフラニール）	540～1500
イミプラミン（トフラニール，イミドール，クリミチン他）	558～1380
アモキサピン（アモキサン）	NA

NA；該当データなし
注）データはすべて体重60kgとして計算

表Ⅲ-2-d 非定型抗精神病薬の分布容積ランキング

非定型抗精神病薬	分布容積（L）
パリペリドン（インヴェガ）	1045
オランザピン（ジプレキサ）	954
アリピプラゾール（エビリファイ）	531
クロザピン（クロザリル）	96
クエチアピン（セロクエル），ブロナンセリン（ロナセン），ペロスピロン（ルーラン他），リスペリドン（リスパダール他）	NA

NA：該当データなし

表Ⅲ-2-e 抗てんかん薬の分布容積ランキング

抗てんかん薬	分布容積（L）
カルバマゼピン（テグレトール，テレスミン，レキシン他）	60〜120*
クロバザム（マイスタン）	81（外国人）
ラモトリギン（ラミクタール）	69〜89.4*
トピラマート（トピナ）	68.5〜80.8
ガバペンチン（ガバペン）	57.7
ゾニサミド（エクセグラン他）	56.4*
フェノバルビタール（フェノバール他）	36〜60*
プリミドン（プリミドン）	25.8〜66*
エトスクシミド（エピレオプチマル，ザロンチン他）	40.2*
レベチラセタム（イーケプラ）	36.2〜42.6
フェニトイン（アレビアチン，ヒダントール他）	10〜48*
バルプロ酸（デパケン，セレニカR，バレリン他）	11.2〜12.5

*体重60kgとして計算

表Ⅲ-2-f 抗認知症薬の分布容積ランキング

抗認知症薬	分布容積（L）
ドネペジル（アリセプト他）	810*
メマンチン（メマリー）	703.8
ガランタミン（レミニール）	175
リバスチグミン（イクセロンパッチ，リバスタッチパッチ）	90*

*体重60kgとして計算

表Ⅲ-2-g 中枢神経刺激／非中枢神経刺激薬の分布容積ランキング

中枢神経刺激／非中枢神経刺激薬	分布容積（L）
メチルフェニデート（コンサータ，リタリン）	1208*
アトモキセチン（ストラテラ）	99.7〜126.5
モダフィニル（モディオダール）	45.6*
ペモリン（ベタナミン）	NA

＊体重60kgとして計算
NA：該当データなし

Ⅲ-3. 全身クリアランス

　全身クリアランス（CL_{tot}）とは，一定時間に薬が全身から排除される量を体積に換算した値であり，薬の体外への排泄されやすさ，代謝されやすさの指標となる。CL_{tot} は容積/時間であるので，その単位は L/hr あるいは mL/min などで表される。あるいは体重当たりに換算して L/hr/kg などと表されることもある。薬間の比較ができるように本書では以下すべて L/hr で統一した。

　例えば，CL_{tot} = 10 L/hr とは，1時間に10 L の容積に含まれている薬の未変化体の代謝・排泄が行われるということである。ちなみに，実際に代謝・排泄される薬はほとんどが血中の薬であるため，ここで言う容積とは血液の容積と理解することもできる。

　定常状態（steady state；SS）（Ⅱ-8参照）においては，薬の体内からの消失速度と体内に入る速度が等しくなると仮定すると，その時の血中濃度（C_{SS}）は一定になり以下の式が成立する。

　　　消失速度 = CL_{tot} × C_{SS} = 投与速度

　例えば，バルプロ酸（デパケン，セレニカR，バレリン他）を 1200 mg/日経口服用し定常状態に達した場合，投与速度は 50 mg/hr である。バルプロ酸の血中濃度が 100 μg/mL（=100 mg/L）であったとすると，CL_{tot} = 投与速度/C_{SS} = 50（mg/hr）/100（mg/L）= 0.5（L/hr）と算出することができる。

　また，肝臓はさまざまな代謝反応により薬を化学変化させるが，クリアランスの概念では，たとえわずかな化学変化であったとしても元の薬（未変化体）は体内から排出されたと考える。薬の多くは肝臓で代謝されるので，肝臓はほとんどの薬のクリアランスに最も影響する臓器である。未変化体が尿中に排出される薬もあるため，腎臓もクリアランスを行う主たる臓器である。そのため，肝臓で行われるクリアランスを肝クリアランス（CL_h），腎臓で行われるクリアランスを腎クリアランス（CL_r）と呼ぶ。したがって，CL_{tot} は，

$$CL_{tot} = CL_h + CL_r + \cdots$$

という数式で表すこともできる。…以降は，他の臓器で行われるクリアランスのことを示しているが，臨床的には無視できる薬が多い。

　薬は血液によって運ばれるため，肝血流量が多い状態の方がCL_hは増加する。したがって，心不全，高齢者などの全身循環量が低下する状態ではCL_hも低下する。薬の一部は血漿タンパクに結合している（Ⅴ‐3参照）が，肝細胞に取り込まれて代謝されるのは血漿タンパクに結合していない薬であるため，タンパク結合率が低い薬ほどCL_hが高い。また，肝細胞には薬ごとに固有の代謝能力があり，肝固有クリアランスと呼ばれている。例えば，ある薬に対する代謝酵素が飽和状態で肝臓に存在している場合には，肝固有クリアランスは大きいが，もともと肝臓に代謝酵素が少ない薬や肝障害などによって酵素活性が下がっている場合には肝固有クリアランスは減少する。このようにCL_hは，肝血流量，タンパク結合率，肝固有クリアランスの3つの因子によって決定されている。

　CL_hを考えるときのもうひとつの概念として肝抽出率（hepatic extractability；E_h）がある（図Ⅲ‐1‐b参照）。肝抽出率とは，ある薬を肝臓がどの程度すくい取ることができるかという概念である。

　肝臓に入る薬の濃度をC_{in}，肝臓から出る薬の濃度をC_{out}とすると，肝抽出率（E_h）は次式で表される。

$$E_h = (C_{in} - C_{out})/C_{in}$$

また，E_hはCL_hと肝血流量の比であるから，

$$E_h = CL_h(L/hr)/肝血流量(L/hr)$$

と表すこともできる。したがって，$CL_h = E_h \cdot 肝血流量(L/hr)$と表すこともできる。

　例えば，リチウムイオン（炭酸リチウム〈リーマス他〉）は全く肝臓で代謝されないので肝抽出率＝0である。肝抽出率＝1とは100％肝臓で抽出されること，つまり一度肝臓を通過すると100％が代謝されることを意味し，この場合，その薬の肝クリアランスは肝血流量に等しくなる。したがって，肝抽出率の大きい薬は肝血流量が低下するとクリアランスが低下しやすく，心不全や高齢，脱水などによる全身循環量（肝血流量に反映）の低下の影響を受けやすい。逆に肝抽出率の小さい薬は，これらの疾患の影響は受けにくく，代謝酵素の活性の影響，つまり肝固有クリアランスの影響を受けやすい。

　表Ⅲ‐3‐a～fに近年開発された向精神薬を単回経口投与したときのCL_{tot}を示した。ただし薬によって調査条件が異なるため，ランキングはあくまで目安である。

　抗うつ薬は新世代旧世代ともCL_{tot}の大きいものが多く，セルトラリン（ジェイゾロフト）

のみヒトのデータがないため参考資料である（表Ⅲ-3-a, b）。

新世代抗精神病薬ではアリピプラゾール（エビリファイ）のCL_tot が比較的小さいが，その他の薬のCL_tot は比較的大きい（表Ⅲ-3-c）。ブロナンセリン（ロナセン），ペロスピロン（ルーラン他），リスペリドン（リスパダール他）は該当データがない。

抗てんかん薬はゾニサミド（エクセグラン他），ガバペンチン（ガバペン）以外はCL_tot の小さいものが多い（表Ⅲ-3-d）。特にフェノバルビタール（フェノバール他），エトスクシミド（エピレオプチマル，ザロンチン他），バルプロ酸（デパケン，セレニカR，バレリン他）などの中毒では，回復までに時間がかかることが予想される。

抗認知症薬の中ではリバスチグミン（イクセロンパッチ，リバスタッチパッチ）のCL_tot が大きい。CL_tot の小さい薬は見当たらない（表Ⅲ-3-e）。

中枢神経刺激／非中枢神経刺激薬の中ではメチルフェニデート（コンサータ，リタリン）のCL_tot が非常に大きい（表Ⅲ-3-f）。ペモリン（ベタナミン）は該当データがない。

表Ⅲ-3-a　新世代抗うつ薬の全身クリアランス（単回経口）ランキング

新世代抗うつ薬	全身クリアランス（L/hr）
フルボキサミン（デプロメール，ルボックス他）	78～176
デュロキセチン（サインバルタ）	83.4
パロキセチン（パキシル他）	60.0（点滴静注）（体重60kgとして）
ミルナシプラン（トレドミン）	36.4～38.3
ミルタザピン（リフレックス，レメロン）	31.2
エスシタロプラム（レクサプロ）	20.7（日本人うつ病）～29.8
（参考）セルトラリン（ジェイゾロフト）	3.54（L/hr/kg ラット）～ 1.62（L/hr/kg ビーグル犬）

表Ⅲ-3-b　三環系・四環系抗うつ薬の全身クリアランス（単回経口）ランキング

三環系・四環系抗うつ薬	全身クリアランス（L/hr）
イミプラミン（トフラニール，イミドール，クリミチン他）	32～102
クロミプラミン（アナフラニール）	23～122
トリミプラミン（スルモンチール）	40～105
アモキサピン（アモキサン）	41.7～73.5
アミトリプチリン（アデプレス，トリプタノール，ミケトリン他）	19～72
ノルトリプチリン（ノリトレン）	17～79
マプロチリン（ルジオミール）	17～34

文献86と各医薬品のインタビューフォームより改変引用

表Ⅲ-3-c　新世代抗精神病薬の全身クリアランス（単回経口）ランキング

新世代抗精神病薬	全身クリアランス（L/hr）
クエチアピン（セロクエル）	67.1〜105
クロザピン（クロザリル）	53.3（反復投与）
パリペリドン（インヴェガ）	16.3〜33.7
オランザピン（ジプレキサ）	14.3〜33.7（男女差あり*，低クリアランス群あり）
アリピプラゾール（エビリファイ）	3.36（体重60kgとして）〜4.23
ブロナンセリン（ロナセン）	NA；肝クリアランスに依存
ペロスピロン（ルーラン他）	NA
リスペリドン（リスパダール他）	NA

NA：該当データなし
* Ⅸ-2参照

表Ⅲ-3-d　抗てんかん薬の全身クリアランス（単回経口）ランキング

抗てんかん薬	全身クリアランス（L/hr）
ゾニサミド（エクセグラン他）	49（外国人体重60kgとして）
ガバペンチン（ガバペン）	6.97
レベチラセタム（イーケプラ）	3.2〜4.1
クロバザム（マイスタン）	2.8〜4.0
カルバマゼピン（テグレトール，テレスミン，レキシン他）	1.5〜5.8（外国人体重60kgとして）
プリミドン（プリミドン）	2.8（外国人体重60kgとして）
フェニトイン（アレビアチン，ヒダントール他）	2.3〜2.8（個人差大きくクレアチニンクリアランスに比例）
ラモトリギン（ラミクタール）	1.4〜1.7（日本人体重60kgとして）
トピラマート（トピナ）	1.26〜1.55
バルプロ酸（デパケン，セレニカR，バレリン他）	0.36〜0.76（体重60kgとして）*
エトスクシミド（エピレオプチマル，ザロンチン他）	0.48（体重60kgとして）**
フェノバルビタール（フェノバール他）	0.13〜0.32（体重60kgとして）

* 文献44，58他より
** 文献8より

表Ⅲ-3-e　抗認知症薬の全身クリアランス（単回経口）ランキング

抗認知症薬	全身クリアランス（L/hr）
（パッチ剤）リバスチグミン（イクセロンパッチ，リバスタッチパッチ）	84（体重60kgとして）
ガランタミン（レミニール）	20.0
ドネペジル（アリセプト他）	8.5〜9.2（体重60kgとして）
メマンチン（メマリー）	6.07〜9.27

表Ⅲ-3-f 中枢神経刺激／非中枢神経刺激薬の全身クリアランス（単回経口）ランキング

中枢神経刺激／非中枢神経刺激薬	全身クリアランス（L/hr）
メチルフェニデート（コンサータ，リタリン）	497〜600（外国人）
アトモキセチン（ストラテラ）	20.5〜23.0
モダフィニル（モディオダール）	3.57*
ペモリン（ベタナミン）	NA

*文献115より
NA：該当データなし

第 IV 章

薬 の 吸 収

- IV - 1. 経口摂取された薬の吸収部位
- IV - 2. 経口摂取された薬の吸収に影響を与える因子
- IV - 3. 胃 pH 変化が薬の吸収に与える影響
- IV - 4. キレート結合，吸着による薬の吸収への影響
- IV - 5. 胃内容排出速度（gastric emptying rate；GER）が薬の吸収に与える影響
    - IV - 5 - 1. GER の変化によって吸収が影響される薬
    - IV - 5 - 2. GER を変化させる因子
- IV - 6. 脂肪，胆汁酸が薬の吸収に与える影響
- IV - 7. 小腸粘膜における代謝と排出
- IV - 8. 腸内細菌の薬の吸収への影響

最も効率よく体内を循環する薬の濃度を高める投与方法は静脈内注射であるが，筋肉内注射，皮下注射がそれに続いている（右図）。経口投与は注射による投与方法に比べて吸収に関わる多くのファクターの影響を受けるが，この章ではそれらについて解説する。

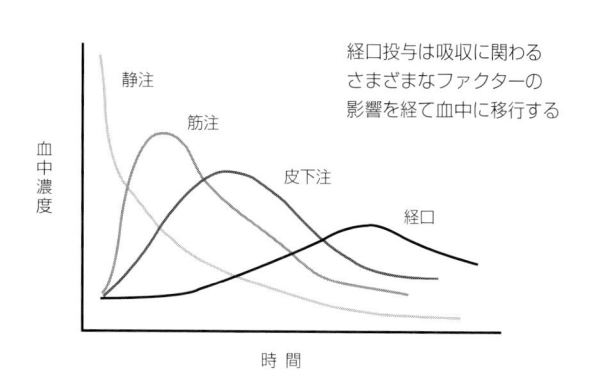

投与経路による血中濃度の変化の違い

Ⅳ - 1. 経口摂取された薬の吸収部位

図Ⅳ-1-aはデュロキセチン（サインバルタ）の吸収部位を示したものであるが，多くの薬は同様に十二指腸から小腸で吸収される。その理由としては，十二指腸・小腸の総壁面積が極めて大きいこと，多くの薬物トランスポーターが集中して存在していることなどがあげられる。

一方，胃や大腸は構造的に薬の吸収には適していない。しかし例外的にバルプロ酸（デパケン，セレニカR，バレリン他）やブロナンセリン（ロナセン）のように大腸でも十分吸収される薬もある（図Ⅳ-1-b）。大腸で吸収される薬は，高い細胞膜透過性を持ち合わせていると考えられる。また，大腸は十二指腸などに比べてpHが高いので，塩基性の薬は吸収されやすい（原理についてはⅣ-3参照）。

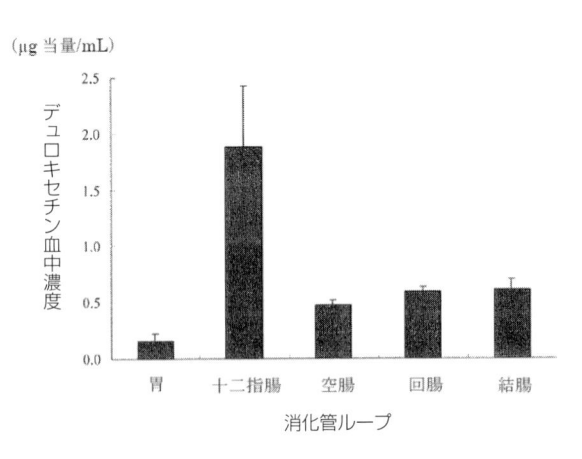

図Ⅳ-1-a 経口投与されたデュロキセチン（サインバルタ）の吸収部位
雄ラット消化管ループ内に ^{14}C - 標識デュロキセチン塩酸塩（デュロキセチンとして5 mg/kg）投与後1.5時間における結晶中放射能濃度を測定したものである。デュロキセチンはほとんどが十二指腸と小腸で吸収される。多くの薬が同様の部位で吸収される。（サインバルタの医薬品インタビューフォームより改変引用）

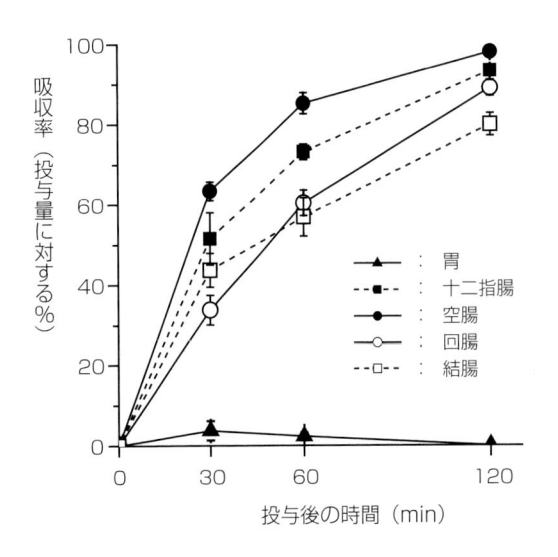

図Ⅳ-1-b 消化管各部位におけるブロナンセリン（ロナセン）の吸収率
ブロナンセリンは結腸においても高い吸収率を示しているが，このようなパターンを示す薬は少ない。（ロナセンの医薬品インタビューフォームより引用）

Ⅳ-2. 経口摂取された薬の吸収に影響を与える因子

　経口摂取された薬は，胃で酸に暴露され，さらに食品などと混合される。そして消化された食品などと共に主な薬の吸収部位である十二指腸・小腸に送られる。また，いったん肝臓で代謝されて胆汁中に排泄された薬（代謝産物）が腸内細菌によって再び未変化体に戻って再吸収されることもある。そのため薬の吸収は以下のような因子の影響を受ける（図Ⅳ-2）。すなわち，①胃pH変化（Ⅳ-3参照），②キレート結合・吸着（Ⅳ-4参照），③胃内容排出速度（Ⅳ-5参照），④脂肪・胆汁酸（Ⅳ-6参照），⑤小腸粘膜における薬物代謝と排泄（Ⅳ-7参照），⑥腸内細菌（Ⅳ-8参照）である。

胃 → 小腸

① 胃pH変化による薬物への影響
② キレート結合・吸着
③ 胃排泄速度
④ 脂肪・胆汁酸
⑤ 小腸粘膜における薬物代謝と排泄
⑥ 腸内細菌

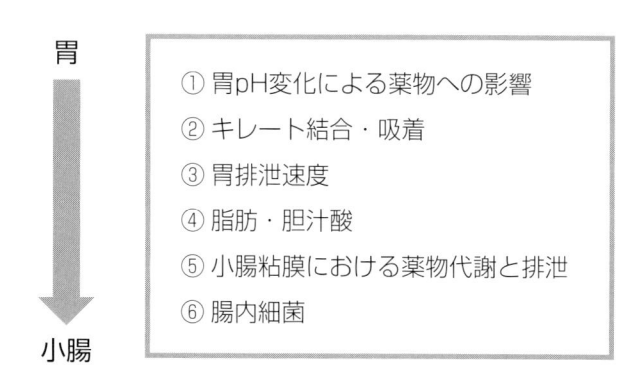

図Ⅳ-2　経口摂取された薬の吸収に影響を与える因子

Ⅳ-3. 胃pH変化が薬の吸収に与える影響

　胃内のpHは通常空腹時で1.2〜1.8，食後で3.5〜5.0であるが，pHが変化すると薬の吸収にさまざまな影響が出ることがある（表Ⅳ-3-a）。食事の内容によるpHへの影響については第Ⅷ章を参照のこと。

　胃pHの変化は，製剤（念のため製剤とは有効成分である薬のことではない）の崩壊性に影響を与える。それは主に製剤が酸性か塩基性かによる。当然であるが，塩基性製剤の場合，pHが低いほど崩壊しやすくpHが上昇すると崩壊しにくくなる。酸性の製剤の場合はその逆である。フェノチアジン系抗精神病薬は塩基性の製剤であることが多く，胃内のpHが上昇すると崩壊しにくくなり吸収が阻害される可能性がある。

　胃pHの上昇によって製剤特性（腸溶性や徐放性など）が影響を受けるものがある。ポリカルボフィルCa（コロネル，ポリフル），ラベプラゾール（パリエット），ランソプラゾー

表Ⅳ-3-a 胃 pH 変化による薬・薬剤（製剤）への影響

① pH 変化による製剤崩壊性の変化
　　― pH 上昇による塩基性製剤の崩壊性低下
　　― pH 低下による塩基性製剤の崩壊性亢進
② pH 上昇による製剤特性の消失
③ 酸による薬の分解（表Ⅳ-3-b 参照）
④ 胃 pH 変化による薬の分子形分率の変化
　　― pH 上昇により塩基性の薬の分子形分率の増加
　　― pH 低下による塩基性の薬の分子形分率の低下

錠剤断面図

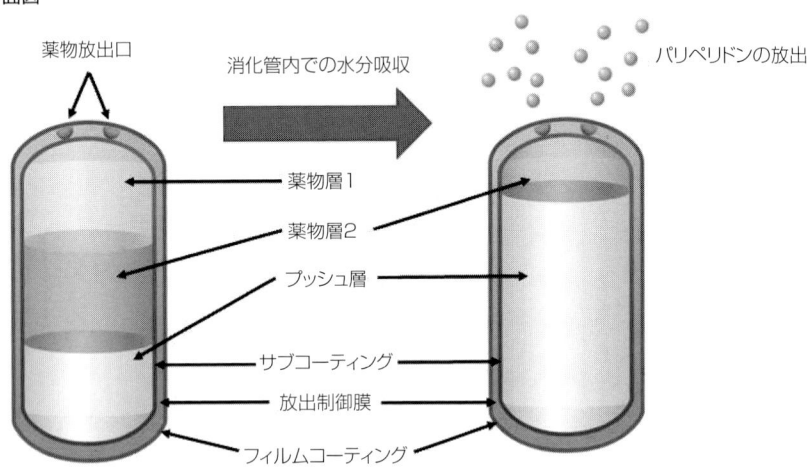

図Ⅳ-3-a

インヴェガ（一般名パリペリドン）という製品で採用されている OROS（Osmotic controlled Release Oral delivery System）錠とは浸透圧ポンプの原理を用いた徐放剤である。外皮を通して水分を吸収したプッシュ層が徐々に膨張して内部の薬を押し出し，少しずつ薬を放出するというメカニズムになっている。そのため消化管の pH の変化による影響を受けにくい。インヴェガの場合は，薬を含む層が 2 層になっていて，吸収率の下がる結腸部分では高濃度の薬が放出されるように設計されており，これにより血中濃度を安定させようという狙いがある。（インヴェガの医薬品インタビューフォームより改変引用）

ル（タケプロン）などが影響を受けやすいと考えられているが，向精神薬ではそのような例は知られていない。パリペリドンの徐放剤であるインヴェガやメチルフェニデートの徐放剤コンサータは，浸透圧ポンプ（吸収した水分によって内容物を押し出す仕組み）によって徐放機能が行われる（図Ⅳ-3-a）ことから，pH 変化の影響は受けにくい。同様にバルプロ酸の徐放剤であるデパケン R やセレニカ R も消化管の pH 変化によって徐放性が影響を受ける可能性は小さい。

　薬（この場合は有効成分）の中には酸によって分解されるものがある。トリアゾラム（ハルシオン，アサシオン他）は胃内の pH が下がると分解が促進し効果が弱められ，pH が上

表Ⅳ-3-b　胃酸で分解される薬

トリアゾラム（ハルシオン他）ベンゾジアゼピン系
乳酸菌製剤（ビオフェルミン，ラックビー他）
ジゴキシン（ジゴシン）
メチルジゴキシン（ラニラピッド）
プラバスタチン（メバロチン）
エリスロマイシン（エリスロシン）
ペニシリン系

表Ⅳ-3-c　消化管 pH に影響する薬

- 消化管 pH を上昇（胃酸分泌を抑制）させる薬
    ヒスタミン H_2 受容体拮抗薬（H_2 ブロッカー）
    プロトンポンプ阻害薬（PPI）
    Al，Mg 含有薬
    制酸剤
    抗コリン薬
    牛乳・乳製品
- 消化管 pH を低下（胃酸分泌を促進）させる薬
    カフェイン
    炭酸飲料
    酸性飲料水（レモン水，果実ジュースなど）

がると効果が増強される可能性がある（表Ⅳ-3-b）。トリアゾラム以外のベンゾジアゼピン系薬物も酸によって分解される。乳酸菌製剤は低 pH で失活するので食後に服用すべきである（酪酸菌製剤のミヤ BM は失活しない）。ちなみに，服薬補助ゼリーの中には酸性のものがあるので注意が必要である。

　胃 pH が変化すると薬の胃内での分子形分率が変化する。薬がイオンで存在していると水分子と水素結合を作る。消化管に吸収されるためには，この結合を断ち切るためのエネルギーが必要となるため，薬は分子の方が消化管に吸収されやすい（Ⅱ-5 参照）。

　向精神薬は一般的に塩基性の薬が多い（表Ⅱ-5-c）。抗精神病薬と併用することの多い抗パーキンソン病薬のうち，アセチルコリン受容体拮抗薬（抗コリン薬）やヒスタミン H_1 受容体拮抗薬の多くも塩基性である。これらの薬は，消化管の pH が上昇すると薬の分子形分率が上がり吸収が亢進する。一方，代表的な一般身体科薬の中で塩基性のものにはキニジン（マイラン），エフェドリン（エフェドリン他），アセタゾラミド（ダイアモックス）があり，胃の pH を上げる薬（表Ⅳ-3-c 参照）との併用で中毒症状が起きる可能性がある。

　逆に酸性の薬であるフェニトイン（アレビアチン，ヒダントール他）やバルビツール酸系薬物，甘草含有薬の場合は，胃の pH を上げる薬と併用すると消化管内でイオン形分率が高

まり，吸収が阻害される。代表的な一般身体科薬としてはアスピリンやNSAIDsが酸性薬で，胃のpHを上げる薬（表Ⅳ-3-c参照）との併用によって即効性が弱まってしまう。

胃酸分泌を抑制し消化管pHを上昇させる薬には，ヒスタミンH_2受容体拮抗薬（H_2ブロッカー），プロトンポンプ阻害薬（proton pump inhibitor；PPI），アルミニウム含有製剤やマグネシウム含有製剤（表Ⅳ-4-a参照），制酸薬，抗コリン薬がある（表Ⅳ-3-c）。H_2ブロッカーは就寝前の服用では日中の胃pHに影響しないが，PPIの場合は24時間胃のpHを高めに保つため，注意が必要である。食品の中にも，牛乳や乳製品などのように消化管pHを上昇させるものがある。逆に，胃酸分泌を促進し消化管pHを下げるものとして，カフェイン，炭酸飲料，レモン果汁などがある。また果物ジュースの中にも胃pHを下げるものがある。

Ⅳ-4. キレート結合，吸着による薬の吸収への影響

薬は消化管で金属とキレート結合したり，吸着したり，薬同士で結合したりすることによって消化管細胞膜を通過しにくくなることがある。

薬の酸素，硫黄，窒素元素は，アルミニウム，マグネシウム，鉄，カルシウム，亜鉛などの金属と結合しやすい（配位結合）。骨粗鬆症の治療薬ビスホスホネート系（アレンドロン酸〈フォサマック，ボナロン〉，エチドロン酸〈ダイドロネル〉，ミノドロン〈ボノテオ〉，リセドロン酸〈アクトネル，ベネット〉，他）は極めて金属とキレート結合しやすいので空腹時服用を厳守すべきである。これらの薬はミネラルウォーターでもコントレックスなどの硬度の高い（ミネラル分の多い）ものでは影響が出ると言われている。セフジニル（セフゾン）は鉄剤との併用で吸収が1/10になる。向精神薬ではイミプラミン（トフラニール，イミドール，クリミチン他）が亜鉛と結合することが知られている。

アルミニウムとマグネシウムは，多くの薬剤に含まれている（表Ⅳ-4-a）。食品としては，ベーキングパウダーにアルミニウムが含まれ，マグネシウムは乾燥あおさ，乾燥あおのり，素干しわかめなどをはじめとする海藻類や大豆製品，魚介類，木の実などに多く含まれる。フェノチアジン系抗精神病薬とフェニトイン（アレビアチン，ヒダントール他）はアルミニウムやマグネシウムに吸着する。一般身体科薬ではフェキソフェナジン塩酸塩（アレグラ），セフジニル（セフゾン），鉄剤，甲状腺ホルモン，胆汁酸製剤（ウルソデオキシコール酸他），ロスバスタチンCa（クレストール），ジフニサル（サリチル酸系NSAID），ジギタリス製剤，ワルファリンK他多数の薬がアルミニウムやマグネシウムに吸着する。

薬同士が吸着して吸収を妨げることもある。高コレステロール血症治療薬である陰イオン交換樹脂製剤（コレスチミド〈コレバイン〉，コレスチラミン〈クエストラン〉，セベラマー〈レナジェル，フォスブロック〉）は，本来は胆汁酸中の陰イオンと結合し胆汁の小腸からの再吸収を阻害することから，胆汁の原料であるコレステロールの排出が増加するという作用

表IV-4-a アルミニウム・マグネシウムを含有する薬剤

制酸剤	酸化マグネシウム（カマグ，重カマ，マグミット，マグラックス，酸化マグネシウム他），マーロックス，ミルマグ，ケイ酸アルミニウム（アルミワイス，合成ケイ酸アルミニウム，シリカミン他），水酸化アルミニウム（ケンエー，水酸化アルミニウムゲル他），他
下剤	酸化マグネシウム，硫酸マグネシウム，レーマグ，カマグ，他
健胃消化薬	TM散，FK散，つくしAM酸，ビーマーゲン散ショーワ，他
消化性潰瘍治療薬	アルサルミン，コランチル，キャベジンコーワ
その他；	バファリンにはマグネシウムが含まれている ベーキングパウダー（アルミニウム） 大豆製品，魚介類，海藻，木の実（マグネシウム）

表IV-4-b 薬同士が結合して吸収を阻害する可能性がある飲み合わせ

- 陰イオン交換樹脂製剤（コレスチミド〈コレバイン〉，コレスチラミン〈クエストラン〉，セベラマー塩酸塩〈レナジェル〉）と酸性の薬，ステロイド骨格を持つ薬など
  - —バルビツール酸系
  - —抗てんかん薬，抗不整脈薬など
  - —他
- その他
  - —陽イオン交換樹脂（ポリスチレンスルホン酸Ca〈カリメート〉，ポリスチレンスルホン酸Na〈ケイキサレート〉）とAl, Mg, Ca含有薬剤
  - —ヘパリンと塩基性の薬（フェノチアジン系，ヒスタミンH_1受容体拮抗薬，テトラサイクリン系）
  - —グリセオフルビンとバルビツール酸系

機序を持つ薬であるが，ステロイド骨格を持つ薬や，消化管内でコレステロールに溶けている脂溶性の高い薬とも直接的・間接的に吸着する。また，イオン形の酸性の薬（陰イオンになっている）とも当然ながら吸着する（酸性の薬については表II-5-c参照）。特に，バルビツール酸系をはじめとする抗てんかん薬との飲み合わせに注意が必要である。陰イオン交換樹脂製剤は，長期服用者に対して脂溶性ビタミン（ビタミンA, D, E, K）の欠乏症を引き起こす可能性について注意が喚起されている。向精神薬も血液脳関門を通過しなければならないという性格上，脂溶性の薬が多いので（表II-4-b～fを参照），陰イオン交換樹脂製剤との併用に注意すべきと思われる。他にも，ヘパリンと塩基性の薬であるフェノチアジン系抗精神病薬などの飲み合わせは注意が必要である（表IV-4-b）。

Ⅳ - 5. 胃内容排出速度（gastric emptying rate；GER）が薬の吸収に与える影響

　ほとんどの薬は十二指腸・小腸で吸収される（Ⅳ - 1 参照）ため，胃から小腸に内容物が移行する速度，すなわち胃内容排出速度（gastric emptying rate；GER）は薬の吸収速度に大きな影響を与える。

　GER が早いと，当然ながら最高血中濃度（C_{max}）が高くなり最高血中濃度到達時間（T_{max}）が短くなる。抗てんかん薬のように血中濃度の治療域と中毒域が近い薬，有効血中濃度の幅が狭い薬の場合は注意を要する。AUC は C_{max} ほど GER の変化の影響は受けないが，一部の薬では大きな影響を受けるものもある。AUC が増大するのかあるいは減少するのかは薬によって異なる。GER が遅くなると，ゆっくり吸収部位に移動することで能動輸送機構の飽和が生じにくいのみならず，向精神薬のように脂溶性の高い薬は脂溶性の食事に溶解し，さらには胆汁分泌による薬の溶解促進などによって吸収が促進されるために AUC が上がることがある（Ⅳ - 6 参照）。しかし，胃酸で分解される薬や，食事あるいは他剤との相互作用が起きる場合は GER が遅いほど AUC は小さくなる。

Ⅳ - 5 - 1．GER の変化によって吸収が影響される薬

　GER が亢進した場合，一気に薬が消化管に流れ込むために吸収メカニズムが飽和することがある。吸収に薬物トランスポーターを介する場合はもちろんであるが，拡散吸収の場合でも起こりえる。例えば，吸収部位が十二指腸に限局されるリボフラビン（ビタミン B_2）の場合は空腹時に吸収速度の飽和現象が見られる。このような現象は食後の服用では見られない。

　胃酸によって溶解するように設計されている薬剤や難溶性の薬剤の場合は，GER 亢進によって溶解が遅れ吸収率も低下する。向精神薬では難溶性のジアゼパム（セルシン，ホリゾン他）の吸収が低下する。一般身体科薬剤ではジギタリス製剤，クマリン系（ワーファリン，ワーリン，アレファリン，ワルファリン K 他；抗凝固薬），アテノロール（テノーミン；β 受容体遮断，降圧薬・抗不整脈薬・抗狭心症薬）などでは注意が必要である。

　胃内で分解されやすい薬の場合は，GER が亢進すると胃酸の暴露を免れるため血中濃度が上がる。前述のようにトリアゾラム（ハルシオン他）とそれ以外のベンゾジアゼピン系薬物でも効果が増強する可能性がある。他にフェノチアジン系抗精神病薬やレボドパ（カルビドパ，ネオドパストン，メネシット）の効果も増強する可能性がある。

　GER が亢進すると，小腸および肝臓にも一気に薬が到達するために初回通過効果が減弱することがある。初回通過効果が大きく生体利用率（BA）が小さい薬の場合は効果が増強

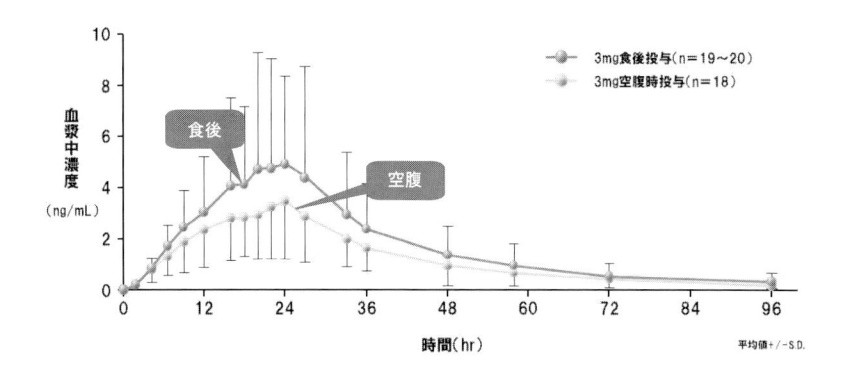

図Ⅳ-5-a パリペリドン徐放剤（インヴェガ）の血中濃度に及ぼす食事の影響

パリペリドンの徐放剤は本来24時間かけて有効成分を放出するように設計されているため，空腹時の服用ではGERが亢進し十分に吸収されないうちに排出されてしまう。そのためAUC（食後）/AUC（空腹時）≒1.4である。（インヴェガの医薬品インタビューフォームより改変引用）

されることがある。向精神薬ではジアゼパム（セルシン，ホリゾン他），カルバマゼピン（テグレトール，テレスミン，レキシン他），クエチアピン（セロクエル）などで注意が必要と思われる。

　小腸には代謝酵素シトクロムP450（CYP）3A4（Ⅵ-2参照）が発現している。通常CYPは，そのほとんどが肝臓で発現しているが，CYP3A4の場合，小腸での活性が全体の約40％前後と言われている。小腸に存在するCYP3A4は，肝臓に存在しているものより高密度の薬に暴露されるため飽和状態になりやすい。したがって，CYP3A4の基質となる薬の血中濃度はGERの変化に影響されやすいと考えられる。CYP3A4の基質となる向精神薬は，アミトリプチリン（アデプレス，トリプタノール，ミケトリン他），カルバマゼピン（テグレトール，テレスミン，レキシン他），クロミプラミン（アナフラニール），クロザピン（クロザリル），ジアゼパム（セルシン，ホリゾン他），ドネペジル（アリセプト他），エトスクシミド（エピレオプチマル，ザロンチン）などである（表Ⅵ-2-b参照）。

　徐放剤の中には，あまり急速に消化管を通過すると吸収率が低下するものがある。パリペリドン（インヴェガ）は結腸でも吸収されるが小腸に比べると吸収率が悪いため，結腸で放出される製剤中の成分濃度が小腸で放出されるものに比べて高くなるように設計されている。しかし，空腹時に服用すると消化管を通過する速度が速まるために吸収率が落ちる（図Ⅳ-5-a）。パロキセチン（パキシル）の徐放（コントロールドリリース）剤（パキシルCR）は，通常の製剤と比較して吸収率が落ちるため，AUCを通常の製剤と同等にするために，製剤に含まれる有効成分を25％増量してある（それでもAUCはおよそ90％に留まる）。徐放剤の場合はGERだけでなく，下痢や水中毒など大腸の通過速度にも影響を受ける可能性がある。

Ⅳ-5-2. GERを変化させる因子

GERはさまざまな因子の影響を受ける。当然ながら一般的な食事によってGERは遅れるが，食事の量が多いほど初速は大きく，その後は遅くなる。食事に含まれる酸はGERを遅らせるが，塩基は低濃度で速め，高濃度で遅らせる。そのため制酸剤は一般的に併用薬のT_{max}を遅らせる。右側を上にした横臥位でGERは遅くなる。

水は大量でGERを遅らせる。冷たい水はGERをさらに遅らせる。液体は高張液低張液共にGERを遅らせる。高い糖度の食品（特に飲料）もGERを遅らせる。

GERを亢進させる薬理作用には，抗ドパミン作用，セロトニン（5-HT$_4$受容体）作動作用，コリン作動作用などがある。他にアルコール（少量）やバルビツール酸系薬物もGERを亢進させることが知られている（表Ⅳ-5-a）。

抗精神病薬の主たる薬理作用はドパミン受容体拮抗（抗ドパミン）作用であるが，スルピリド以外の抗精神病薬は実際のところ消化管に対して抗ドパミン作用を発揮することはあまりない。むしろ抗精神病薬が併せ持っている抗コリン作用によってGERを低下させる可能性の方が大きい。同様に抗コリン作用を持つ三環系抗うつ薬やカルバマゼピン（テグレトール，テレスミン，レキシン他）もGER低下の原因となる（図Ⅳ-5-b）。ビペリデン（アキネトン，タスモリン他）などの抗コリン薬もGERを低下させる。

セロトニン作動薬であるシサプリド（アセナリン），モサプリド（ガスモチン）はGERを亢進させるが，SSRIも同様の作用が見込まれるので注意が必要である。

アルコールの場合は，少量であればGERを亢進させるが，大量の場合は逆にGERを低

表Ⅳ-5-a　胃内容排出速度に影響を与える薬

- ●促進する薬
    - ―セロトニン作動薬
        - シサプリド（アセナリン），モサプリドクエン酸塩（ガスモチン）
    - ―抗ドパミン薬
        - スルピリド（アビリット，ドグマチール，ミラドール），メトクロプラミド（プリンペラン），ドンペリドン（ナウゼリン）など
    - ―バルビツール酸系
    - ―少量のアルコール
    - ―コリン作動薬
- ●抑制する薬
    - ―抗コリン薬（含む三環系抗うつ薬，フェノチアジン系抗精神病薬）
    - ―ドパミン作動薬
    - ―アルミニウム含有薬剤，制酸剤（胃pHを上げるため）
    - ―中枢性鎮痛（モルヒネなど）・鎮咳薬
    - ―大量のアルコール
    - ―多飲水

図Ⅳ-5-b　カルバマゼピンとイミプラミンの構造式
カルバマゼピン（左）の構造式は三環系抗うつ薬（図はイミプラミン）（右）に類似していて、カルバマゼピンにも抗コリン作用がある。

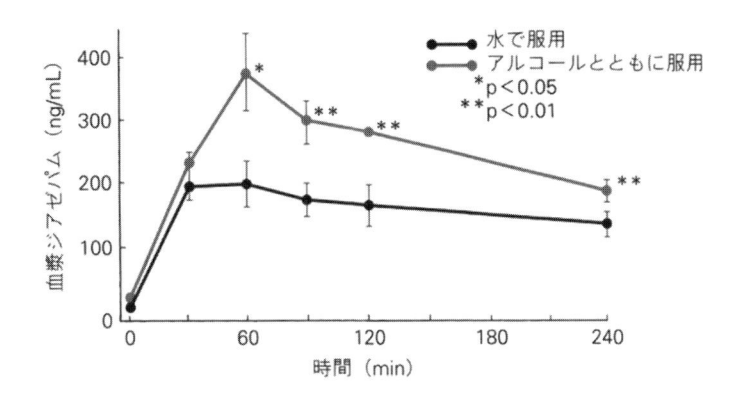

［Hayes SL et al, N Engl J Med, **296**: 186 (1977)］

図Ⅳ-5-c　アルコール摂取とジアゼパムの血中濃度
アルコールと共に服用するとジアゼパムの消化管からの吸収率が上昇し血中濃度が上がる。
（文献 51 より引用）

下させる。ジアゼパム（セルシン，ホリゾン他）の場合はアルコールと共に摂取すると，GER の低下によって上述のように小腸における CYP3A4 の代謝を含め初回通過効果が高まる。しかし一方でジアゼパムは非常に脂溶性が高く難溶性の薬であるため，GER 低下によって吸収率が高まり結果として AUC が高まる（図Ⅳ-5-c）。また，ジアゼパムとアルコールの併用は当然ながら薬力学的な観点からも注意が喚起される。

　モルヒネなどの中枢性鎮痛薬や鎮咳薬などは GER を抑制する。また，糖尿病や甲状腺機能低下症は GER を遅延させ，甲状腺機能亢進症は速める。

Ⅳ-6. 脂肪，胆汁酸が薬の吸収に与える影響

　脂溶性が高い薬は通常の消化液には溶けにくく，胆汁酸によってミセル（親水基を外側に親油基を内側にした直径数十 nm〈ナノメートル〉の球状の集合体で，内側の親油基に脂溶

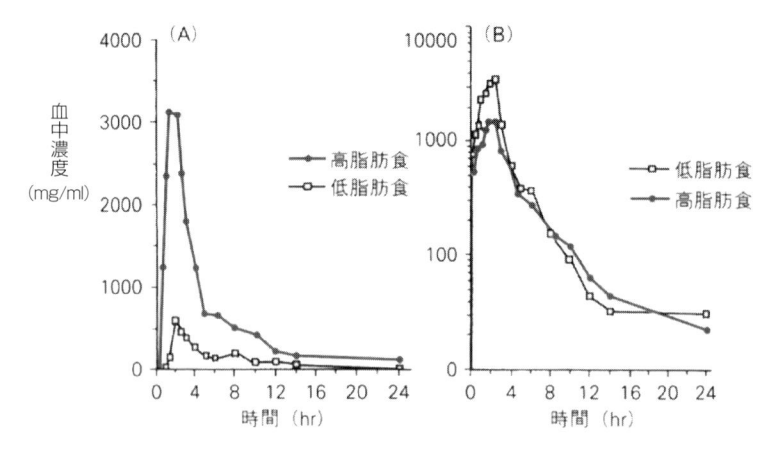

図Ⅳ-6-a 食事中の脂肪含有量が経口投与（A）および
持続静注（B）後のシクロスポリン濃度に及ぼす影響

[Tan KK et al. Clin Pharmacol Ther, 57: 425 (1995)]

脂溶性の高いシクロスポリン（サンディミュン，ネオーラル）は静脈注射では食事中の脂肪の割合に影響を受けないが（右図），単回経口投与では，高脂肪食によって吸収率が劇的に増加する（左図）。
（文献51より改変引用）

表Ⅳ-6-a 高脂肪食によってAUCが増大する薬

- ブロナンセリン（ロナセン）
- 脂溶性ビタミン（K, A, D, E）
- インドメタシンファルシネル（インフリー）
- グリセオフルビン
- シクロスポリン
- EPA製剤
- ポリエンホスファチジルコリン（EPL）
- ロラタジン（クラリチン）
- プランルカスト水和物（オノン）
- プロブコール（ロレルコ）
- アゼルニジピン（カルブロック）
- 他

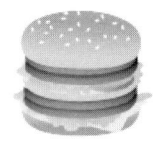

性の物質を溶かし込むことができる）を形成する。ミセルは，小腸の絨毛細胞を覆っている水の層を容易に通過して絨毛細胞に到達することが可能である。絨毛細胞に到達したミセルは分解し，含有されていた脂溶性成分が単純拡散により細胞膜を通過する。当然ながら胆汁酸は高脂肪食によって分泌が亢進されるため，脂溶性が高い薬は高脂肪食（胆汁酸分泌亢進）によって吸収率が増加する（図Ⅳ-6-a，表Ⅳ-6-a）。

またミセルは，そのままリンパ系に入り直接大動脈に入ることもある。リンパ系に入った

表Ⅳ-6-b 高コレステロール（脂質異常症）治療薬と脂溶性の薬の吸収

種類	薬	脂溶性の薬の吸収
陰イオン交換樹脂	コレスチミド（コレバイン），コレスチラミン（クエストラン）	胆汁酸の再吸収を阻害するため脂溶性物質全般の吸収を阻害する可能性あり
スタチン系	プラバスタチン（メバロチン）など	コレステロール合成阻害薬で影響なし
小腸コレステロールトランスポーター阻害薬	エゼミチブ（ゼチーア）	コレステロールに特異的な吸収阻害なので影響なし

薬は，肝臓における初回通過効果（Ⅲ-1参照）をパスするために，リンパ系に入る薬の割合が増えるほど生体利用率（Ⅲ-1参照）が上がる。

　前述のように陰イオン交換樹脂製剤によって脂溶性の薬や酸性の薬（表Ⅱ-5-c参照）の吸収が阻害される可能性がある（表Ⅳ-4-b参照）。

　ちなみにスタチン系の薬理作用は，コレステロール生合成系の律速酵素であるHMG-CoA還元酵素の拮抗的阻害作用である（表Ⅳ-6-b）から，他剤の吸収に関しては直接的な影響は考えられない。エゼミチブ（ゼチーア）の作用機序は小腸コレステロールトランスポーターの選択的阻害（表Ⅳ-6-b）であり，吸収阻害はコレステロールに選択的であるとされており，脂溶性の薬の吸収阻害作用は知られていない。

Ⅳ-7. 小腸粘膜における代謝と排出

　小腸粘膜にはCYP3A4（Ⅵ-2参照）とP-gp（Ⅱ-6参照）が存在している。CYP3A4の基質となる薬は小腸において一部が代謝され，残りが未変化体として体内に吸収される。また，P-gpの基質となる薬（表Ⅱ-6-b参照）はいったん吸収されても，一部は小腸管腔内に排出される。このように小腸粘膜内のCYP3A4とP-gpは薬の吸収における障壁となっている（図Ⅳ-7-a）。

　そのためP-gpの基質となる薬は脂溶性であっても吸収速度が遅く，P-gp阻害薬を同時に服用すると吸収速度が速まる（図Ⅳ-7-b）。パリペリドンの液剤を経口投与した場合の生体利用率は約100％（パリペリドンはリスペリドン〈リスパダール他〉の代謝産物であるために初回通過効果は非常に小さいと考えられる）であるが，同薬の徐放剤であるOROS錠（インヴェガ）を経口服用した場合の生体利用率は27.7％に落ちる。このように大きな差が生じる理由として，パリペリドンはP-gpの基質であることから，緩徐な吸収がなされた場合は小腸においていったん吸収された薬がP-gpによって排出される可能性が考えられる。P-gp阻害薬のベラパミル（ワソラン）を併用するとパリペリドン（インヴェガ）の血中濃度は上昇する。

　しかし，P-gpの基質薬の吸収速度はP-gp阻害薬との併用で速まるものの，P-gpの基質

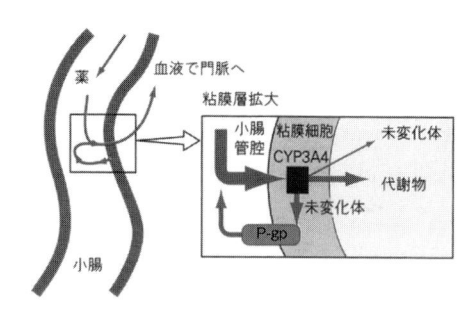

図Ⅳ-7-a 小腸粘膜おけるCYP3A4とP-gpによる薬の代謝-排出-再吸収-代謝モデル図
小腸より吸収された薬は粘膜細胞内のCYP3A4により代謝される。代謝を免れた薬の一部は未変化体として吸収され，一部はP-gpによって再び小腸管腔内に排出される。（文献51より改変引用）

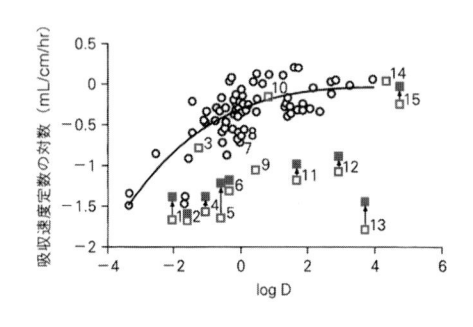

○：文献値，□：測定値，■：＋シクロスポリン存在下での吸収速度
1：アテノロール，2：ナドロール，3：アセトアミド，4：セリプロロール，5：アセブトロール，6：ドキソルビシン，7：チモロール，8：スルファチアゾール，9：キニジン，10：スルファメトキサゾール，11：ジゴキシン，12：シクロスポリン，13：ビンブラスチン，14：β-エストラジオール，15：ベラパミル
[Terao T et al, J Pharm Pharmacol, 48: 1083 (1996)]

図Ⅳ-7-b さまざまな薬の脂溶性と吸収速度定数の関係
（文献51より引用）

ではない薬のレベルには回復しない（図Ⅳ-7-b）。また，P-gpの基質であっても経口投与後の消化管吸収率が高い薬も存在する。消化管にはP-gp以外にBCRPやMRPなども存在し，それらも薬の吸収に影響を与えている可能性がある。さらに，血液脳関門（BBB）に発現しているP-gpはその基質となる薬の脳内移行性を強く抑制している[67]のに比べて，消化管吸収に対してはP-gpの影響がBBBに比べて小さい例も知られている。その理由として，BBBに比べて消化管における薬の濃度の方が圧倒的に高いことが指摘されている。いずれにしても消化管でのABCトランスポーターの影響については今後の研究成果が待たれるところである。

Ⅳ-8. 腸内細菌の薬の吸収への影響

腸管内に存在する腸内細菌は，薬物代謝や毒物の解毒，癌原生物質の代謝などの重要な働きをしている。腸内細菌の関与する主な反応は加水分解と還元反応であるが，薬物代謝との関連では，グルクロン酸抱合を受け胆汁中に排泄された代謝物（抱合体）を腸内細菌が産出

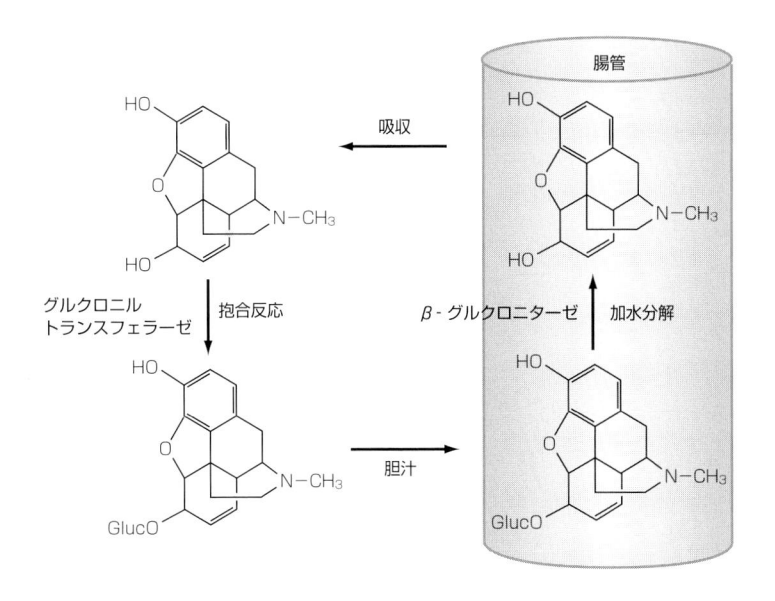

図Ⅳ-8-a　モルヒネの腸肝循環
グルクロン酸抱合を受けた薬の代謝産物の一部は胆汁によって腸管に排泄される。腸管において腸内細菌叢が産出するβ-グルクロニダーゼによって加水分解を受けてグルクロン酸抱合がはずれ，再び腸管から吸収されて全身循環に入る。モルヒネの場合は腸肝循環を繰り返すことによって長時間排出されない。

するβ-グルクロニダーゼで加水分解して再び非極性化することである。それによって薬は腸管から吸収されやすくなり再び全身循環に入ることになる（腸肝循環，図Ⅳ-8-a）。モルヒネ，経口避妊薬，ラロキシフェン（エビスタ），ジクロフェナク（ボルタレン）などは腸肝循環を繰り返すことによって排出を免れている。向精神薬の中では，三環系抗うつ薬などの3級アミンあるいは2級アミンのアミノ基にグルクロン酸が結合することがある。ただし，グルクロン酸抱合を受けた代謝物の排泄経路には種差が大きく，ラットでは多くの薬の代謝物が胆汁中に排泄されるが，ヒトの場合は分子量がおよそ500以上の物のみ胆汁中に排泄され，それ以下の物は尿中に排泄されることが多い。

　ちなみに急性薬物中毒（いわゆる大量服薬）時，経口摂取後かなり時間が経過し薬の吸収が終わったと考えられる時間帯であっても，活性炭を投与することで血中濃度の半減期を短縮することができる。その理由は，活性炭が腸肝循環する薬に吸着するからである。

　その他に腸内細菌は，ジゴキシンなどを不活化したり，ビタミンKを供給したりする役割がある。

　腸内細菌に関する薬物相互作用としては，抗菌薬による腸内細菌叢の変化があげられる。耐性乳酸菌製剤で対応できるとは限らないが，ペニシリン系，セファロスポリン系，アミノグリコシド系，マクロライド系，テトラサイクリン系には十分対応可能である。ちなみにビ

オフェルミンR，ラックビーR，エンテロノンRなど語尾にRがついているものは耐性乳酸菌製剤である。腸内細菌の減弱によりビタミンK不足が起きるとワルファリンなどの抗血栓薬の作用が増強される（ワルファリンはビタミンK依存性凝固因子の活性化阻害による抗凝固作用を持っている）ので注意が必要である。

第 V 章

薬 の 分 布

V - 1. 薬と血漿タンパクの結合
V - 2. タンパク結合率の変化
V - 3. 薬物結合血漿タンパクの種類
    V - 3 - 1. アルブミン
    V - 3 - 2. a_1 - 酸性糖タンパク質（AAG）
    V - 3 - 3. リポタンパク
    V - 3 - 4. 血漿タンパク結合に関する対応（提案）
V - 4. 脳内分布
V - 5. 肝への分布
第 V 章の参考資料

V - 1. 薬と血漿タンパクの結合

経口摂取された薬は消化管から吸収され血中に入るが，向精神薬のように脂溶性の薬は，血中において，その多くがタンパク成分（血漿タンパク）と結合している。

体内を循環している薬は，血漿タンパクに対する遊離形（非結合形）と結合形のふたつの状態で存在している（Ⅱ - 7 参照）が，両者は次式で示される平衡状態にある。

$$[D] + [P] \leftrightarrows [DP]$$

[D]：遊離形の薬の濃度，[P]：血漿タンパク濃度，[DP]：結合形の薬の濃度

薬と血漿タンパクの結合と解離に要する時間は，およそ5～20ミリ秒とされているので，薬が追加投与されても速やかに新たな平衡状態に達する。タンパクと結合した薬は分子量が大きいので細胞膜を通過することもできなければ，本来薬が結合して作用を発揮するべき受容体などにも結合することができない。つまり，作用部位に到達し局所で効果を示すのは遊離形の薬であるが，組織内の遊離形の薬の濃度は理論上血中のそれと常に比例関係にあると考えられる（ただし組織内への取り込みに薬物トランスポーターが大きく関わっている薬は例外である）。したがって薬の血中濃度（通常は結合形と遊離形の総計として測定される）と血漿タンパクと結合する割合（血漿タンパク結合率あるいは単にタンパク結合率）（Ⅱ - 7 参照）を知ることができると，その薬がどの程度臓器に移行し効果を発揮するのかを知る目安になる。しかし，実際の薬の組織移行に関しては，遊離形の割合以外にも油水分配係数や薬物トランスポーターなどのファクターも大きく関与していることに注意が必要がある。

V - 2. タンパク結合率の変化

血漿タンパクは常に血中で一定の状態を保っているわけではない。例えば，薬と結合する最も主要な血漿タンパクであるアルブミンは脂肪酸やホルモン，毒素，外来物質（生体にとっては薬も外来物質である）などと結合して運搬するという本来の役割があり，その役割との兼ね合いで薬と結合する率が変化する。また，タンパク結合率の高い薬同士が競合することで結合形の薬の比率が変化することもある（図V - 3 - c）。

薬の結合形の比率が変化した場合，もともとタンパク結合率の高い薬ほどその影響を受けやすい。表V - 2の薬AとBを例にとると，薬Aはタンパク結合率が50％であるのに対し，薬Bは95％と極めて高いタンパク結合率を示す薬である。仮に両薬が結合するタンパクが減少し薬との結合率が一律5％低下するような状態になったとすると，薬Aの遊離形濃度は50％から55％に増えるが，変化率にすると1.1倍にすぎない。一方薬Bの場合は，遊離

表V‐2　薬のタンパク結合率と結合変化の影響

薬	結合形 (%)	非結合＝遊離形 (%)	結合変化 (%)	変化後の遊離形 (%)	遊離形の変化率 (%)
A	50	50	−5	55	110
B	95	5	−5	10	200

形濃度が5％から10％に増えるので，変化率にすると2倍になる。

ただし，タンパク結合率の高い薬は脂溶性が高い傾向があるため，多くは一過性に遊離形血中濃度が高くなるものの，比較的速やかに組織に再分布する。そのために長期的に薬の効果が強まることは考えにくい。

主な向精神薬のタンパク結合率は，Ⅱ‐7を参照されたい。一般に向精神薬はタンパク結合率が高いが，例外的に抗てんかん薬のエトスクシミド（エピレオプチマル，ザロンチン他），ガバペンチン（ガバペン），レベチラセタム（イーケプラ）はほとんど血漿タンパクに結合しない。アルカリ金属元素であるリチウム（リーマス他）も血漿タンパクに結合しない。

V‐3. 薬物結合血漿タンパクの種類

薬が結合する血漿タンパクは，アルブミン以外にも $α_1$‐酸性糖タンパク質（AAG），リポタンパクなどがある。なお血漿タンパクに関しては大きな種差が存在することが知られているため，動物実験のデータは慎重に取り扱われなければならない。

V‐3‐1. アルブミン

アルブミンは，体内の各組織に必要なアミノ酸を効率よく運搬するために肝臓で合成される1本のペプチド鎖である。ちなみにアルブミンには約580のアミノ酸が含まれているが，これがバラバラに血管に存在したとすると，血液の粘調度が上がってしまい細い血管を通れなくなってしまう。血漿中のアルブミン濃度は通常4.4〜5.0％に保たれていて血管内に水を保持（血液の浸透圧の維持）する役割も果たしている。アルブミンは高分子であるため脂肪酸，ビリルビン，ホルモン，毒素などと結合して，これらを運搬する。薬も多くがアルブミンと結合して血中を移動する。特に脂溶性の薬は血液に溶けにくく，アルブミンによって作用部位まで運ばれる必要がある。酸性〜中性の薬がアルブミンと結合しやすいが，一部の塩基性の薬も結合する。アルブミンは総血漿タンパクの約60％を占めている（図V‐3‐a）こともあり，従来，血漿タンパクと薬の結合に関する研究のほとんどはアルブミンに関するものであった。

アルブミンは薬との結合能は高いが親和性は低い。アルブミンの遺伝子変異は極めて稀で

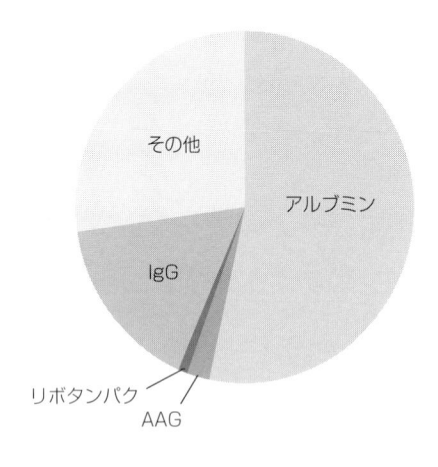

図Ⅴ-3-a 血漿タンパクの内訳
血漿中に存在するタンパクとしてはアルブミンが大半で全体の約60％を占めている。

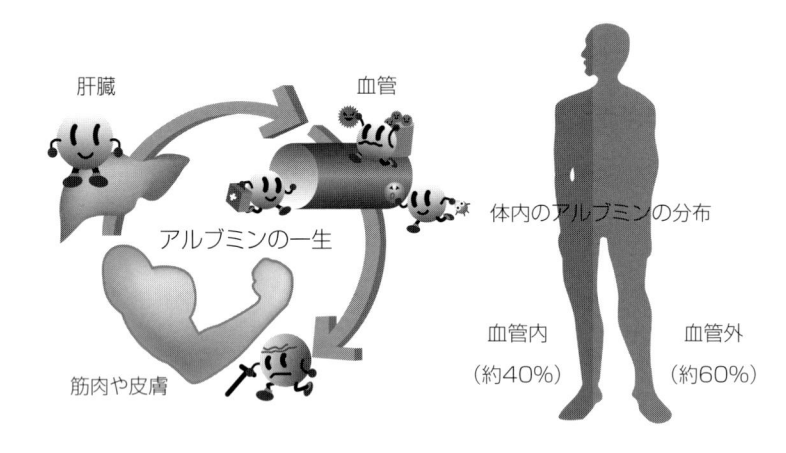

図Ⅴ-3-b アルブミンの役割とライフサイクル（右）と体内での分布（左）
アルブミンは肝臓で作られ，40％が血漿中に存在する。アルブミン自体は各組織にとって必要なアミノ酸の供給源でもあり，また内因性物質や外来物質と結合して血液中を運搬し，さらには，それらの物質と結合したまま細胞間液に滲出し細胞まで届けるなどの役割を担っている。最終的には各組織で分解されアミノ酸となって利用される。（一般社団法人日本血液製剤協会ホームページより改変引用）

ある（個人差が少ない）。

　アルブミンは血漿に限局されずに緩慢な速度で継続的に組織間液に入り込むため，およそ40％が血漿中に存在し，およそ60％が細胞間液に存在する。細胞間液に入り込んだアルブミンは，その後血漿に戻るため，結合している薬も同様に循環する[100]。アルブミンの半減期は14〜18日間で，体内を循環した後，各組織でアミノ酸に分解されて利用される（図Ⅴ-3-b）。

　薬と血漿アルブミンとの結合率低下は，血漿アルブミン濃度が低下するか，あるいはアルブミンに薬が結合しにくくなることによって引き起こされる（表Ⅴ-3-a）。血漿アルブミン濃度が低下する臨床状態としては肝機能障害（産生能の低下），ネフローゼ症候群（尿か

表V‐3‐a 薬と血漿アルブミンとの結合率が低下する臨床状態

血漿アルブミン濃度が低下する状態	薬とアルブミンが結合しにくくなる状態
・肝機能障害 ・ネフローゼ症候群 ・栄養の低下（飢餓状態） ・手術 ・外傷 ・熱傷 ・癌 ・炎症 ・その他	・血漿ビリルビン濃度の上昇 　―ビリルビンとアルブミンが結合 ・血漿遊離脂肪酸濃度の上昇 　―甲状腺機能亢進症 　―心疾患 　―交感神経の興奮 ・腎疾患 　―未知の物質が体内に蓄積 ・熱傷 ・頭部外傷 ・癌 ・糖尿病 　―アルブミンのグリコシル化 ・炎症 ・肝疾患 ・その他

らの消失），栄養の低下（飢餓状態），手術，外傷，熱傷，癌，炎症その他がある。アルブミンに薬が結合しにくくなる臨床状態としては血漿ビリルビンや血漿遊離脂肪酸の濃度の上昇（ビリルビンや遊離脂肪酸もアルブミンと結合して運搬される），甲状腺機能亢進症，心疾患，交感神経の興奮，腎疾患（腎臓から排出されるべき物質が体内に蓄積し，これらもアルブミンと結合する），熱傷，頭部外傷，癌，糖尿病（アルブミンのグリコシル化が促進される），炎症，肝疾患，その他がある。

　血漿アルブミンとの結合率が高いバルプロ酸（デパケン，セレニカR，バレリン他），カルバマゼピン（テグレトール，テレスミン，レキシン他），フェニトイン（アレビアチン，ヒダントール他），ジアゼパム（セルシン，ホリゾン他），オランザピン（ジプレキサ），クロルプロマジン（ウインタミン，コントミン他），SSRIのパロキセチン（パキシル他）やフルボキサミン（デプロメール，ルボックス他），三環系抗うつ薬など（表V‐3‐b）は，結合率が低下すると遊離形濃度の上昇率が大きいので注意が必要である。フェニトインの場合は，腎不全患者で遊離形分率が2～3倍に増加することが示唆されている[71]（IX‐6参照）。

　アルブミンの結合部位に関して薬間で競合が起きることがある（図V‐3‐c）。表V‐3‐cで示したようなアルブミン結合率の高い薬（仮にA）を服用している人が，さらにアルブミン結合能の高い薬（仮にB）を服用し始めるとBがAの結合部位を奪ってしまう（図V‐3‐c）。アルブミンとの結合部位を追い出されたAは，遊離形濃度が上昇し，薬の効果が強く出ることになる。血中濃度を測定しても，一部の薬を除いて得られるデータは遊離形＋結合形の濃度であるために見かけ上の血中濃度は変わらない（V‐1参照）。あくまでも中

表 V - 3 - b 血漿アルブミンとの結合率が高い薬

中枢系	非中枢系
・<u>ジアゼパム</u>（セルシン，ホリゾン他） ・<u>バルプロ酸</u>（デパケン，セレニカR，バレリン他） ・<u>カルバマゼピン</u>（テグレトール，テレスミン，レキシン他） ・フェニトイン（アレビアチン，ヒダントール他） ・オランザピン（ジプレキサ） ・クロルプロマジン（ウインタミン，コントミン他） ・SSRIs（パロキセチン〈パキシル他〉，フルボキサミン〈デプロメール，ルボックス他〉） ・三環系抗うつ薬	・<u>NSAIDs</u> ・<u>スルフィンピラゾン（尿酸排泄促進剤）</u> ・フィブラート系高脂血症治療薬 ・<u>サルファ薬</u> ・ナリジクス酸 ・キノロン系抗菌薬 ・アゾール系 ・クロラムフェニコール系 ・その他

注）下線の薬品は特に強い

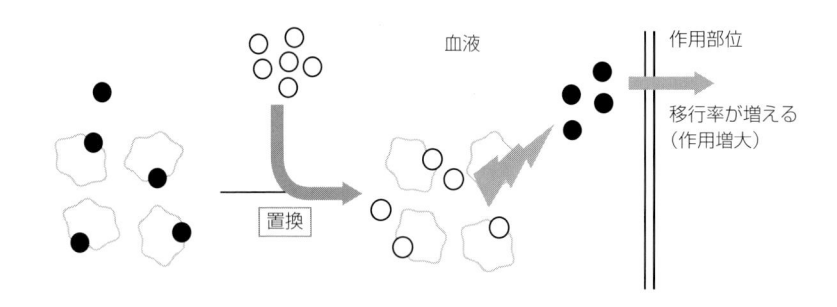

図 V - 3 - c 血漿アルブミンの結合部位をめぐる薬の相互作用

もともと服用している薬（●）の一部はアルブミンと結合して血中で存在しているが，それよりもアルブミン結合力の高い薬（○）を服用し始めると，もともと服用している薬（●）はアルブミンから追い出され，遊離形濃度が上昇し，局所に移行しやすくなって薬の効果が強まることがある。

毒症状が現れないか臨床的に注意深く見守ることが必要であるとともに，あらかじめBを開始する前にAの投与量を低くしておくなどの配慮が必要である。

　このようなアルブミンの結合部位をめぐる相互作用の影響を，最も受けやすい薬のひとつにフェニトイン（アレビアチン，ヒダントール他）があげられる（表V‐3‐c）。フェニトインはタンパク結合率が非常に高いものの，その結合力は極めて弱いために，他の薬によって結合部位を簡単に手放してしまう。そのためフェニトインは遊離形血中濃度が不安定になりやすい薬である。特に弱酸性の薬のサリチル酸（アスピリン），サルファ剤のスルフィソキサゾール（サイアジン），バルプロ酸（デパケン，セレニカR，バレリン他）との併用には注意が必要で，それらの薬が25 μg/dLを超える濃度で血中に存在する場合，フェニトインのアルブミン結合を置換する。フェニトインは遊離形血中濃度を測定することが可能であるため，タンパク結合率の高い薬との併用に際しては遊離形血中濃度をモニタリングすること

表Ⅴ-3-c　血漿アルブミンとの結合部位を他剤に奪われやすい薬

- フェニトイン（アレビアチン，ヒダントール他）（フェニトン自体は結合率の高い薬であるが，より結合能の高い薬の影響を受けやすい）
- 経口抗凝固薬
    - ワルファリン
    - ジクマロール
- 第1～2世代スルフォニル尿素（SU）系血糖降下薬
    - トルブタミド（アルトシン，ジアベン，ブタマイド，ヘキストラスチノン）
    - クロルプロバミド（アベマイド）
    - トラザミド（トリナーゼ）
    - アセトヘキサミド（ジメリン）
- 速効性形インスリン分泌促進剤
    - ナテグリニド（スターシル，ファスティック）
    - ミチグリニド（グルファスト）
- メトトレキサート（リウマトレックス他）

が推奨される。

　バルプロ酸（デパケン，セレニカR，バレリン他），カルバマゼピン（テグレトール，テレスミン，レキシン他）も有効血中濃度と中毒域が近い薬であるため，同様に注意が必要である。バルプロ酸とカルバマゼピンは，NSAIDs，スルフィンピラゾン（尿酸排泄促進剤），フィブラート系高脂血症治療薬，サルファ薬との併用に特に注意が必要である（表Ⅴ-3-b）。バルプロ酸は遊離形血中濃度を測定できるが，カルバマゼピンに関しては現時点（平成25年2月）において研究目的以外に測定することは事実上不可能な状況になっている。

　ワルファリンは血中で95％以上がアルブミンと結合しているため，タンパク結合率の高い薬と併用すると効果が増強される可能性がある。向精神薬は一般的にアルブミンとの結合率が高い薬が多いので，ワルファリンとの併用には注意が必要である。さらに薬力学的な薬物相互作用としても非定型抗精神病薬，フェノチアジン系抗精神病薬，三環系抗うつ薬，SSRIs，NSAIDsなどは出血傾向をきたしやすいためワルファリンとの併用に注意が必要である。また第Ⅵ章で解説するように代謝酵素の阻害による効果増強にも気をつけなくてはならない（Ⅵ-2-4参照）。ワルファリンを服用している患者へは，他剤併用時の注意事項を告げ，診察するうえでは皮下出血などの前兆に注意し，トロンボテストで10～20％（5％以下では出血の危険）あるいはPT-INR（プロトロンビン時間国際標準比；prothrombin time-international normalized ratio）が2.0～3.0になるように調整しておくことが推奨されている。

　また，最近処方例が減少してきているものの，第1～2世代スルフォニル尿素（SU）系血糖降下薬を服用している患者に関しては，併用薬による遊離形分率の変化に伴う血糖の変化に常に気を配る必要がある。速効性形インスリン分泌促進薬についても同様である。

表V-3-d　アルブミンの主な結合サイトと結合する薬

サイトI（ワルファリンサイト）	サイトII（ジアゼパムサイト）	サイトIII（ジギトキシンサイト）
ワルファリン フロセミド フェニルブタゾン スルフィンピラゾン インドメタシン ジクマロール フェニトイン スルファジメトキシン トルブタミド	ベンゾジアゼピン類 エタクリン酸 フルルビプロフェン イブプロフェン フルフェナム酸 クロロフェニルイソ酪酸 クロキサシリン ジクロキサシリン	ジギトキシン ジゴキシン アセチルジギトキシン

文献51より引用

表V-3-e　血漿タンパク結合の競合による薬物相互作用で特に気を付けるべき薬の組み合わせ
（向精神薬を中心に記載）

置換される薬	置換する薬
イミプラミン（トフラニール，イミドール，クリミチン他）	カルバマゼピン（テグレトール，テレスミン，レキシン他），サリチル酸
カルバマゼピン	バルプロ酸（デパケン，セレニカR，バレリン他）
ジアゼパム（セルシン，ホリゾン他）	バルプロ酸
ナプロキセン（ナイキサン：NSAID）	バルプロ酸
バルプロ酸（デパケン，セレニカR，バレリン他）	アセチルサリチル酸（バイアスピリン，バファリン），ジフニサル（ドロビッド：サリチル酸系抗炎症薬）
フェニトイン（アレビアチン，ヒダントール他）	アセチルサリチル酸，トルブタミド（ヘキストラン；SU系血糖降下剤），バルプロ酸，フェニルブタゾン（ピラゾロン誘導体）
ワルファリン*	ジフニサル，トリクロロ酢酸，フェニルブタゾン

置換される薬は遊離形分率が上がることで薬効が強まる可能性がある。
* 向精神薬の多くはタンパク結合率が高いため，ワルファリンの遊離形分率を高める可能性があること（出血傾向など）に注意すべきである（本文参照）。

　アルブミンが薬と結合する部位は主に3つあり，サイトI，II，IIIと命名されているが，それぞれに結合する代表的な薬の名称を取ってワルファリンサイト，ジアゼパムサイト，ジギトキシンサイトとも呼ばれている（表V-3-d）。競合はお互いの特異的なサイトをめぐって起きやすいが，アルブミンに関しては，結合サイトの異なる薬間の相互作用も多い。その理由は，異なったサイトであっても薬が結合することによってアルブミンのコンフォメーション（タンパクの3次元的な構造で，結合物質の立体構造を決めている）が変化し，それによって他のサイトに結合する薬も阻害されるからである。
　最後に向精神薬が絡む血漿タンパク結合（アルブミンに限らず）の競合に基づく薬物相互作用（注意すべき薬の組み合わせ）を表V-3-eにまとめた。

V・3・2. α₁-酸性糖タンパク質（AAG）

α₁-酸性糖タンパク質（AAG）は主に肝で産生される血清ムコタンパク（セロムコイド）の主成分である。AAG の分子量は約 40,000 と小さいが尿中にはあまり排泄されない。AAG が生体内でどのような働きをしているかについては未だ不明な点が多い。

AAG はさまざまな血中成分と結合するが，薬の中では塩基性の薬と結合しやすい。向精神薬の中には塩基性のものが多いが，実際に AAG と結合することが知られているのは，三環系抗うつ薬（アミトリプチリン〈アデプレス，トリプタノール，ミケトリン他〉，イミプラミン〈トフラニール，イミドール，クリミチン他〉など），抗けいれん薬ではカルバマゼピン（テグレトール，テレスミン，レキシン他）やバルプロ酸（デパケン，セレニカ R，バレリン他），フェニトイン（アレビアチン，ヒダントール他），抗精神病薬ではアリピプラゾール（エビリファイ）やブロナンセリン（ロナセン），フェノチアジン系抗精神病薬（クロルプロマジンなど）などである（表 V - 3 - f）。しかしながら，現時点では AAG と薬の結合に関してはデータが不十分であり，今後の研究結果が待たれる。

AAG はアルブミンに比べて約 1/60 くらいしか存在していない（図 V - 3 - a）ため，アルブミンに比べて薬の濃度が低い段階で飽和現象が起きる（図 V - 3 - d）。また，AAG はアルブミンに比べて薬との親和性が高いため，薬間の競合が起きやすいと考えられている。

AAG は，肝硬変で合成が著しく低下し，ネフローゼ症候群では尿中へ大量に排泄され濃

表V - 3 - f AAG と結合する薬

中枢性	非中枢性
• 抗うつ薬 　―アミトリプチリン（アデプレス, トリプタノール, ミケトリン他） 　―イミプラミン（トフラニール, イミドール, クリミチン他） 　―ノルトリプチリン（ノリトレン） 　―その他の三環系抗うつ薬 • 抗けいれん薬 　―カルバマゼピン（テグレトール, テレスミン, レキシン他） 　―バルプロ酸（デパケン, セレニカ R, バレリン他） 　―フェニトイン（アレビアチン, ヒダントール他） • 抗精神病薬 　―アリピプラゾール（エビリファイ） 　―ブロナンセリン（ロナセン） 　―フェノチアジン系抗精神病薬 • 非中枢刺激薬 　―アトモキセチン（ストラテラ）	• アミオダロン（アンカロン） • キニジン • ジソピラミド（リスモダン, ノルペース） • シメチジン（タガメット, シメチジン） • マクロライド系 • リドカイン（キシロカイン）

注）現時点では AAG と薬の結合に関してのデータが少ないため，他の薬が結合しないということではない。

図V-3-d α_1-酸性糖タンパク質（AAG）とアルブミンの薬との非結合率と薬の血中濃度
AAGはアルブミンに比べて血中濃度が低いために薬との結合において飽和状態になりやすい。
（文献51より引用）

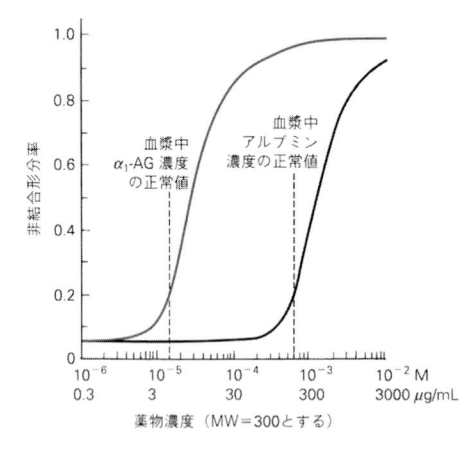

血漿中のアルブミンまたはAAGに主として結合するものとして示す．アルブミンに結合する薬の場合，薬物濃度を0.7 mM近くまで増加させると結合に非線形性が現れる（右の黒の曲線）．AAGに結合する薬の場合，同様の非線形性はより低濃度（約0.015 mM）領域において起こる（左の赤の曲線）．しかし薬の濃度が結合する蛋白質濃度の約1/10以下の濃度域においては非結合形分率に非線形性は現れない．
[Tozer TN, Pharmacol Ther, **12**: 109 (1981)]

表V-3-g AAGが増加する臨床状態

- 癌
- 外傷，外科手術
- 熱傷
- 心筋梗塞，心房細動
- 腫瘍疾患
- 炎症性疾患
- 結核
- 感染症時
- 過食症
- 肥満
- 慢性腎不全
- 他

表V-3-h AAG濃度が増加したときに遊離形分率が下がる薬

- クロルプロマジン（ウインタミン，コントミン他）
- カルバマゼピン（テグレトール，テレスミン，レキシン他）
- イミプラミン（トフラニール，イミドール，クリミチン他）
- プロプラノロール（インデラル他）
- ベラパミル（ワソラン，ホルミトール，マゴチロン他）
- キニジン（ホエイ，硫酸キニジン他）
- アルプレノール（スカジロールカプセル）
- リドカイン（キシロカイン）
- ジソピラミド（リスモダン，ノルペース）

度が減少する．AAGが増加する状態としては，癌，外傷，外科手術，熱傷，心筋梗塞，心房細動，腫瘍疾患，炎症性疾患，結核，感染症，過食症，肥満，慢性腎不全他が知られている（表V-3-g）．AAGは，炎症や手術後にCRP（C反応性タンパク）よりやや遅れた約4～7日をピークとして大きく変動するため注意が必要である．

AAGの増加に伴い遊離形分率が下がり効果が減弱する可能性のある向精神薬には，イミプラミン（トフラニール，イミドール，クリミチン他），クロルプロマジン（ウインタミン，コントミン他），カルバマゼピン（テグレトール，テレスミン，レキシン他）がある（表V-3-h）．癌患者における遊離形分率の減少についてリドカイン（キシロカイン）を例とし

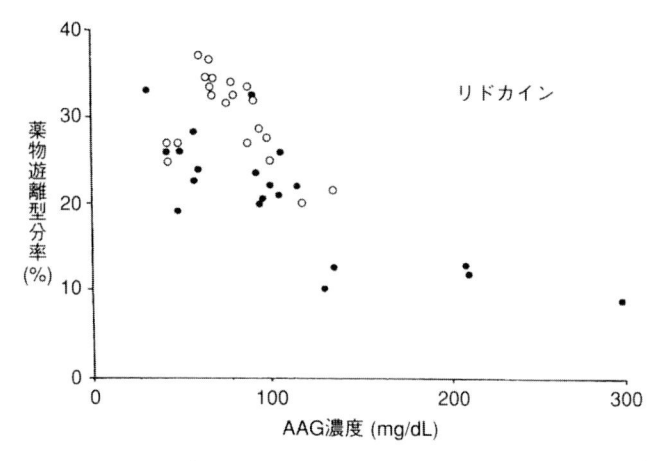

(Jackson PR et al, Clin Pharmacol Ther 1982; 32:295)

図V-3-e 癌患者におけるリドカイン（キシロカイン）の遊離形分率の減少

癌患者（●）でも健常者（○）でも，血中AAG濃度とリドカインの遊離形分率は負の相関関係を示すが，癌患者の中には血中AAG濃度が極端に上がるためリドカインの遊離形分率が著しく下がる例があり，リドカインの臨床効果が減弱することにつながっていると考えられる。（文献51より引用）

表V-3-i AAGに関する薬の相互作用

右側の薬の遊離形分率が上昇する
・シメチジン（タガメット，シメチジン） → リドカイン（キシロカイン）
・アミオダロン（アンカロン） → キニジン（ホエイ他）
・経口避妊薬 → 副腎皮質ホルモン
・フェニトイン（アレビアチン，ヒダントール他） → 甲状腺ホルモン製剤
・バルプロ酸（デパケン，セレニカR，バレリン他） → カルバマゼピン（テグレトール，テレスミン，レキシン他）
・バルプロ酸 → ベンゾジアゼピン

文献91より抜粋

て示した（図V-3-e）。

向精神薬が関わるAAGに関する薬物相互作用としては，フェニトイン（アレビアチン，ヒダントール他）が甲状腺ホルモンの遊離形分率を高めること，バルプロ酸（デパケン，セレニカR，バレリン他）がカルバマゼピン（テグレトール，テレスミン，レキシン他）やベンゾジアゼピンの遊離形分率を高めることが知られている（表V-3-i）。

V-3-3. リポタンパク

薬と結合しやすいリポタンパク分画はVLDL，HDL，LDLである。これらは中性〜塩基性で親油性の薬と結合する。ほとんどの薬は，非特異的結合部位に結合するために競合的阻

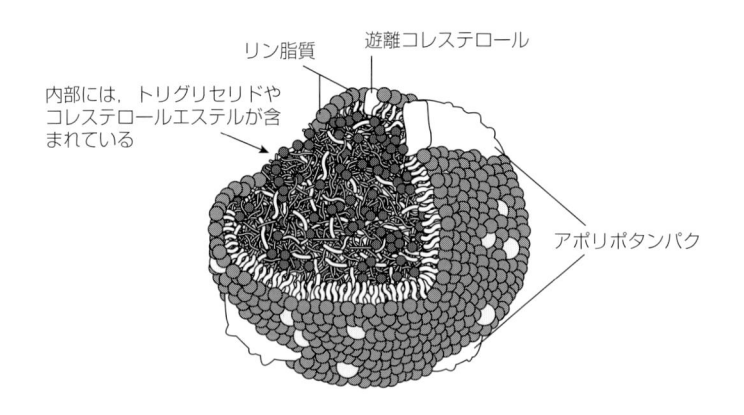

図 V - 3 - f　リポタンパク
リン脂質で形成されたミセルの膜上に遊離コレステロールやアポリポタンパクが
浮遊し，内部にはトリグリセリドやコレステロールエステルが含まれている。

害作用は起きにくい。

　リポタンパクと特に強く結合する薬としてシクロスポリンが知られている。シクロスポリンは HDL よりも VLDL にはるかに結合しやすい。向精神薬の中でリポタンパクと結合するものとしてフェニトイン（アレビアチン，ヒダントール他），カルバマゼピン（テグレトール，テレスミン，レキシン他），イミプラミン（トフラニール，イミドール，クリミチン他），アミトリプチリン（アデプレス，トリプタノール，ミケトリン他），ノルトリプチリン（ノリトレン）が知られている（表 V - 3 - j）。

表 V - 3 - j　リポタンパクに結合する薬

- フェニトイン（アレビアチン，ヒダントール他）
- カルバマゼピン（テグレトール，テレスミン，レキシン他）
- クロルプロマジン（ウインタミン，コントミン他）
- イミプラミン（イミプラミンは高リポタンパク血症患者で遊離形血中濃度が 20〜30％減少）
- アミトリプチリン（アデプレス，トリプタノール，ミケトリン他）
- ノルトリプチリン（ノリトレン）
- プロプラノロール（インデラル他）
- <u>シクロスポリン</u>（シクロスポリンは特に強くリポタンパクと結合する，その中では HDL よりも VLDL にはるかに結合する）
- プロブコール（シンレスタール，ロレルコ他）
- ピンドロール（カルビスケン，ピンドロール他）
- ジゴキシン（ジゴシン，ジゴキシン他）
- ジギトキシン（ジギトキシン）
- テトラサイクリン（アクロマイシン他）

V - 3 - 4. 血漿タンパク結合に関する対応（提案）

　血漿タンパク量が変化しても，ほとんどの場合は直ちに投与量を変更しなければいけないわけではない。一方，一部の薬を除いて測定されている薬の血中濃度は血中の総濃度（遊離形＋結合形）であるから，その解釈は慎重にすべきである。総血中濃度が治療域であっても，遊離形薬物の濃度が変化している可能性について注意を払うべきである。血漿タンパクに関する薬の飲み合わせに関しては，抗てんかん薬，抗血栓薬，抗不整脈薬などの生命的危険を及ぼす可能性のあるものに関しては特に注意すべきである。

V - 4. 脳内分布

　薬の脳内分布に関わる最も重要な因子は血液脳関門（BBB）の透過性である。BBBは血管内皮細胞から作られており，その間隔が極めて狭く密着していること（tight junction）による物理的な障壁である。加えて，アストロサイト（グリア細胞のひとつ）とペリサイト（血管周皮細胞）が毛細血管を密に取り囲むことによって2重のバリアを形成している（図V - 4 - a）。

　BBBを通過するには，何重にも張り巡らされた細胞膜のバリアを通過するために，脂質2重層の通過性が非常に高いか，あるいは輸送体を介して脳内に取り込まれる必要がある。

　前述のように脂溶性の（油水分配係数が大きい）薬ほどBBBの透過性が高い。血液は生理的にpH 7.4前後なので，塩基性の薬の方が酸性の薬に比べ分子形分率が高く（II - 5参照）BBB透過性がよい。またtight junctionにはばまれて分子量が大きい薬は通過しにくい。さ

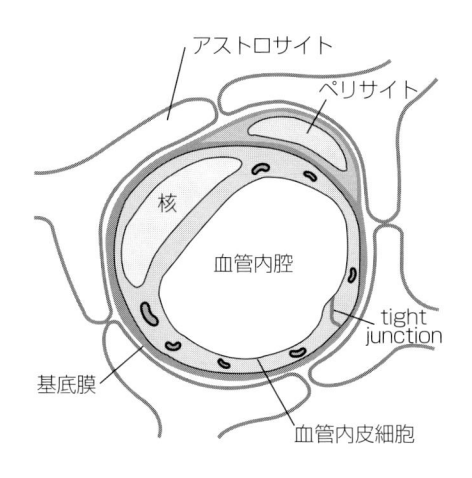

図V - 4 - a　血液脳関門
血液脳関門を形成する細胞は，血管内皮細胞，ペリサイト（脳血管の周皮細胞），アストロサイトの3種類である。内皮細胞は非常に緊密に血管内腔を取り囲んでいる（tight junction）ため，通常よりも血管成分が外に漏出しにくい構造になっている。それをさらにペリサイト，アストロサイトが取り囲み有害物質などの脳内への侵入を阻んでいる。

A. 血液から脳への供給輸送

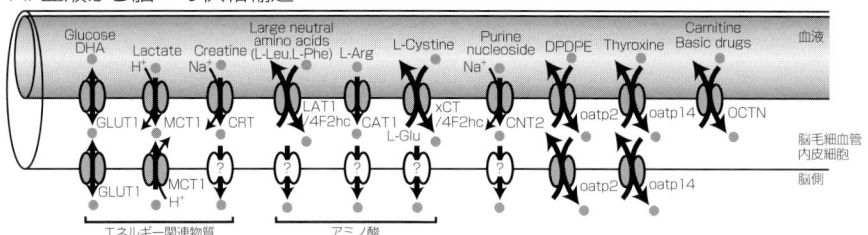

B. 脳から血液への排出輸送

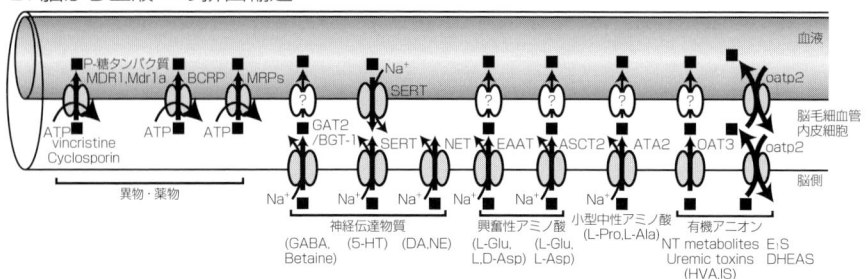

図V-4-b 血液脳関門に発現している薬物トランスポーター

血管内皮細胞ではグルコーストランスポーター（GLUT1 あるいは SLC2A1）や OATP, OAT などの SLC トランスポーターが発現していて生体有効成分のみを脳内に取り入れている。また，血管内皮側に存在する P-gp, MRP4, BCRP がいったん取り込んだ生体異物を積極的に排出している。（文献 74 より引用）

らにアルブミンはカチオン化されたごく一部のもの以外はほとんど BBB を通過することができないため，アルブミンと結合した薬は脳内に入り込めない。したがって，塩基性で分子量が小さく脂溶性が高い薬で，さらにタンパク結合率が低いものは BBB を受動拡散によって通過しやすい。

血管内皮細胞にはグルコースなどの脳に必要な物質を取り込むための SLC トランスポーターや生体異物を内皮細胞外に排出する P-gp（Ⅱ-6 参照）などが発現している（図V-4-b）。BBB に発現している SLC トランスポーターにはグルコーストランスポーター（GLUT1 あるいは SLC2A1）や有機アニオン輸送ポリペプチド（OATP あるいは SLCO），有機アニオントランスポーター3（OAT3 あるいは SLC22A8）が知られていて，両方向性に化合物を輸送している。加えて関門には抱合酵素も発現していて，薬の代謝を行っている可能性もある。このように BBB は，以前考えられていたような静的な障壁ではなく，ダイナミックな関門であると認識され始めている。

なお，循環血液と脳を隔てる関門には，BBB の他に血液脳脊髄液関門もあるが，その表面積は BBB のおよそ 5000 分の 1 にすぎないことから，脳内の薬の濃度は血液脳関門を介した透過速度に依存していると言えよう。

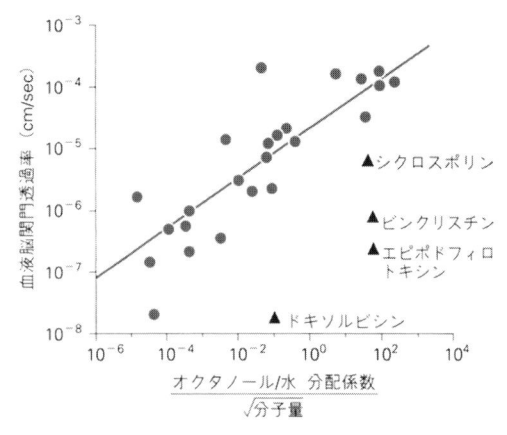

図V‐4‐c　薬の脂溶性，分子量とBBB透過性の関連

分子量が小さく，脂溶性の薬ほどBBB透過性が高いことがわかる。しかし，シクロスポリン，ビンクリスチン，ドキソルビシンなどのP-gpの基質となる薬は分子量が小さく脂溶性が高い割にBBB透過性が悪い。（文献51より引用）

　血管内皮細胞の血管側にはP-gpが発現しているため，親和性の高い薬（表Ⅱ‐6‐b）は分子量が小さく脂溶性であってもBBBを通過しにくい（図V‐4‐c）。P-gpは一般的に中性〜塩基性物質の排出に関与しているため，向精神薬の多くはP-gpの基質である（表Ⅱ‐6‐b参照）。また前述のように多くの向精神薬がP-gpを阻害したり（表Ⅱ‐6‐c参照）[112]，誘導したり（表Ⅱ‐6‐d参照）するので，併用した向精神薬は，互いの脳内濃度に影響を与えているはずであるが，そのような相互作用に関する臨床報告は今のところ見当たらない。

　BBBにはP-gpの他にMRP4（multidrug resistance-associated protein 4あるいはABCC4），BCRP（breast cancer resistance proteinあるいはABCG2）などのABCトランスポーターも存在し，薬を排出する。MRP4は主にアニオン性で脂溶性の薬と抱合体の排出に関与している。MRP4阻害薬やノックアウトマウスを用いた実験で，フェニトイン（アレビアチン，ヒダントール他）やバルプロ酸（デパケン，セレニカR，バレリン他）の脳内濃度が上がることが示唆されている。

　パーキンソン病の治療目的でドパミンそのものを末梢投与してもBBBを通過できないため，その前駆物質でBBBを通過するレボドパ（ドパストン，ドパール，ドパゾール）を投与する。レボドパはBBBに発現しているアミノ酸トランスポーターによって運搬される。レボドパはドパ脱炭酸酵素によってドパミンに変換されるが，ビタミンB_6が補酵素であるため，これを同時服用するとレボドパの効果は減弱する（血管内に存在しているドパ脱炭酸酵素によってドパミンに変換されて脳内に入らなくなる）。そこで最近は，レボドパ：カルビドパ（10：1）配合剤（ネオドパストン，メネシット）やレボドパ：ベンセラジド（4：1）配合錠（マドパー配合錠，イーシー・ドパール配合錠，ネオドパゾール配合錠）が使用されることが多くなってきた。カルビドパやベンセラジドはドパ脱炭酸酵素阻害作用を持ちかつBBBを通過しないために，末梢においてのみレボドパの脱炭酸化を阻害する。

　BBBのtight junctionは腫瘍や膿瘍，外傷などの物理的な障害によって機能が低下する。

また，P-gp の活性はリンパ球，マクロファージ，神経膠細胞から放出されるサイトカインによってコントロールされているため，脳炎や髄膜炎によって機能が低下する。BBB は年齢によっても機能に差があることが知られている。

表Ⅴ-4-a～e に各向精神薬の脳内濃度/血中濃度比を示した。ただし，投薬後の時間が一致していないことや実験に用いている動物が異なるなど薬によって実験方法が異なることから，ランキングはあくまでも目安にすぎない。

最近の抗うつ薬の中では，セルトラリン（ジェイゾロフト）が突出して脳内移行性の高い薬であることがわかる（表Ⅴ-4-a）。多くの抗うつ薬で，脳内濃度が血中濃度より低い。

表Ⅴ-4-b に最近の抗精神病薬の脳内濃度/血中濃度比を示したが，該当データに乏しい。これは，ポジトロン断層撮影法（PET 検査）に用いられるドパミン受容体の優れたリガンドが開発されたことで，脳内移行に関しては PET 検査にて脳内ドパミン受容体との結合を確認するという傾向になってきているからである。

最近開発された抗てんかん薬では，ガバペンチン（ガバペン），ラモトリギン（ラミクタール）のいずれも脳内への移行性が高い（表Ⅴ-4-c）。

抗認知症薬の中ではメマンチン（メマリー），ドネペジル（アリセプト他）の脳内移行性が高い（表Ⅴ-4-d）。

中枢神経刺激／非中枢神経刺激薬の中ではアトモキセチン（ストラテラ）の脳内移行性が高い（表Ⅴ-4-e）。

脳と同様に関門で防御されている胎児や乳汁中への分布についてはⅨ-3-2 を参照されたい。

各種一般身体疾患治療薬の中枢性副作用に関しても，当然ながら中枢移行性が関与している。β遮断薬はうつ状態，インポテンツ，不眠をはじめさまざまな精神・神経症状を引き起こすことが知られているが，それはβ遮断薬の脂溶性が高く脳内移行性が高いことと関連していると考えられる。ただし，アテノロール（テノーミン）のように水溶性の薬でも中枢性の副作用が起きるので注意が必要である。

また，ヒスタミン H_1 受容体拮抗薬の眠気誘発には BBB の P-gp が関与している可能性がある。フェキソフェナジン（アレグラ），ロラタジン（クラリチン），エバスチン（エバステル）などの P-gp の基質となる薬では，脳内移行が抑制されて眠気が誘発されにくいと考えられている[91]。

Ⅴ-5. 肝への分布

肝臓は，(小腸上皮細胞を除けば)ほとんどの薬が最も高濃度に存在(分布)する臓器である。しかもそのスケールは他の臓器に比べておよそ 2～4 ケタも違う。

表V‐4‐a 最近の抗うつ薬の脳内濃度/血中濃度比ランキング

抗うつ薬	脳内濃度/血中濃度（ラット）
セルトラリン（ジェイゾロフト）	26.3（投与4時間後）
パロキセチン（パキシル他）	0.59〜0.64（外国人）
ミルタザピン（リフレックス，レメロン）	0.59（ラット連続投与）
フルボキサミン（デプロメール，ルボックス他）	0.36〜0.53
デュロキセチン（サインバルタ）	0.3〜0.4（投与1時間後）
エスシタロプラム（レクサプロ）	0.25（投与24時間後）
ミルナシプラン（トレドミン）	0.13（サル投与2時間後）

表V‐4‐b 抗精神病薬の脳内濃度/血中濃度比

抗精神病薬	脳内濃度/血中濃度
クエチアピン（セロクエル）	0.18〜0.27
ブロナンセリン（ロナセン）	0.24（ラット C_{max}）

表V‐4‐c 抗てんかん薬の脳内濃度/血中濃度比

抗てんかん薬	脳内濃度/血中濃度
ガバペンチン（ガバペン）	80（1症例）
ラモトリギン（ラミクタール）	183（外国人脳）

表V‐4‐d 抗認知症薬の脳内濃度/血中濃度比ランキング

抗認知症薬	脳内濃度/血中濃度（ラット）
メマンチン（メマリー）	18（雄），25（雌）
ドネペジル（アリセプト他）	3.1〜10.6
ガランタミン（レミニール）	3.7
リバスチグミン（実験には溶液を使用）（イクセロンパッチ，リバスタッチパッチ）	0.7

表V‐4‐e 中枢神経刺激／非中枢神経刺激薬の脳内濃度/血中濃度比

中枢神経刺激／非中枢神経刺激薬	脳内濃度/血中濃度（ラット）
アトモキセチン（ストラテラ）	約5倍
メチルフェニデート（コンサータ，リタリン）	約1/5
モダフィニル（モディオダール）	約1/5
ペモリン（ベタナミン）	NA

NA：該当データなし

肝細胞が高濃度の薬を取り込むのは多彩な薬物トランスポーター（Ⅱ-6参照）が存在しているからである。肝臓の血管側には肝特異的有機アニオントランスポーターである有機アニオン輸送ポリペプチド1B1, 1B3（OATP1B1, 1B3あるいはSLCO1B1, 1B3）や有機カチオントランスポーター1（OCT1あるいはSLC22A1），Na依存性胆汁酸取り込みトランスポーター（Na$^+$/taurocholate cotransporting polypeptide；NTCPあるいはSLC10A1）などが発現している（表Ⅱ-6-a参照）。一方，肝細胞からの排出にはP-gp, MRP2（multidrug resistance-associated protein 2 あるいはABCC2），BCRP（breast cancer resistance proteinあるいはABCG2）などのABCトランスポーターが関わっていて，主にはグルクロン酸抱合あるいは硫酸抱合（Ⅱ-6参照）などを受けた代謝産物や未変化体の薬などが胆汁中に排泄される。一部の代謝産物はMRP3（あるいはABCC3），MRP4（あるいはABCC4）によって血中に排出される。

肝臓に次いで分布しやすい臓器は肺，腎臓，心臓などであり，薬によって差が大きい。ちなみにセルトラリン（ジェイゾロフト）は肺などに高濃度に分布する薬であり，肝臓以外の臓器にも高濃度で分布しやすい。

第Ⅴ章の参考資料

各向精神薬が結合するタンパクの内訳

向精神薬	結合タンパクの内訳
セルトラリン（ジェイゾロフト）	98.4〜98.6 Alb＞90% AAG＞70%
デュロキセチン（サインバルタ）	97〜99 Alb 80〜84% AAG 96〜97% γ-glb 26〜32%
アリピプラゾール（エビリファイ）	99.7〜99.9 アルブミンのサイトⅡ，AAG
オランザピン（ジプレキサ）	93（Alb 90%, AAG 77.2%, γ-glb 28.8%）
クロザピン（クロザリル）	90.9（Alb 83.4%）
ブロナンセリン（ロナセン）	99.7（Alb 98.1%, AAG 80.7%）
メマンチン（メマリー）	41.9〜45.3（Alb 20.5%, AAG 10%, γ-glb 3.3%）
アトモキセチン（ストラテラ）	98.4（Alb 97.3〜97.8%, AAG 64.9〜83.2%, γ-glb 13.2〜16.3%）

第VI章

薬 の 代 謝

Ⅵ-1. 薬の代謝反応
Ⅵ-2. 薬物代謝の第Ⅰ相反応
  Ⅵ-2-1. 第Ⅰ相反応に関わる酵素
  Ⅵ-2-2. CYPの遺伝子多型
  Ⅵ-2-3. CYPの活性阻害・酵素誘導
  Ⅵ-2-4. CYP各分子種の基質と競合的阻害
  Ⅵ-2-5. 単代謝経路薬と多代謝経路薬
  Ⅵ-2-6. 核内受容体を介したCYPと薬物トランスポーターの誘導
  Ⅵ-2-7. コリンエステラーゼ,モノアミン酸化酵素,エポキシド加水分解酵素と薬物相互作用
Ⅵ-3. 薬物代謝の第Ⅱ相反応
  Ⅵ-3-1. グルクロン酸抱合
  Ⅵ-3-2. 硫酸抱合,アセチル抱合
第Ⅵ章の参考資料

Ⅵ‐1. 薬の代謝反応

　薬物代謝とは，生体にとって異物である薬の極性を強めて体外へ排出しやすくする反応のことである。これまで何度か話題に上ったように，向精神薬は血液脳関門を通過しなければならないので化学構造としては電荷的に偏りの少ない非極性の化合物で脂溶性が高い（Ⅱ‐2参照）。このような物質は脂肪組織や各臓器などに蓄積しやすいので，代謝されて水溶性の高い構造に変化することで体外に排出されやすくなる。

　薬物代謝酵素とは薬の代謝を触媒する物質のことで，生体内では主にタンパク質がその役割を担っている。ヒトでは，そのほとんどが肝臓に存在しているが，小腸にもかなり存在し（Ⅳ‐7参照），他にも肺，腎，皮膚などに存在していることが知られている。

　一般的に脂溶性の薬は代謝の第一段階として肝細胞に取り込まれ，小胞体（ミクロソーム）の酸化酵素によって酸化を受ける（この過程を第Ⅰ相反応と呼ぶ）（図Ⅵ‐1‐a）。この反応に深く関わっているのが酸化酵素であるシトクロムP450（CYP）である。CYPが薬の水酸化反応（RH → ROH）を行っていることが明らかになったことで，薬物動態学は飛躍的な進歩を遂げた。

　薬物代謝の第Ⅰ相反応では，酸化以外にも還元反応や加水分解反応が行われる場合もあり，元の化合物に水酸基（−OH），アミノ基（−NH$_2$），カルボキシル基（−COOH），スルフヒドリル基（−SH；チオール基とも言う）などの官能基を導入したり，導出させたりする。無極性の物質に官能基が導入されると極性を持つようになる（図Ⅵ‐1‐a）が，第Ⅰ相反応における疎水性の増大はわずかである。ちなみに第Ⅰ相反応の速度は第Ⅱ相反応に比べて一般に遅いため，薬の代謝全体の律速段階となることが多いこともあり，薬物代謝を考えるうえで最も重要な過程である。もともと水酸基などを持つ薬は第Ⅰ相反応を経ずに第Ⅱ相反応の代謝を受ける。

　第Ⅱ相反応は薬の持つ官能基（水酸基，カルボキシル基，アミノ基など）に生体成分を結合するいわゆる抱合反応である。そのバリエーションとしては，グルクロン酸抱合，硫酸抱合，グリシン抱合，アセチル抱合，メチル抱合，グルタチオン抱合などがある。第Ⅱ相反応を経て薬は高水溶性の物質へと変化する。その結果，受容体などとの親和性がなくなり，細胞膜を通過して生体に作用を及ぼすことも不可能となり，いわゆる薬としての活性を完全に失う。そして尿あるいは胆汁（胆汁にも脂溶性の化合物は排泄されない），汗，唾液などに容易に排泄される。

　第Ⅰ相反応に関わる酵素CYPと第Ⅱ相反応に関わる酵素は，共に肝臓内の同じ小胞体に大量に存在するため，取り込まれた薬が第Ⅰ相反応を受けた直後に第Ⅱ相反応を受けるという効率の良いシステムとなっている。

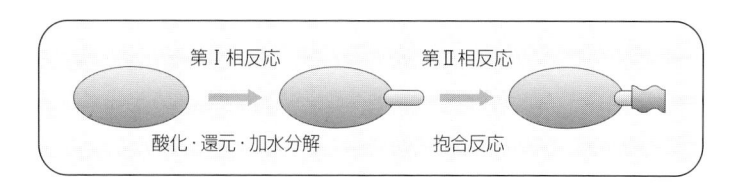

図Ⅵ-1-a 薬物代謝の第Ⅰ相反応，第Ⅱ相反応

薬は一般に細胞膜を通過して効果を発揮する必要性から非極性すなわち脂溶性である。そのままでは血液に溶けにくく体外に排出しにくいために，生体はまず第Ⅰ相反応（酸化・還元・加水分解）を行って極性を強める（水溶性を強める）。第Ⅱ相反応（抱合反応）によってさらに極性を強め，腎臓から排出しやすい構造に変化させる。これらの反応の多くは肝臓によって行われる。

ちなみに以前は，腸内細菌による薬物代謝を第Ⅲ相反応と呼ぶこともあったが，現在は一般的でなくなってきている。また，最近になって排出型トランスポーターによる薬の肝細胞外への運搬を第Ⅲ相反応と呼んでいる文献も見られるが，トランスポーターによる運搬は化学的な反応とは言えない。したがって，本書では第Ⅲ相反応という表現を用いないこととする。

代謝物の薬理活性は未変化体に比べて低下するのが一般的であるが，モルヒネはグルクロン酸抱合を受けたモルヒネ-6-グルクロニドという代謝物が高い活性を有しているので，腎障害などでこの代謝産物が体内に蓄積すると呼吸抑制や傾眠の原因になる。同様に，代謝産物に十分な薬理活性が残っている例は少なくない。

三環系抗うつ薬はアミノ基を複数持っているが，3級アミンが2級アミンに代謝された時点では一般的にまだ活性は残っている。2級アミンの中にはイミプラミン（トフラニール，イミドール，クリミチン他）の代謝産物であるデシプラミン（本邦では発売中止）やクロミプラミン（アナフラニール）の代謝産物であるノルトリプチリン（ノリトレン）のように医薬品として使用されているものがある。ベンゾジアゼピン系の中間代謝産物の中にも商品化されているものが多数ある（図Ⅵ-1-b）。長時間作用型のロフラゼプ酸エチル（メイラックス）やフルトプラゼパム（レスタス）は，むしろ代謝されて活性が上がるので，実際の臨床効果のピークは添付文書などで確認できる未変化体の最高血中濃度到達時間（T_{max}）より遅れるので注意が必要である。同じくベンゾジアゼピン系のロラゼパム（ワイパックス）やオキサゼパム（ハイロング）は，第Ⅰ相反応を受けずに抱合反応のみで排泄される（図Ⅵ-1-b）。抱合反応は肝硬変などの重篤な肝機能障害状態においても比較的保たれる反応である[54]ため，ロラゼパムやオキサゼパムは，肝障害患者にも比較的安全に使用できると考えられる。

抗てんかん薬のプリミドン（マイソリン）はフェノバルビタール（フェノバール他）とフェニルエチルマロンアミドに代謝される。また，最近発売されたパリペリドン（インヴェガ）はリスペリドン（リスパダール他）の代謝産物9-ヒドロキシリスペリドンである（図Ⅵ-1-c）。活性代謝産物が十分な効果を発揮する場合，これを新たな薬として開発すれば，費

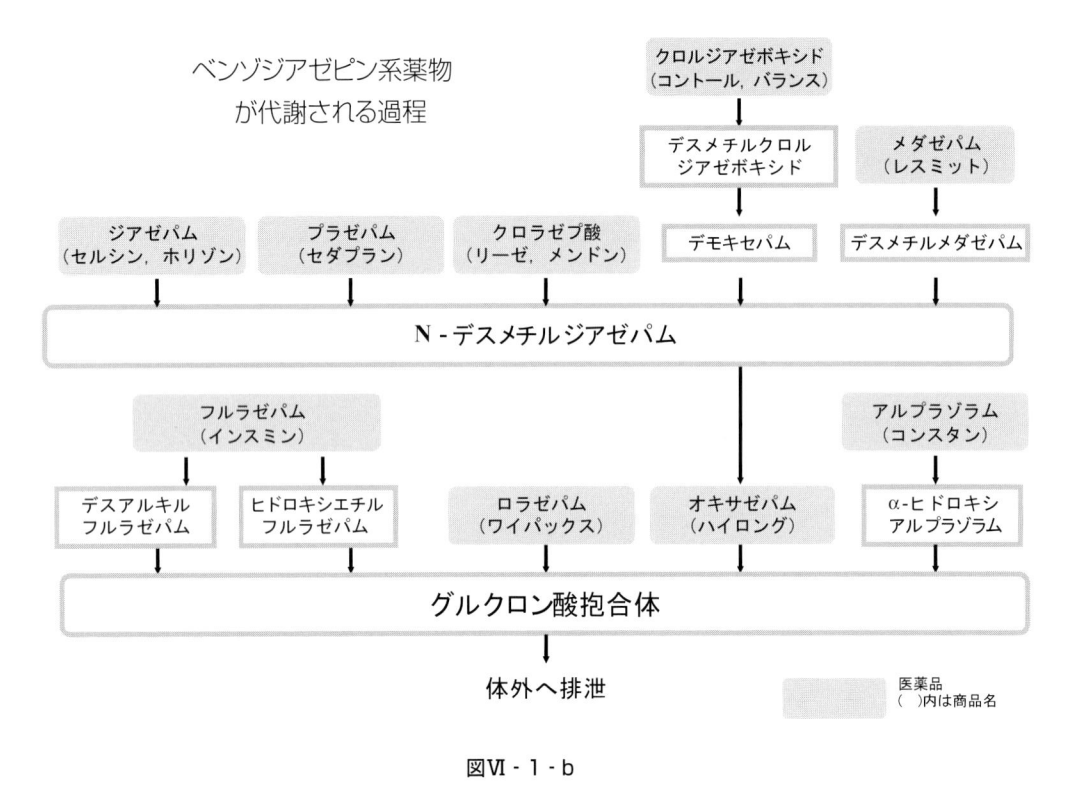

ベンゾジアゼピン系薬物が代謝される過程

図Ⅵ-1-b
ベンゾジアゼピン系薬物の代謝経路は、ほぼ同じ過程を経る。最終段階のグルクロン酸抱合体になるまでは活性がある。(文献93より引用)

用を抑えることができ、さらには代謝が元の薬より少ない段階で済むために、一般的にはクリアランスが大きく、効果に個人差の少ない安全な薬の候補となりえる。しかし代謝産物の薬にも欠点はある。一般的に薬は代謝が進むにつれて体外へ排出されやすくなり、段階が進むにつれて代謝経路が単純になる。そのため活性代謝産物の方が元の薬に比べて作用時間が短くなり、また特定の代謝経路に異常をきたした場合に影響を受けやすいというリスクがある（Ⅵ-2-5参照）。パリペリドン（インヴェガ）は、リスペリドン（リスパダール他）に比べて半減期が短いという欠点を補うために徐放剤を採用している（図Ⅳ-3-a）。

最近は創薬技術が飛躍的に進歩し、従来は薬として効果があることがわかっていても消化管から吸収されにくかったり体内で不安定であったりなどの問題で医薬品化が難しかったものも、エステル化したりアミド化するなどの技術を駆使し、安定性や吸収性を高めることができるようになった。このような薬はプロドラッグと呼ばれ、体内に入って代謝されて本来の薬となる。古典的には抗パーキンソン病薬のレボドパの例がよく知られている。パーキンソン病で脳内に不足しているドパミンを補充しようとしても、ドパミンそのものは血液脳関門を通過しにくいのでレボドパをプロドラッグとして用いる。レボドパは脳内に入ると、脱炭酸酵素によってドパミンとなる。

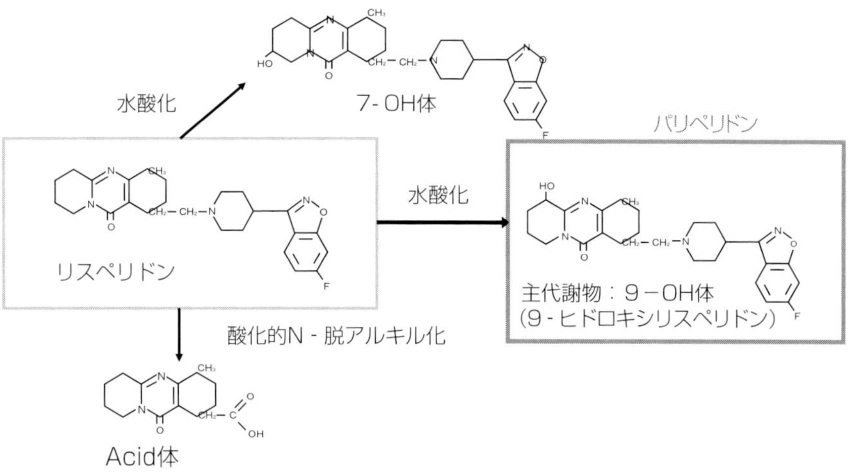

図Ⅵ-1-c リスペリドン（リスパダール他）の代謝とパリペリドン（インヴェガ）

抗精神病薬のリスペリドンの主な代謝経路は3つあり，水酸化によって7-ヒドロキシリスペリドンあるいは9-ヒドロキシリスペリドンとなるか，酸化的N-脱アルキル化を受けて酸化体になる。そのうち9-ヒドロキシリスペリドン＝パリペリドンは抗精神病作用が認められ商品化された。（リスパダールの医薬品インタビューフォームより改変引用）

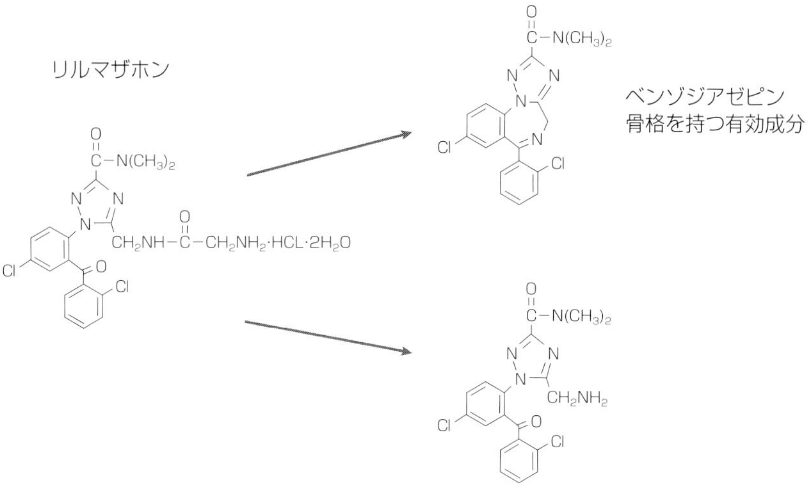

図Ⅵ-1-d プロドラッグとしてのリルマザホン

リルマザホン（リスミー）は向精神薬の中では珍しく，体内で化学変化してはじめてベンゾジアゼピン骨格を持つ有効成分に変化するプロドラッグである。図は代謝されてベンゾジアゼピン骨格を持つ物質（上）とそうでない物質（下）へ変化することを示している。実際には4つのベンゾジアゼピン骨格を持つ物質に変化することが知られている。

プロドラッグは活性を持たないために，服薬者が感じる副作用を軽減することも期待できるため，その開発は抗癌剤の分野で盛んに行われている。例としては，イホスファミド（イホマイド），シクロフォスファミド（エンドキサン），タモキシフェン（ノルバテックス他）などがある。抗リウマチ薬のレフルノミド（アラバ）もプロドラッグである。睡眠薬のリルマザホン（リスミー）は開環のベンゾジアゼピン骨格を持つプロドラッグで，代謝されて4種類のベンゾジアゼピン骨格を持つ化合物に変化し，これらが薬理作用を発揮する（図Ⅵ-1-d）。これらプロドラッグで注意しなければならないのは，代謝酵素の活性に対する個人差や酵素阻害や誘導（Ⅵ-2-3参照）によって活性代謝産物の産生量が影響を受ける点である。

Ⅵ-2. 薬物代謝の第Ⅰ相反応

Ⅵ-2-1. 第Ⅰ相反応に関わる酵素

前述のように，第Ⅰ相反応とは脂溶性の高い化合物を酸化（還元）し極性を強める反応である。この反応を触媒する代表的な酵素はシトクロムP450（CYP）である。この酵素は，肝臓などに分布しているが，細胞レベルでは滑面小胞体のリン脂質2重層に埋め込まれていて，その一部を細胞質に露出している。シトクロム（cytochrome）とは，酸化還元機能を持つヘム鉄を含有するヘムタンパク質の一種であり，P450という名称は，この酵素が一酸化炭素と反応して450 nmで最大のUV(紫外線)吸収を示すという特徴を持つ色素(pigment)として発見されたことに由来している。CYPはミクロソーム分画（細胞をすりつぶして遠心分離したときにミトコンドリアなどより軽い分画として回収され，細胞器官としては小胞体に対応している）に局在しているが，リン脂質2重層に埋め込まれているために当初は精製が困難であった。この酵素の精製に成功し，さらに遺伝子が単離されたことによって薬物動態学は飛躍的に進歩した。

今日CYPには多数の分子種があることが知られるようになった。これらは，まず4つのファミリーCYP1～4に分類される。ひとつのファミリーはアミノ酸の相同性が40％以上である。ファミリーはさらに18のサブファミリーに分類される。サブファミリーはアミノ酸の相同性が55％を超えるもので，CYP2群を例にとると7種類あることが知られておりCYP2A～2Gとアルファベットで命名されている。サブファミリーはさらに42の分子種に分けられる。例としてCYP1A群には，CYP1A1，1A2という分子種があり末尾の数字で区別される。

ヒト肝における含有量はCYP3A群が最も多い。そのうちCYP3A4はすべてのCYP分子種の中で最も多くの薬の代謝に関わっている。CYP3A4に次いで代謝する薬の種類が多いのはCYP2C8/9，CYP2C19，CYP2D6で，さらにCYP1A2が続くと考えられている。最も数多くの向精神薬の代謝に関与している分子種はCYP2D6である。

CYPは，ひとつの分子種に多くの遺伝的多型が存在する（Ⅵ-2-2）。このことはCYPの特徴である「基質特異性の低さ」にも関連している。基質特異性が低いために，CYPはひとつの分子種で多くの薬を代謝することができ，逆にひとつの薬がいくつかのCYP分子種で代謝される。したがって，ひとつの分子種が何らかの理由によって機能障害に陥ったとしても他の分子種がその機能を補うために生存率に大きく影響しない。おそらくは，そのことが主な理由となって，CYPには多くの遺伝子多型（Ⅵ-2-2参照）が保存されてきている。

　またCYPの「基質特異性の低さ」は，複数の薬による競合的阻害という現象を招く原因にもなっている（Ⅵ-2-3参照）。同じCYP分子種が複数の薬の代謝に関与しているために，同じ分子種を主たる代謝酵素としている複数の薬を同時に服用した場合に，酵素との親和性の高い薬の代謝が優先され，親和性の低い薬の代謝が遅れる。

　またCYPは化学物質などによって誘導を受けやすい（Ⅵ-2-4参照）。外来物質に対していわゆる関所として機能している肝臓において，生体にとって有害と判断される物質（薬も生体にとっては未知の外来物質である）を素早く代謝し体外に排泄するためには遺伝子の発現が誘導されやすいということは合理的である。しかし，CYP遺伝子の誘導によって代謝が亢進した場合，薬を服用しても期待した効果が得られないことがある。

　第Ⅰ相反応の酸化に関わるCYP以外の酵素としてはフラビン含有モノオキシゲナーゼ，アルコール脱水素酵素（アルコールの代謝に関与），アルデヒド脱水素酵素（アルコールの中間代謝産物の代謝に関与），モノアミン酸化酵素，エポキシド加水分解酵素などがある。

　第Ⅰ相反応の一部は還元反応である。生体内における薬の還元では，ニトロ基（$-NO_2$）とアゾ基（$R-N=N-R'$）の還元反応が重要である。多くの還元反応は酸化反応と同じミクロソーム画分（遠心分離したときに粗面小胞体，滑面小胞体，遊離リボゾーム，細胞膜，ゴルジ体などを含む画分）で行われる。酵素としてはNADPH-P450還元酵素が関与している。

　第Ⅰ相反応では加水分解反応が行われることもある。生体内におけるエステル（酸とアルコールから脱水縮合してできた化合物〈$R-COO-R'$〉），アミド（カルボキシル基〈$-COOH$〉とアミン〈$-NH_2$〉が脱水縮合反応によってできた化学結合）の加水分解にはエステラーゼが関与している。エステラーゼもやはりミクロソーム画分に局在しているが，肝臓の他に消化管，肺，血液，皮膚，筋肉などにも存在している。現在プロドラッグとして用いられている医薬品のほとんどがエステル加水分解反応を利用しているほか，リバスチグミン（イクセロンパッチ，リバスタッチパッチ）など一部の向精神薬の代謝にも関与している。

Ⅵ-2-2. CYPの遺伝子多型

　遺伝子多型とは，突然変異によって生じた遺伝子の変化（塩基の置き換え，欠失や挿入，重複などがある）が生命維持的に明らかに不利でない限り子孫に残されていくことによって長い間に生じた個体間バリエーションのことを意味している。厳密には1％以上の保有者が

ある場合を多型と言う。ちなみに塩基の置き換えによって起きる多型は一人の遺伝子の中に1000万個以下程度あると推定されている。ちなみに，このような遺伝的バリエーションは，人類が一斉に有害な何物かに暴露されたときに全滅を逃れるための有効な手段でもある。

ひとつの塩基が置き換わることによって起きる変異では，DNAからRNAへの転写の過程で中止命令の信号が混入してしまう（停止コドン配列生成），タンパク合成に必要なRNA部分以外を切り離すスプライシングという過程の異常，あるいは異なったアミノ酸に置換されたりするなどの異常が起きる。また，遺伝子そのものが欠失することもある。このような変異によって酵素の活性が低下したり欠失したりする。

CYP遺伝子で考えると，遺伝子は一対なので，その両方に野生型遺伝子（wild；w）を持つヒト（w/w）が正常な酵素活性を持つextensive metabolizer（EM）と呼ばれる。変異を両方に持つ場合（ホモ）は酵素活性が著しく低いかほとんど欠損するpoor metabolizer（PM）となる。また，片方が野生型でもう片方が変異型の遺伝子を持つ場合（ヘテロ）はEMとPMのほぼ中間程度の活性を持つintermediate metabolizer（IM）になることが多い。稀に遺伝子を重複して所有し代謝が亢進している個体群もあり，ultra extensive metabolizer（UEM）と呼ばれている。ちなみにもともと酵素活性の低いPMは，EMよりも（CYPに関して）薬物相互作用を受けにくい。

CYP遺伝子の多型による代謝活性への影響は指標薬（標準物質）を用いて調べることが可能である。例えば，カフェインは比較的安全でCYP1A2特異性が高く安価で測定も簡便であるため，CYP1A2活性の指標としてよく利用されている。欧米では，一部の薬を処方する前に患者の酵素活性がEMあるいはPMのどちらに属するのかを遺伝子多型の診断キットで判定し，用量をあらかじめ調整するということが行われていて日本でも導入されつつある。

日本人で特に注意すべきCYPの遺伝子多型は，CYP2C9，CYP2C19およびCYP2D6の3つの分子種である。CYP3A群には臨床的に意義のある変異は最近まで見つかっていなかった。

CYP2C9の場合，日本人では*CYP2C9*3*という変異をヘテロ（w/*3）で持つ人が約3％いて，CYP2C9の活性が約50％低下するIMとなる。非常に稀ではあるがホモ（*3/*3）の場合は約90％以上活性が低下する（PM）と言われている。例えば，CYP2C9の基質であるクマリン系（ワルファリンなど）をPMに常用量投与すると大量出血する危険がある。トロンボテストやPT-INRを行って感受性を確認することが必要である（V-3-1参照）。向精神薬の中ではフェニトイン（アレビアチン，ヒダントール他）で注意が必要である。ヘテロでもEMに比べて急激な血中濃度の上昇が見られ，ホモ（*3/*3）のPMでは経口投与に対する全身クリアランスが約5分の1に低下することが報告されている[61]。ちなみに，国際的にCYP2C9の変異として最も多い多型は*CYP2C9*2*と*CYP2C9*3*であるとされているが，日本人では*CYP2C9*2*を持つ人は発見されていない。

CYP2C19の場合，最も多い多型は*CYP2C19*2*と*CYP2C19*3*で，遺伝子の異常な転写開始

第Ⅵ章　薬の代謝　97

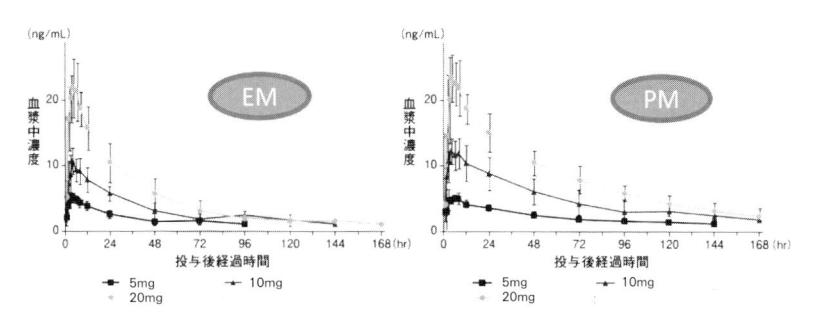

CYP2C19 遺伝子型	投与量 (mg)	C$_{max}$ (ng/mL)	T$_{max}$ (hr)	AUC$_{0-\infty}$ (ng·hr/mL)	T$_{1/2}$ (hr)	CL/F (L/hr)	V$_z$/F (L)
EM	5	5.7 ± 0.8	3.8 ± 1.3	183 ± 70	24.6 ± 9.9	29.8 ± 8.1	970 ± 147
	10	10.8 ± 2.1	3.8 ± 0.4	418 ± 153	27.7 ± 7.5	25.9 ± 6.8	985 ± 178
	20	23.0 ± 4.3	4.3 ± 1.4	807 ± 282	27.4 ± 7.2	26.9 ± 7.3	1001 ± 135
PM	5	5.5 ± 0.6	4.2 ± 1.5	384 ± 109	55.8 ± 16.4	14.1 ± 4.9	1053 ± 110
	10	12.9 ± 2.3	4.8 ± 1.8	885 ± 384	51.2 ± 16.9	13.5 ± 6.4	872 ± 121
	20	24.7 ± 4.7	5.2 ± 1.8	1595 ± 356	55.3 ± 8.7	13.1 ± 2.8	1017 ± 116

平均値±標準偏差（6例）

図Ⅵ-2-a エスシタロプラム（レクサプロ）単回経口投与後の
EM（左図）とPM（右図）における血中濃度の経時的変化

PMの半減期（T$_{1/2}$）はおよそ2倍に延長し血中濃度の曲線下面積（AUC）も約2倍になっている（いずれも服薬量によって若干の変動はある）。ただし持田製薬株式会社によると，参加した対象者の変異型は*CYP2C19*2*と*CYP2C19*3*で，それらをホモあるいはヘテロで有する者をPMとして扱っているため，ホモの人は，T$_{1/2}$がさらに延長し，AUCもさらに大きくなる可能性があることに注意すべきである。（レクサプロの医薬品インタビューフォームより改変引用）

や終了などが起きて活性が低下する。この変異を持つ日本人は23〜35％（*2），9〜10％（*3）で白人の5％以下に比べて頻度が高い。*2あるい*3をヘテロ（w/*2）（w/*3）で持つとIMとなり，ホモ（*2/*2），（*2/*3），（*3/*3）で持つとPMとなる。

　CYP2C19の遺伝子多型に関連して血中濃度が変化しやすい薬としてオメプラゾール（オメプラール，オメプラゾン）があげられる。PMのAUCはEMの約12倍に達すると言われている。しかし，PMであることが治療上幸いすることがある。オメプラゾールはピロリ菌除去に用いられるが，その効果は血中濃度の上昇に関連していると考えられ，PMの方がEMに比べて顕著な効果が認められる[26,27]。同効薬（PPI）であるランソプラゾール（タケプロン），ラベプラゾール（パリエット）もCYP2C19遺伝子多型の影響を受けるが，その度合いはオメプラゾールに比べると小さい[81]。

　エスシタロプラム（レクサプロ）の代謝は，CYP2C19を主な酵素として行われている。図Ⅵ-2-aは日本人の健康成人を対象とした試験で，エスシタロプラムを単回経口投与した後の血中濃度の経時的変化をEM（左図）とPM（右図）別に示したものである。表を見ると，EMとPMで最高血中濃度（C$_{max}$）と最高血中濃度到達時間（T$_{max}$）に有意差がないことから，経口摂取による初回通過効果の影響は大きくないと考えられる。しかし，PMの

クリアランス（CL/F）がおよそ50％以下に低下している。PMの半減期（$T_{1/2}$）はおよそ2倍に延長し，血中濃度の曲線下面積（AUC）も約2倍になっている（いずれも服薬量によって若干の変動はある）。厚生労働省への申請書類によると，参加した対象者の変異型は*CYP2C19*2*と*CYP2C19*3*で，それらをホモあるいはヘテロで有する者をPMとして扱っている（詳細な内訳については非公開）。したがって，このデータでPMとされている対象者の中には本書の定義ではIMとしているものも含まれていることになる。

ジアゼパム（セルシン，ホリゾン他）の代謝にCYP2C19が関与している。中国人を対象とした調査ではEMの半減期が20時間であったのに対し，ヘテロ（w/*3）とホモ（*3/*3）ではそれぞれ半減期が64時間と84時間に延長していた。

CYP2D6の多型は多数知られていて，酵素活性の全欠損を生じる*CYP2D6*4*，*CYP2D6*5*などがある。白人の場合は7〜10％が変異を持つために大変重要な問題である。三環系抗うつ薬はCYP2D6の基質のひとつであるが，変異をヘテロ，ホモで持つ場合は血中濃度が上がり危険な副作用が出現する可能性がある。図Ⅵ-2-bはCYP2D6の変異型アレルの数と血中ノルトリプチリン（ノリトレン）濃度との関連を示したものである。変異がヘテロ，ホモになるにつれて平均血中濃度が高くなっているのがわかる。このようなことから欧米では抗うつ薬の血中濃度をモニタリングすることが行われてきた。

日本人の場合，CYP2D6のPMは1％以下と頻度は低いが，CYP2D6の基質薬（CYP2D6で代謝される薬：表Ⅵ-2-b参照）を処方する場合は常にPMの存在を意識する必要がある。また日本人には，アジア人特有の*CYP2D6*10*という変異を持つ人が約40〜50％と高頻度に存在し，CYP2D6の活性が野生型と比較して約半分に低下する。この変異を持つ人はEMとPMの中間的な代謝活性を持つという意味で（変異遺伝子をヘテロで持つという意味ではなく）IMと呼ばれている。このように日本人の約半数がIMであることから，CYP2D6の基質となる薬に関しては開発段階から服薬用量が欧米に比べて低く設定されていることが多い。

最近ADHDの治療薬として日本でも小児を対象に承認されたアトモキセチン（ストラテラ）はCYP2D6の基質薬であるが，単回経口投与後の最高血中濃度（C_{max}）がIMでもEM（ホモ）の約1.3倍（平均）と微増の範囲であることが示されている。しかし，同様の試験でPMのC_{max}はEMの4.8倍以上（平均）となる（イーライリリー株式会社内資料）。しかも，この薬は本来児童が服用するものであるが，試験の対象者は成人であるため，実際の臨床場面ではさらなる注意が必要となるであろう。

頻度は2％前後と低いものの日本人には*CYP2D6*14*という変異を持つ人がいて，活性が著しく下がると考えられている。稀にホモで保有する人も存在するために注意が必要である。

また，CYP2D6に関しては，白人に比べて頻度は低いものの0.1％の人がUEMであると言われている。UEMに対しては，多くのCYP2D6の基質となる薬（表Ⅵ-2-b参照）の

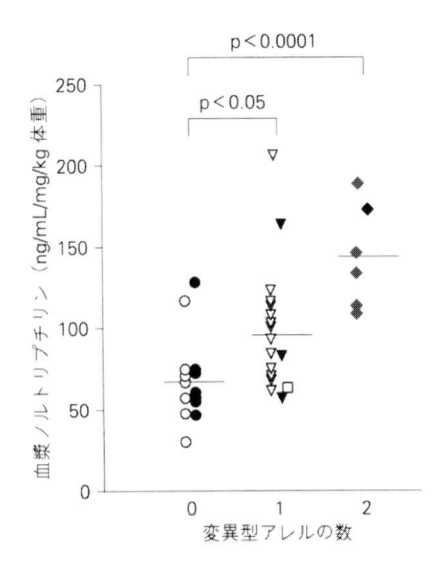

図 VI-2-b CYP2D6の変異型アレルの数と定常状態における血中ノルトリプチリン（ノリトレン）濃度との関連

CYP2D6*1, *2 は十分に活性を持っている野生型アレルであるが **5, *10* は活性の低い変異型アレルである。変異型アレルをヘテロ（変異型と野生型の遺伝子をひとつずつ持っている）で持つ人は野生型の人よりも CYP2D6 の基質であるノルトリプチリン（ノリトレン）の血中濃度が高くなるが、ホモ（両方の遺伝子が変異型）で持つ人は、さらに血中濃度が高くなっている。（文献51より引用）

[Morita et al, J Clin Psychopharmacol, **20**: 141, (2000)]

効果があまり期待できないと思われる。

　CYP3A4 に関しては，従来日本人には臨床的に意味のある遺伝子多型は見つかってこなかったが，最近になって *CYP3A4*18* という酵素活性を上げる変異が日本人で約10％に見られることがわかった。また，0.3％と極めて稀ではあるものの，酵素活性を下げる *CYP3A4*16* という変異が日本人にも存在していることが知られるようになった。

　前述のようにアトモキセチン（ストラテラ）やエスシタロプラム（レクサプロ）の場合はデータが公表されているが，多くの薬について日本人の PM あるいは IM についてのデータが存在していない。また，遺伝子多型に関しては，遺伝子型から予想される酵素活性と表現型（実際の酵素活性）が必ずしも一致しないことがあり，その原因として低い活性を補うために大量酵素が発現するなどの代償作用が働くのではないかと考えられている。実際に活性の分布グラフを作成すると，PM と EM に二峰性の活性を示す薬もあれば，連続的に活性を示す薬もあり，さまざまである。

　また，CYP の遺伝子多型に関しては，基礎医学的にも未知の部分が多いと考えられている。特に遺伝子はタンパク質として読み取られる部分以外にも，その発現を制御している上流部分に関しても多くの多型があるため，調査には切りがない面もある。また，稀な多型に関しては発見そのものが困難であり，どこまで調査が必要かという問題も残る。遺伝子調査は基

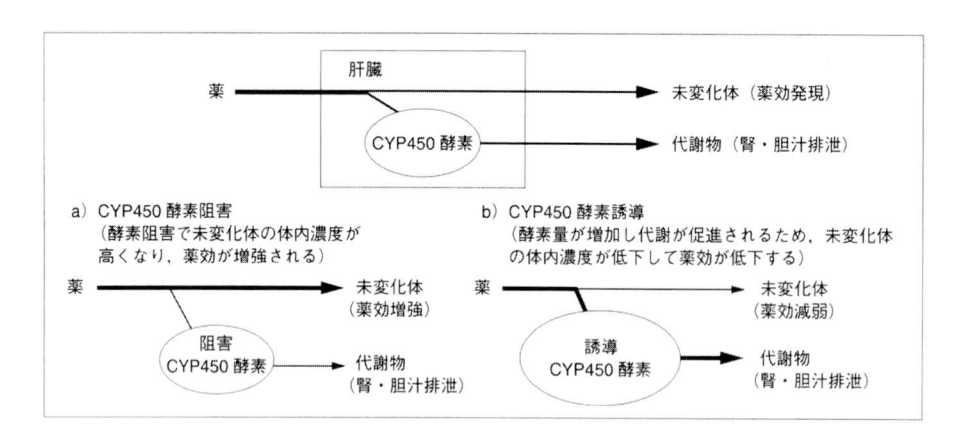

図Ⅵ-2-c CYPの阻害と誘導による薬効の変化

消化管から吸収された薬は門脈を経て肝臓に入り一部はCYPによって代謝され腎あるいは胆汁から排泄される（Ⅲ-1参照）。CYPによる反応を免れた未変化体のみが薬効を発揮することができる。CYPが阻害されると，肝臓を未変化体のまま通過する薬の割合が増え効果が増強される（左下）。CYPが誘導されると，代謝される薬の割合が増えるので効果が減弱する（右下）。（文献91より引用）

礎研究ばかりが先行するのではなく，実際の臨床に応用できるデータの積み重ねも並行して行われることが望ましいし，エスシタロプラム（レクサプロ）のように積極的に情報を公開する姿勢が製薬会社にも求められる。

Ⅵ-2-3. CYPの活性阻害・酵素誘導

前述のようにCYPは基質特異性が低いことから，複数の基質による競合的な阻害が起きやすい。また，もともとは外来の有害物質を体外に排出するための酵素であるため，さまざまな化学物質による酵素誘導が起きやすい。

CYPの活性が阻害されると未変化体のまま体内を循環する薬の割合が上昇し効果が増強する（図Ⅵ-2-c）。逆に遺伝子誘導を受けてCYPの活性が上がると体内循環する薬の未変化体の量が減り薬効が減弱する。顕著な例としてトリアゾラム（ハルシオン他）の血中濃度に及ぼす他剤の影響について示す（図Ⅵ-2-d）。抗真菌薬のケトコナゾール（現在日本では外用薬のみ販売）とイトラコナゾール（イデノラートカプセル，イトラートカプセル他）はCYP3A4の活性を阻害する薬であるため，CYP3A4の基質であるトリアゾラムと併用すると，トリアゾラムの代謝が遅延し，その血中濃度が上昇する。逆に，抗生物質のリファンピシン（アプテシン，リファジンカプセル，リファンピシンカプセル，リマクタン）はCYP3A4の酵素誘導を引き起こすため，トリアゾラムと併用すると，トリアゾラムの代謝が速まり血中濃度が下がる（図Ⅵ-2-d）。このように，代謝酵素に係わる薬物相互作用は血中濃度に与える影響が非常に大きいため特に注意が必要である。

CYP3A4活性に関する
薬物相互作用の例
トリアゾラム（ハルシオン）

CYP3A4誘導

CYP3A4阻害

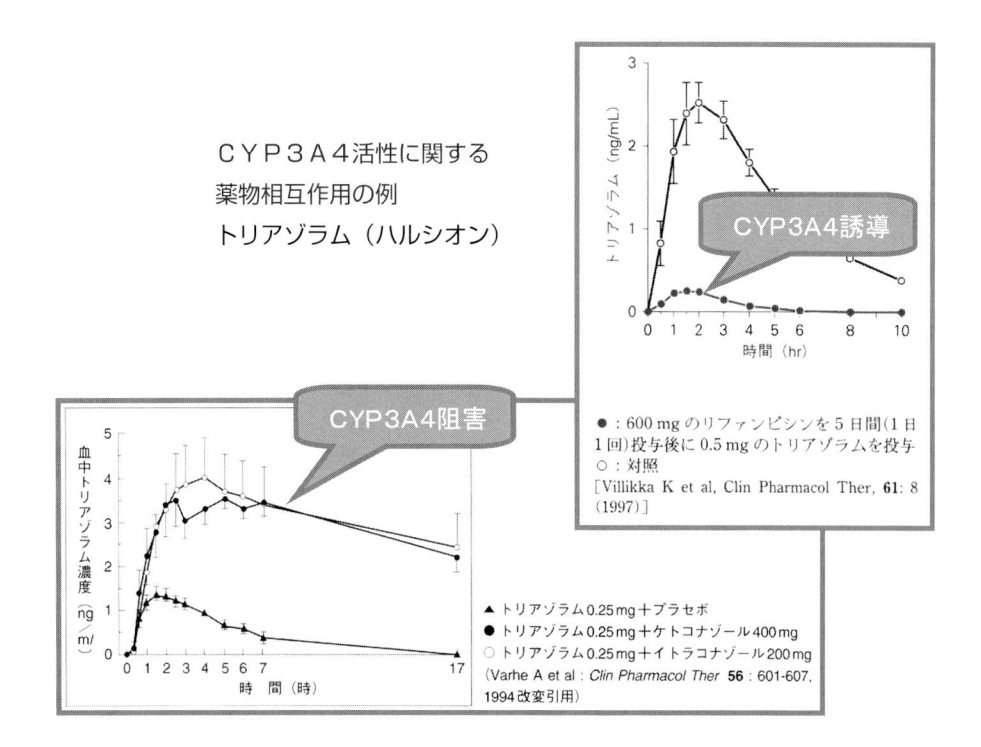

● : 600 mg のリファンピシンを5日間（1日1回）投与後に 0.5 mg のトリアゾラムを投与
○ : 対照
[Villikka K et al, Clin Pharmacol Ther, **61**: 8 (1997)]

▲ トリアゾラム 0.25 mg＋プラセボ
● トリアゾラム 0.25 mg＋ケトコナゾール 400 mg
○ トリアゾラム 0.25 mg＋イトラコナゾール 200 mg
(Varhe A et al : *Clin Pharmacol Ther* **56** : 601-607, 1994 改変引用)

図Ⅵ-2-d トリアゾラム（ハルシオン，アサシオン他）と CYP3A4 阻害薬・誘導薬との併用
トリアゾラムは CYP3A4 阻害作用を持つケトコナゾール（現在日本では外用薬のみ販売）あるいはイトラコナゾール（イデノラートカプセル，イトラートカプセル他）と併用（単回経口投与）すると血中濃度が飛躍的に高まる（左）。逆に CYP3A4 誘導薬であるリファンピシンと併用すると血中濃度が低くなる（右）。（文献 51, 91 より改変引用）

　いまだ記憶に新しいソリブジン事件では，抗ウイルス薬のソリブジンを抗癌剤の 5-フルオロウラシル（5-FU）と併用し，後者の代謝（この場合代謝酵素はジヒドロピリミジン脱水素酵素である）が阻害され死亡を含む重篤な副作用が多発した。当時は製薬会社の対応の悪さと医療者の認識不足も原因のひとつとして指摘された。つまり治験の段階から代謝酵素をめぐる相互作用の危険性が指摘され（学術論文のレベルでは類似の併用に対する警告がすでになされていた），注意書きにも記載されていたものの，事故発生後に振り返ると記載が不十分であり，かつ製薬会社の医師に対する情報提供も不十分であったばかりでなく，一部では事実を歪曲するような説明も行われていたという証言もあった。一方，使用する医師や薬剤師の側にも相互作用の危険性に対する認識不足があったことが指摘され，さらには治験の方法や厚生労働省の安全管理までもが問題視された。このような反省を基に 1997 年，新 GCP（Good Clinical Practice）が施行されるに至った。ちなみに，その後ソリブジンは抗ヘルペスウイルス剤としての効果に優れていたものの企業が自主的に承認取り下げを行い市場から姿を消した。一方 5-FU に関しては，より安全なプロドラッグのテガフール・ウラシル

表Ⅵ-2-a　薬物代謝の主な阻害様式

1) 同じ分子種による競合的阻害
   一般的に見られる阻害様式であり，特にCYPによる代謝にしばしば起こる。
2) 不可逆的な阻害
   CYPにつき認められ，クロラムフェニコール，メチレンジオキシフェニル化合物，トリアセチルオレアンドマイシン，アリルヒドラジン化合物，オレフィン類，アセチレン類は代謝的に活性化されCYPと不可逆的に結合する（自殺基質）。
3) 非特異的阻害
   シメチジン，イソニアジド，ヒドララジン，アゾール系抗真菌薬などは多くの分子種のCYPのヘムの第6配分子に結合し，非特異的にCYPの活性を阻害する。
4) コファクターの供給阻害および奪い合い
   CYPによる代謝においては電子伝達系の供給が併用薬により阻害されることはあまりない。硫酸抱合に関しては活性硫酸の供給につき併用薬間での奪い合いが起こることもある。

文献51より引用

(UFT) などに取って代わられた。ちなみに，新GCP施行後は，製薬会社の説明が以前より明らかに客観的になってきていると筆者は個人的に感じている。しかし，製薬会社のデータ処理の仕方や医療情報担当者のプレゼンテーション，それを見る医療側の認識度に関しては，未だ課題が残されていると感じられる。

　薬物代謝の阻害様式は主に4つある（表Ⅵ-2-a）。最も一般的に見られる阻害様式は，同じ分子種で代謝される薬を複数同時に投与された場合に，酵素と親和性の高い薬が低い薬の代謝を阻害する競合的阻害である。これについては後述する（Ⅵ-2-4）。その他の阻害様式としては，酵素と非可逆的に反応する薬（このような薬を自殺基質と呼ぶ）が酵素活性を低下させたり，酵素のヘム（CYPはヘムタンパク）に薬が結合することによって活性を低下させたり，あるいは薬が酵素のコファクターの供給を阻害することによって活性を低下させたりする場合がある。

　CYPと反応して非可逆的に阻害する薬としてはクロラムフェニコール，メチレンジオキシフェニル化合物（メチレンジオキシフェニル基は合成麻薬MDMAやセサミンに含まれる），トリアセチルオレアンドマイシン（マクロライド系抗菌剤），オレフィン類（薬物合成などにおける中間製品）などがある。これらによる阻害は時間依存的かつ用量依存的である。稀なケースかもしれないが，農薬や工業品関連に使用されるアリルヒドラジン化合物やアセチレン類に暴露されている人に関しては，これらの化合物がCYPを非可逆的に阻害している可能性がある。

　CYPは，ヘムに薬が結合すると酵素活性が阻害される。ヘム鉄に結合する薬の阻害作用は当然ながらCYP分子種に対して非特異的であり，かつ準不可逆的（効果が長時間持続する）であり，時間依存的および用量依存的傾向もある。ヘムに結合する薬にはイミダゾール

環を持つ薬（イミダゾール系），トリアゾール環を持つ薬，ベンズイミダゾール環を持つ薬，ヒドラジン基を持つヒドララジン系薬などがある。

　イミダゾール環を持つシメチジン（タガメット，シメチジン）は世界初のヒスタミンH_2受容体拮抗薬であるが，CYPのほとんどすべての分子種のヘムと結合して，その酵素活性を阻害する。シメチジンはトリアゾラム（ハルシオン他）をはじめフルニトラゼパム（サイレース，ロヒプノール），フルラゼパム（ダルメート，ベノジール），ブロチゾラム（レンドルミン）との併用が禁忌である。シメチジンは，CYP2C9/2C19阻害作用のためにフェニトイン（アレビアチン，ヒダントール他）と，CYP2D6阻害作用のために三環系抗うつ薬やパロキセチン（パキシル他），マプロチリン（ルジオミール），エスシタロプラム（レクサプロ；併用でAUCが1.7倍以上になる）と，CYP3A4阻害作用のため上記以外のベンゾジアゼピン系やセルトラリン（ジェイゾロフト），複数の分子種の阻害作用によりバルプロ酸（デパケン，セレニカR，バレリン他）との併用は注意が必要である。最近シメチジンは同じH_2拮抗薬であるラニチジン（ザンタック）やファモチジン（ガスター）にとって代わられるようになってきている。ちなみに，ラニチジンはヘムと結合しないものの，弱いながらも機序不明のCYP1A2，2D6，3A4阻害作用があることが知られている。

　イミダゾール環とトリアゾール環を持つアゾール系抗真菌薬はCYPのヘムと結合する。イトラコナゾール（イトリゾール，イトラコナゾール他），フルコナゾール（フルコナゾール），ホスフルコナゾール注（プロジフ注），ボリコナゾール（ブイフェンド），ミコナゾール（フロリード）などがアゾール系抗真菌薬に属している。アゾール系は非特異的にCYPを阻害するが，特にCYP3A4に対する阻害作用は強力で，トリアゾラム（ハルシオン他）やピモジド（オーラップ），ブロナンセリン（ロナセン）との併用は禁忌（一部慎重投与）であり，抗てんかん薬やベンゾジアゼピン系との併用も危険である。イトラコナゾール（イトリゾール，イトラコナゾール他）はトリアゾラム（ハルシオン他）のAUCを約22倍に（図VI-2-d），ミコナゾール（フロリード）はブロナンセリン（ロナセン）のAUCを約17倍に，ボリコナゾール（ブイフェンド）とフェニトイン（アレビアチン，ヒダントール他）のAUCを1.8倍に上昇させる。なお一時期，フルコナゾール（フルコナゾール）が不感症治療薬（ネット上では女性版バイアグラなどと呼ばれていた）として盛んに個人輸入された時期がある。ネット販売が日常化している現在においては，患者が個人輸入している薬にまで気を配る必要がある。ちなみにフルコナゾールの製造元であるファイザー株式会社によると，不感症治療効果はないとされている。

　ベンズイミダゾール環を持つオメプラゾール（オメプラール，オメプラゾン）もトリアゾラム（ハルシオン他）や抗てんかん薬などとの併用は危険である。オメプラゾール（オメプラール，オメプラゾン）は，おそらくCYP2C19阻害作用によりエスシタロプラム（レクサプロ）のAUCを約1.5倍にする。また，CYP2C19と3A4で代謝されるジアゼパム（セル

シン，ホリゾン他）もオメプラゾールとの併用に注意が必要である。

ヒドラジン系薬物にはイソニアジド（イスコチン；抗結核薬），サフラジン（サフラ；モノアミン酸化酵素阻害薬＝抗パーキンソン病薬），ヒドララジン（アプレゾリン；血管拡張薬＝降圧剤）などがある。イソニアジドはフェニトイン（アレビアチン，ヒダントール他）やカルバマゼピン（テグレトール，テレスミン，レキシン他）のAUCを約3倍に上昇させるため併用禁忌となっている。サフラジンはフェノチアジン系，三環系抗うつ薬，ペチジン塩酸塩（オピスタン）などと併用禁忌になっている。

エチニルエストラジオール（プロセキソール；卵胞ホルモン剤＝前立腺癌治療薬，経口避妊薬）は未変化体ではなく代謝産物がCYPのヘムと結合し作用を阻害する。エチニルエストラジオールの場合，機序は不明であるが，CYP3A群に特異的に阻害作用がある。

自殺基質としては捉えられていないものの，向精神薬の中にも機序不明に非特異的なCYP阻害作用を示すものがある。バルプロ酸（デパケン，セレニカR，バレリン他），メチルフェニデート（リタリン，コンサータ），フルボキサミン（デプロメール，ルボックス他），パロキセチン（パキシル他），セルトラリン（ジェイゾロフト）などである。これら薬の各分子種に対する阻害の程度は一律でなく，かなり差が大きい。例えば，フルボキサミンの阻害作用はCYP1A2に顕著に現れ，パロキセチンの場合はCYP2D6阻害作用が顕著である。ちなみに，フルボキサミンのCYP1A2阻害作用とパロキセチンのCYP2D6阻害作用は，向精神薬に限らずすべての薬の中でも最も警戒すべきレベルである。また，バルプロ酸の場合は他剤との競合的阻害作用もあるためにCYP2C9阻害作用が強いが，同時にCYP2C9遺伝子を誘導する作用もある。競合は服薬後比較的速やかに起きる現象であるが，遺伝子が誘導されてから実際にCYPが産生されるまでには時間がかかる。したがって，CYP2C9で代謝される薬（仮にAとする）を服用している患者がバルプロ酸を併用し始めると，当初はCYP2C9の競合的阻害作用によってAの血中濃度が上昇する。しかし，2～3日後にはバルプロ酸によって誘導された過剰なCYP2C9の働きによってAの血中濃度は下がる。このように，CYPの阻害薬であり誘導薬でもある薬は，併用薬に対し2相性の影響を及ぼすので注意が必要である。

Ⅵ・2・4．CYP各分子種の基質と競合的阻害

CYPの競合的阻害とは，同じ分子種で代謝される薬や食品などを同時に摂取した場合に，よりCYPに親和性の強い薬あるいは食品がCYPの結合部位を独占し，親和性の低い薬の代謝を遅らせる現象のことである。これを避けるためには，同じ分子種で代謝される薬を同時に服用しないようにしなければならない。しかし実際には，特に複数の疾患を抱えている患者の場合，すべての薬の代謝酵素の分子種を異なる組み合わせで処方することは極めて困難である。各薬を代謝する分子種を表Ⅵ‐2‐bにまとめた。

表Ⅵ-2-b 各CYP分子種の基質になる向精神薬

CYP分子種	抗うつ薬	抗精神病薬	その他
1A2	アモキサピン（アモキサン），アミトリプチリン（アデプレス，トリプタノール，ミケトリン他），イミプラミン（トフラニール，イミドール，クリミチン他），クロミプラミン（アナフラニール），デュロキセチン（サインバルタ），フルボキサミン（デプロメール，ルボックス他），ミアンセリン（テトラミド），ミルタザピン（リフレックス，レメロン）	オランザピン（ジプレキサ），クロザピン（クロザリル），ハロペリドール（セレネース，リントン他），リスペリドン（リスパダール他）	ジアゼパム（セルシン，ホリゾン他），ラメルテオン（ロゼレム），カフェイン
2C8	三環系抗うつ薬		カルバマゼピン（テグレトール，テレスミン，レキシン他），ジアゼパム（セルシン，ホリゾン他），ゾピクロン（アモバン；シクロピロロン系睡眠薬）
2C9/10	セルトラリン（ジェイゾロフト）		バルプロ酸（デパケン，セレニカR，バレリン他），フェノバルビタール（フェノバール他），フェニトイン（アレビアチン，ヒダントール他）
2C19	アモキサピン（アモキサン），アミトリプチリン（アデプレス，トリプタノール，ミケトリン他），イミプラミン（トフラニール，イミドール，クリミチン他），エスシタロプラム（レクサプロ），クロミプラミン（アナフラニール），セルトラリン（ジェイゾロフト）		ジアゼパム（セルシン，ホリゾン他），フェノバルビタール（フェノバール他），フェニトイン（アレビアチン，ヒダントール他），N-脱メチルクロバザム（クロバザムの代謝産物）
2D6	アモキサピン（アモキサン），アミトリプチリン（アデプレス，トリプタノール，ミケトリン他），イミプラミン（トフラニール，イミドール，クリミチン他），エスシタロプラム（レクサプロ），クロミプラミン（アナフラニール），セルトラリン（ジェイゾロフト），デュロキセチン（サインバルタ），トラゾドン（デジレル），ノルトリプチリン，パロキセチン（パキシル他），フルボキサミン（デプロメール，ルボックス他），マプロチリン，ミアンセリン（テトラミド），ミルタザピン（リフレックス，レメロン）	アリピプラゾール（エビリファイ），オランザピン（ジプレキサ），クロルプロマジン（ウインタミン，コントミン他），ハロペリドール（セレネース，リントン他），フルフェナジン（フルメジン），ペルフェナジン（PZC他），リスペリドン（リスパダール他）	アトモキセチン（ストラテラ），ジアゼパム（セルシン，ホリゾン他），タンドスピロン（セディール他），ドネペジル（アリセプト他），フェノバルビタール（フェノバール他）
3A4	アモキサピン（アモキサン），アミトリプチリン（アデプレス，トリプタノール，ミケトリン他），イミプラミン（トフラニール，イミドール，クリミチン他），エスシタロプラム（レクサプロ），クロミプラミン（アナフラニール），セルトラリン（ジェイゾロフト），トラゾドン（デジレル），ミアンセリン（テトラミド），ミルタザピン（リフレックス，レメロン）	アリピプラゾール（エビリファイ），クエチアピン（セロクエル），クロザピン（クロザリル），ペロスピロン（ルーラン他），リスペリドン（リスパダール他）	エトスクシミド（エピレオプチマル，ザロンチン他），カルバマゼピン（テグレトール，テレスミン，レキシン他），クロバザム（マイスタン），ジアゼパム（セルシン，ホリゾン他），ゾピクロン（アモバン），タンドスピロン（セディール他），ドネペジル（アリセプト他），トリアゾラム（ハルシオン，アサシオン他），ゾルピデム（マイスリー），ベンゾジアゼピン系

複数の分子種で代謝される薬があるので注意

表Ⅵ-2-c 各CYP分子種の活性を阻害する薬

CYP分子種	向精神薬	向精神薬以外の薬
1A2	フルボキサミン（デプロメール，ルボックス他），パロキセチン（パキシル他），セルトラリン（ジェイゾロフト）	キノロン系，シメチジン（タガメット，シメチジン）
2C8		シメチジン（タガメット，シメチジン），ベラパミル（ワソラン）
2C9/10	フルボキサミン（デプロメール，ルボックス他），ジスルフィラム（ノックビン），メチルフェニデート（コンサータ，リタリン），モダフィニル（モディオダール）	アミオダロン（アンカロン），サルファ剤，フルバスタチン（ローコール他）
2C19	イミプラミン（トフラニール，イミドール，クリミチン他），カルバマゼピン（テグレトール，テレスミン，レキシン他），セルトラリン（ジェイゾロフト），<u>フルボキサミン（デプロメール，ルボックス他）</u>，メチルフェニデート（コンサータ，リタリン），モダフィニル（モディオダール）	アミオダロン（アンカロン），オメプラゾール（オメプラール，オメプラゾン），チクロピジン（パナルジン）
2D6	エスシタロプラム（レクサプロ），クロミプラミン（アナフラニール），クロザピン（クロザリル），セルトラリン（ジェイゾロフト），デュロキセチン（サインバルタ），ハロペリドール（セレネース，リントン他），<u>パロキセチン（パキシル他）</u>，フルフェナジン，メチルフェニデート（コンサータ，リタリン），リスペリドン（リスパダール他），フェノチアジン系抗精神病薬，三環系抗うつ薬	アミオダロン（アンカロン），キニジン（マイラン），シメチジン（タガメット，シメチジン），セレコキシブ（セレコックス），チクロピジン（パナルジン），プロパフェノン（プロノン），リトナビル（ノービア）
3A4	ジルチアゼム（ヘルベッサー），セルトラリン（ジェイゾロフト），トピラマート（トピナ），フルボキサミン（デプロメール，ルボックス他），ハロペリドール（セレネース，リントン他）	<u>アゾール系抗真菌薬，カルシウム拮抗薬，グレープフルーツジュース，シメチジン（タガメット，シメチジン）</u>，マクロライド系抗菌薬，HIVプロテアーゼ阻害薬，経口避妊薬他

注）下線の薬剤は阻害作用が強い。シメチジン，アゾール系は非特異的にすべてのアイソザイムを阻害するが3A4の阻害は特に臨床上問題となる。

　前項で解説したように，特定の分子種に対する親和性が極端に高く，そのために同じ分子種で代謝される他の薬の代謝を遅らせる一部の薬（いわゆるCYPの競合的阻害薬）について知り（表Ⅵ-2-cで下線の引かれた薬には特に注意），その薬との組み合わせに注意するべきであろう。処方する向精神薬がCYPのどの分子種で代謝されるのかを医薬品情報で確認し，その分子種の活性を阻害する薬を併用していないか確かめることが推奨される。効果の減弱が危険性を招く薬に対しては特に配慮が必要である。

　以下に，各分子種ごとに注意すべき併用などを記載する。

1）CYP1A2阻害作用

　CYP1A2は肝臓のみに存在し，肝における全CYPのおよそ10％を占める。カフェインは，ヒトの場合およそ90％がCYP1A2で代謝されることから，臨床調査の標準物質として使用

される。向精神薬ではオランザピン（ジプレキサ）の主要な代謝酵素であり，一般身体科治療薬ではアセトアミノフェン（カロナール，アンヒバ，ナバ他），メキシレチン（メキシチール），プロプラノロール（インデラルの他にアイデイトロール，インデラル LA，塩酸プロプラノロール，サワタール，サワタール LA，シンプラール，ソラシロール，タグ，ノルモテンス，プルノーマ，ヘルツール，メントリース，ラビノーゲン他多数）などを代謝している。

ワルファリン（ワーファリン，ワーリン，アレファリン，ワルファリンK他）がCYP1A2の基質であることに注意すべきである（CYP2C9の項参照）。

CYP1A2に対して競合的阻害作用を持つ向精神薬として最も注意すべきなのはフルボキサミン（デプロメール，ルボックス他）で，パロキセチン（パキシル他），セルトラリン（ジェイゾロフト）も注意が必要である（表Ⅵ-2-d，表Ⅵ-2-e）。

茶葉の苦み成分から抽出されたアルカロイドでアドレナリンβ作用を持ち気管支拡張薬として使用されるテオフィリン（テオドール，テオロング，アーデフィリン他）やアミノフィリン（アルビナ，ネオフィリン）もCYP1A2の基質であるため，フルボキサミン（デプロメール，ルボックス他）によって代謝が阻害され，中毒症状（意識障害，横紋筋融解症，肝機能障害，けいれん，吐血，ショック，高血糖症，頻呼吸など）が引き起こされる可能性がある。テオフィリンの場合はフルボキサミンとの併用でAUCが2.7倍となる。ラメルテオン（ロゼレム）はCYP1A2に比較的代謝を依存している薬であり，フルボキサミン（デプロメール，ルボックス他）と併用するとAUCが約82倍になる。筋弛緩薬のチザニジン（テルネリン）はフルボキサミンと併用するとAUCが約33倍になる。クロザピン（クロザリル）はCYP1A2以外でも代謝される薬であるが，フルボキサミンと併用すると血中濃度が上がる可能性がある。そのことが直接の原因となった無顆粒球症の報告はないが注意が必要である。海外では，クロザピンとフルボキサミンとの併用で錐体外路症状が出現する可能性が指摘されている。デュロキセチン（サインバルタ）は，フルボキサミンとの併用でAUCが約5.6倍になる。フルボキサミンは，併用する他の抗うつ薬の血中濃度も上げる可能性がある。

イミプラミン（トフラニール，イミドール，クリミチン他）にはCYP1A2阻害作用があるが，他の三環系抗うつ薬にも注意が必要である。

カルバマゼピン（テグレトール，テレスミン，レキシン他）はCYP1A2に対し阻害作用と誘導作用の両方を持つために，CYP1A2の基質の血中濃度に対し2相性の変化（Ⅵ-2-3参照）をもたらす。

ジャーマンカモミールなどのアロマテラピーに使用される精油の成分の中にCYP1A2阻害作用を持つものがある。

2）CYP2C9/10/19 阻害作用

　CYP2C群の中ではCYP2C9が肝において最も活性が高い。CYP2C9はすべてのCYP分子種の中でも，CYP3A4に次いで多くの薬の代謝に関与している分子種である。

　代表的な基質は，ワルファリン（ワーファリン，ワーリン，アレファリン他），NSAIDs（ジクロフェナクやイブプロフェン他），フェニトイン（アレビアチン，ヒダントール他）である。中でもワルファリンは最も注意すべき薬である。活性の低い光学異性体であるRワルファリンは，CYP1A2や3A4でも代謝されるが，活性の高いSワルファリンはほとんどがCYP2C9で代謝される。したがってワルファリンと，CYP2C9阻害薬あるいはシメチジン（タガメット，シメチジン）のように非特異的かつ強力に広範囲のCYP分子種を阻害する薬との併用は危険である。また，ワルファリンの代謝阻害に関しては個人差が大きいということにも注意を払うべきである。

　表Ⅵ-2-eに示したように，抗うつ薬の中にはCYP2C9の阻害薬が多く，セルトラリン（ジェイゾロフト），パロキセチン（パキシル他），フルボキサミン（デプロメール，ルボックス他），三環系抗うつ薬はワルファリンとの併用を避けたほうがよい。また，メチルフェニデート（コンサータ，リタリン）もクマリン系抗凝固薬の半減期を延長することがわかっているので注意が必要である。ちなみに，メチルフェニデートは前述のように非特異的にCYPを阻害するが，臨床上はCYP2C9や2C19，2D6の阻害作用が問題になることが多い。トリアゾラム（ハルシオン他）もCYP2C9阻害作用がある。逆にワルファリンと併用していたこれらのCYP阻害薬を急激に中止すると，ワルファリンの血中濃度が下がる危険性があるということにも注意が必要である。

　ワルファリンは，代謝が阻害された場合，その抗凝固作用が増強され脳出血などの重大な有害作用を引き起こす可能性がある。逆に，後述するCYP2C9誘導薬（表Ⅵ-2-g参照）によって効果が減弱されると，本来の血栓形成予防作用が弱まる可能性がある。なお，ワルファリンに関しては，アルブミン結合における競合や薬力学的相互作用も重要である（Ⅴ-3-1参照）。

　フェニトイン（アレビアチン，ヒダントール他）はCYP2C9/2C19の基質であるため，その阻害薬であるセルトラリン（ジェイゾロフト），パロキセチン（パキシル他），フルボキサミン（デプロメール，ルボックス他），三環系抗うつ薬，トラゾドン（デジレル，レスリン），ゾニサミド（エクセグラン他），エトスクシミド（ザロンチン他），クロザピン（クロザリル）との併用によって軽度〜中等度に血中濃度が上がり，眼振，運動失調，傾眠，構音障害，意識障害などの中毒症状を引き起こす可能性がある。逆に，急激な併用の中止によってフェニトインの血中濃度が下がりてんかん発作を起こす危険性もある。フェニトイン服薬中の患者に対しては，これらの抗うつ薬との併用時には血中濃度の確認を頻回に行うべきである。

　PPIであるオメプラゾール（オメプラール，オメプラゾン），ランソプラゾール（タケプ

ロン），ラペプラゾール（パリエット）もCYP2C19に対する親和性の強い基質であるため，他剤に対してはCYP2C19阻害薬という位置づけになるが，より阻害作用の強いフルボキサミン（デプロメール，ルボックス他）と併用すると自らの代謝が阻害されて血中濃度が上がる。

3）CYP2D6阻害作用

CYP2D6は，CYP分子種の中で最も多くの向精神薬の代謝に関わっている。ただし薬全体としては3番目である。

一般身体科の薬としてはβ遮断薬のメトプロロール（セロケン）やプロプラノロール（インデラル他），チモロール（チモプトール）がCYP2D6の基質である。阻害薬と併用すると血圧が下がりすぎる危険性がある。

パロキセチン（パキシル他）は，すべての薬の中でも最も強力なCYP2D6阻害薬のひとつであるため，他の向精神薬の効果を強めてしまう可能性を常に念頭に入れて併用しなければならない。非ステロイド性の抗エストロゲン剤で乳癌の治療などに用いられるタモキシフェン（ノルバテックス，タスオミン他）は，CYP3A4で脱メチル化された後CYP2D6によってエンドキシフェンに代謝されてはじめて抗癌作用を発揮するプロドラッグである。タモキシフェンをパロキセチンと併用すると，この活性代謝産物の生成が減少し，乳癌の再発や死亡のリスクが高まる。

エスシタロプラム（レクサプロ）は，CYP分子種のうち2D6に対してのみ阻害作用を示す（表Ⅵ-2-e）が，おそらくそのために三環系抗うつ薬であるデシプラミン（国内発売中止：イミプラミンの代謝産物）のAUCを約2倍に上昇させ，β遮断薬（降圧剤，狭心症治薬）であるメトプロロール（セロケン，ロプレソール）のAUCを2倍以上に上昇させる。セルトラリン（ジェイゾロフト）は，比較的広範囲にCYPの分子種を阻害するが，中でも2D6に対する阻害作用が強く，イミプラミン（トフラニール，イミドール，クリミチン他）のAUCを約1.7倍にする[87]。デュロキセチン（サインバルタ）は，CYP分子種のうち2D6に対して阻害作用を示し，デシプラミン（国内発売中止：イミプラミンの代謝産物）のAUCを約2.9倍に上昇させる。ミルタザピン（リフレックス，レメロン）も2D6に対する競合的阻害作用の可能性が指摘されている[25]。

三環系抗うつ薬と抗精神病薬との併用に関しては，双方がCYP2D6の基質で，お互いに競合的代謝阻害作用を発揮することに加え，双方とも抗コリン作用を持っているので薬力学的にも両者の併用によって相乗的に循環器系もしくは消化器系に負担がかかる可能性がある。ちなみにCYP2D6阻害作用が臨床上問題になる可能性のある抗精神病薬は，リスペリドン（リスパダール他），ハロペリドール（セレネース，リントン他），クロザピン（クロザリル），フェノチアジン系である（表Ⅵ-2-g）。

メチルフェニデート（コンサータ，リタリン）は，前述のように2D6の阻害作用に注意

が必要である。

　一般身体科の薬のうち，抗不整脈薬のプロパフェノン（プロノン），キニジン（硫酸キニジン）はCYP2D6阻害作用が非常に強いので注意が必要である。

4）CYP3A群阻害作用

　CYP3A群は，およそ36％の薬の代謝に関与していて，この数字は代謝酵素中最大である。向精神薬のうちCYP3A4を阻害するのはセルトラリン（ジェイゾロフト），パロキセチン（パキシル他），フルボキサミン（デプロメール，ルボックス他），三環系抗うつ薬，バルプロ酸（デパケン，セレニカR，バレリン他）などであるが，いずれもその阻害の程度は軽度〜中等度であり，臨床上危険な飲み合わせは生じにくいと思われる。しかし，特に多剤を併用している患者の場合には，CYP3A群が多くの薬の代謝に関わっていることを意識すべきであろう。

　トリアゾラム（ハルシオン，アサシオン他）はCYP3A4の基質で特異性も高いため阻害薬の影響を強く受ける（図Ⅵ-2-d）。

　最近，CYP3A4の基質薬は心臓伝達経路のカルシウム清流電流を濃度依存的に遮断するために，心電図においてQT延長が見られることが知られるようになった[22]。向精神薬の中にもQT延長の副作用が知られている薬が少なくないので，薬力学的な面からもCYP3A4基質薬との併用に注意が必要である。

　抗てんかん薬のトピラマート（トピナ）はCYP3A4阻害作用を弱いながらも発揮して，フェニトイン（アレビアチン，ヒダントール他）の血中濃度を上げる。

　ミルタザピン（リフレックス，レメロン）はCYP1A2, 2D6, 3A4の基質であるが，CYP3A4阻害薬であるアゾール系抗真菌薬，マクロライド系抗菌薬，HIVプロテアーゼ阻害薬などと併用すると血中濃度が高まる可能性がある。シメチジン（タガメット，シメチジン）との併用ではAUCが63％上昇する。

　セルトラリン（ジェイゾロフト）はCYP2C9, 2C19, 2B6, 3A4の基質で1A2, 2C9, 2C19, 2B6, 2D6, 3A4活性を弱い（1A2と2D6に関しては中程度）ながらも阻害する。これらの作用によりセルトラリンはピモジド（オーラップ；併用禁忌）や三環系抗うつ薬のAUCをそれぞれ137％，168％に上昇させる（連続投与試験）。

　免疫抑制剤シクロスポリンはCYP3A4阻害薬であるが，臓器移植を受けた患者には不可欠な薬である。この薬を服用している患者が，抗高脂血症薬のロバスタチン（本邦未発売であるが一部の健康サプリメントやダイエット食品の中に含まれている可能性がある）を併用した場合，後者の血中濃度（AUC）が約5〜20倍に上昇することが報告されている[42]。シクロスポリンはアトルバスタチン（リピトール），シンバスタチン（リポバス）のAUCもそれぞれ6〜9, 3〜8倍に上昇させることが知られている[42]。これらの抗高脂血症薬とセルトラリン（ジェイゾロフト），パロキセチン（パキシル他），フルボキサミン（デプロメー

ル，ルボックス他），バルプロ酸（デパケン，セレニカR，バレリン他）などと併用した際の詳しいデータは筆者の知る限りは存在しない。しかし，併用する際は横紋筋融解症へ配慮した方がよいと思われる。ちなみにプラバスタチン（メバロチン），ピタバスタチン（リバロ），ロスバスタチン（クレストール）はCYPへの依存の少ない代謝が行われる薬であるが，シクロスポリンとの併用により血中濃度が上昇するという報告がなされている。

5）抗うつ薬のCYP阻害作用

これまで向精神薬を中心として各CYP分子種に対する阻害作用について記述してきたが，中でも最もCYP阻害作用が強い抗うつ薬について改めて解説したいと思う。

三環系抗うつ薬は，自らが基質となるCYP2D6を競合的に阻害する他にCYP2C19も阻害する。一方，新世代の抗うつ薬も多くはCYP2D6の基質で，競合的阻害作用を有するが，その他の分子種に対する阻害作用を有するものも多く，そのプロフィールには三環系抗うつ薬のような共通性が見られないため注意が必要である（表Ⅵ-2-d）。繰り返しになるが，特にフルボキサミン（デプロメール，ルボックス他）とパロキセチン（パキシル他）の阻害作用には注意すべきである。フルボキサミン（デプロメール，ルボックス他）は，非特異的にCYPの分子種を広範囲に阻害し，中でもCYP1A2に対する阻害作用は強力である。パロキセチン（パキシル他）はCYP2D6に対する阻害作用が強力である。

各抗うつ薬のCYP分子種の阻害プロフィールを表にまとめたので参照されたい（表Ⅵ-2-e）。

抗うつ薬のCYP阻害作用は，抗うつ薬と抗うつ薬の切り替え時，あるいは併用時におけるお互いの代謝にも影響する（表Ⅵ-2-f）。例えば，フルボキサミン（デプロメール，ルボッ

表Ⅵ-2-d 新世代抗うつ薬・三環系抗うつ薬が基質となるCYP分子種と阻害するCYP分子種

抗うつ薬	基質	阻害
エスシタロプラム（レクサプロ）	3A4＞2C19＞2D6	2D6
セルトラリン（ジェイゾロフト）	2D6, 2C9, 2B6, 2C19, 3A4	2D6＞1A2, 2B6, 2C9, 2C19, 3A4
デュロキセチン（サインバルタ）	1A2, 2D6	2C19, 2D6
パロキセチン（パキシル他）	2D6＞3A4	2D6＞1A2, 2B6, 2C9, 2C19, 3A4
フルボキサミン（ルボックス，デプロメール他）	2D6＞1A2＞他	1A2＞2C19＞2B6, 2C9, 2D6, 3A4
ミルタザピン（リフレックス，レメロン）	2D6＞1A2＞3A4	2C19＞2D6
ミルナシプラン（トレドミン）	3A4	ほとんどない
三環系抗うつ薬	2D6	2D6＞2C9/19, 1A2

表VI-2-e 抗うつ薬が阻害するCYP分子種

CYP分子種	エスシタロプラム(レクサプロ)	セルトラリン(ジェイゾロフト)	デュロキセチン(サインバルタ)	パロキセチン(パキシル他)	フルボキサミン(デプロメール,ルボックス他)	ミルタザピン(リフレックス,レメロン)	ミルナシプラン(トレドミン)	TCA
1A2		+		+〜++	++++		±	+
2B6		+		+	+〜++			
2C9		+		+	+〜++		±	+
2C19		+	+	+	+	+++		+
2D6	+〜++	++	++	++++	+〜++	+		++*
3A4		+		+	+〜++			

+の数は阻害作用の強さの目安
*2級アミンの方が3級アミンよりも阻害作用が強い

表VI-2-f 抗うつ薬の飲み合わせによる血中濃度への影響

影響する薬 \ 影響を受ける薬	エスシタロプラム(レクサプロ)	セルトラリン(ジェイゾロフト)	デュロキセチン(サインバルタ)	パロキセチン(パキシル他)	フルボキサミン(デプロメール,ルボックス他)	ミルタザピン(リフレックス,レメロン)	ミルナシプラン(トレドミン)	TCA
エスシタロプラム		↑	〜	↑	↑	↑	〜	↑↑
セルトラリン	↑↑		↑	↑	↑	↑↑	〜	↑↑
デュロキセチン	↑	↑		↑	↑	↑	〜	↑↑
パロキセチン	↑↑	↑↑	↑↑		↑↑	↑↑	〜	↑↑
フルボキサミン	↑↑	↑↑	↑↑	↑		↑↑	〜	↑↑
ミルタザピン	〜	〜	〜	〜	〜		〜	〜
ミルナシプラン	〜	〜	〜	〜	〜	〜		〜
TCA	↑↑	↑↑	↑	↑	↑	↑	〜	↑↑

〜：影響は小さいかほとんどないと予想される．
↑：追加する薬が，もともと服用していた薬の血中濃度を上げる（数が多いほど作用が強いことを示している）．
注）この表はCYPの阻害作用を基にした予想であり実際に血中濃度の変化をモニタリングしたものではない．
インタビューフォームに記載されているデータは以下のものに限られる．
エスシタロプラムはデシプラミン（国内発売中止のTCA）のAUCを約2倍に
セルトラリンはTCAのAUCを約1.7倍に
デュロキセチンはデシプラミンのAUCを約2.9倍に
パロキセチンはイミプラミンの血中濃度を約1.7倍に
パロキセチンはデュロキセチンのAUCを約1.6倍に
フルボキサミンはデュロキセチンのAUCを約5.6倍に

クス他)(100 mg/日)反復経口投与はデュロキセチン(サインバルタ)単回経口投与時のAUC を約 5.6 倍にする(図Ⅵ-2-e)。パロキセチン(パキシル他)(20 mg/日)反復経口投与はデュロキセチン単回経口投与時の AUC を約 1.6 倍にする(図Ⅵ-2-f)。したがって,フルボキサミンやパロキセチンからデュロキセチンにスイッチングする場合は,デュロキセチンの開始量を制限するか,前薬を減量してからデュロキセチンを始めるなどの配慮が必要となる。デュロキセチン(60 mg/日)反復経口投与はデシプラミン(日本では発売中止となったイミプラミンの代謝産物)単回経口投与時の AUC を約 2.9 倍にする(図Ⅵ-2-g)。

このように,抗うつ薬を複数同時に経口服薬するとお互いの血中濃度を高める可能性が大きい。そのため,併用による相互作用を念頭に入れておかないと投与量に見合わない副作用や作用が出現し,医師の判断を誤らせる可能性があるので注意が必要である。

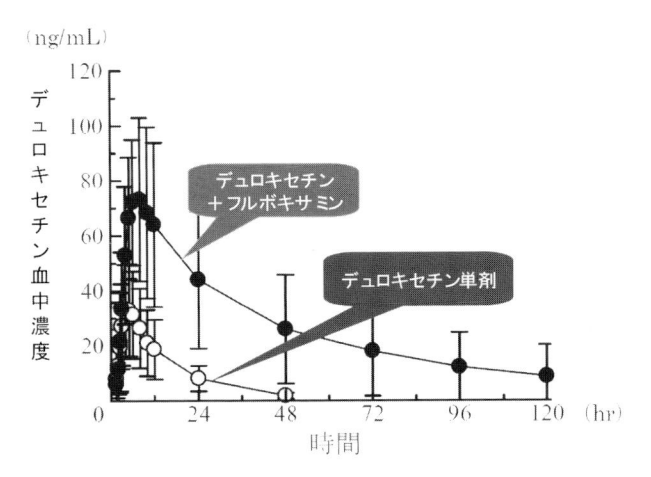

図Ⅵ-2-e デュロキセチン(サインバルタ)単回経口投与時の血中濃度に与えるフルボキサミン(デプロメール,ルボックス他)併用の影響

フルボキサミン 100 mg/日反復経口投与を受けた群(デュロキセチン+フルボキサミン)はフルボキサミンを服用していなかった群(デュロキセチン)に比べて,デュロキセチン 40 mg 単回経口投与時の AUC が約 5.6 倍になる。この効果はフルボキサミンの CYP1A2 阻害作用によるものと考えられる。(サインバルタの医薬品インタビューフォームより改変引用)

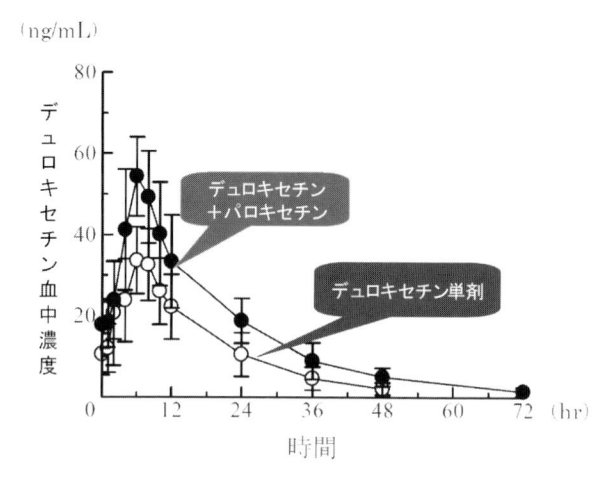

図Ⅵ-2-f デュロキセチン（サインバルタ）単回経口投与時の
血中濃度に与えるパロキセチン（パキシル他）併用の影響

パロキセチン20 mg/日反復経口投与を受けた群（デュロキセチン＋パロキセチン）はパロキセチンを服用していなかった群（デュロキセチン単剤）に比べて，デュロキセチン40 mg単回経口投与時のAUCが約1.6倍になる。この効果はパロキセチンのCYP2D6阻害作用によるものと考えられる。
（サインバルタの医薬品インタビューフォームより改変引用）

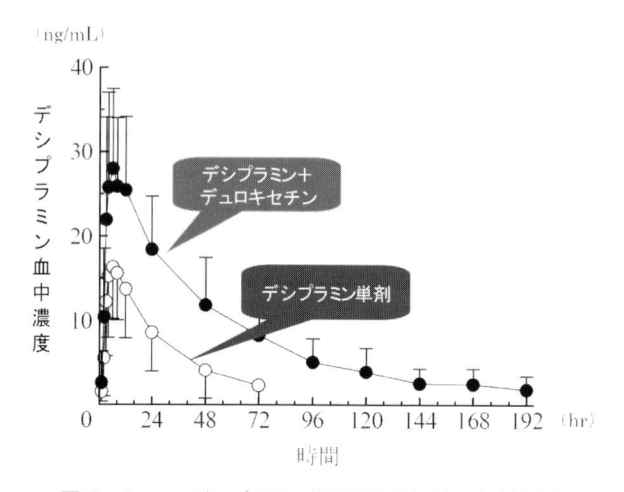

図Ⅵ-2-g デシプラミン単回経口投与時の血中濃度に
与えるデュロキセチン（サインバルタ）併用の影響

デュロキセチン60 mg/日反復経口投与を受けた群（デシプラミン＋デュロキセチン）はデュロキセチンを服用していなかった群（デシプラミン単剤）に比べて，デシプラミン50 mg単回経口投与時のAUCが約2.9倍になる。この効果はデュロキセチンのCYP2D6阻害作用によるものと考えられる。
（サインバルタの医薬品インタビューフォームより改変引用）

6) 抗精神病薬のCYP阻害作用

一般的に，抗精神病薬は抗うつ薬に比べるとCYP阻害作用は小さい（表Ⅵ-2-g）。リスペリドン（リスパダール他）のCYP2D6阻害作用は三環系抗うつ薬より強いかもしれない。クロザピン（クロザリル）とフェノチアジン系抗精神病薬にもCYP2D6阻害作用が原因と考えられる相互作用の臨床報告がある。クロザピンにはCYP2C19の阻害作用もある。

表Ⅵ-2-g 抗精神病薬が阻害するCYP分子種

CYP分子種	アリピプラゾール（エビリファイ）	オランザピン（ジプレキサ）	クエチアピン（セロクエル）	クロザピン（クロザリル）	パリペリドン（インヴェガ）	ブロナンセリン（ロナセン）	ペロスピロン（ルーラン他）	リスペリドン（リスパダール他）	フェノチアジン系	ハロペリドール（セレネース，リントン他）
1A2										
2B6										
2C9										
2C19				+						
2D6				+				++	±	+
3A4										+

Ⅵ-2-5. 単代謝経路薬と多代謝経路薬

薬の中には，代謝がひとつの代謝酵素に大きく依存しているもの（単代謝経路薬）と複数の代謝酵素が関与し代謝経路がいくつもあるもの（多代謝経路薬）がある。前者は後者に比べてひとつの代謝酵素に依存する割合が高くなるので，その酵素の阻害作用の影響を強く受ける（図Ⅵ-2-h）。

以下に，向精神薬における単代謝経路薬と多代謝経路薬について，紙面の都合上代表的な例のみを取り上げるが，他の薬に関してもインタビューフォームなどを確認されたい。

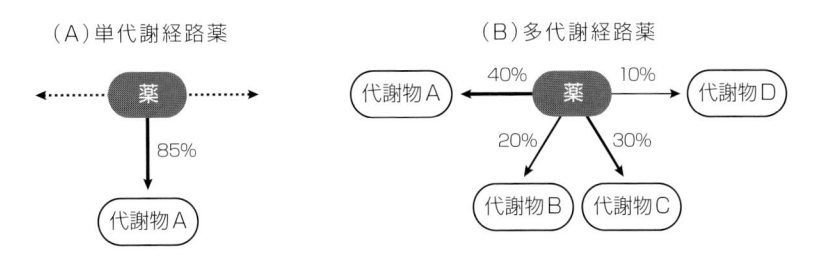

図Ⅵ-2-h 単代謝経路薬と多代謝経路薬

代謝がひとつの代謝酵素に大きく依存している薬（単代謝経路薬）は複数の代謝酵素が関わっている薬（多代謝経路薬）に比べて，当然ながら代謝酵素の阻害作用に対して影響を受けやすい。
（文献51より改変引用）

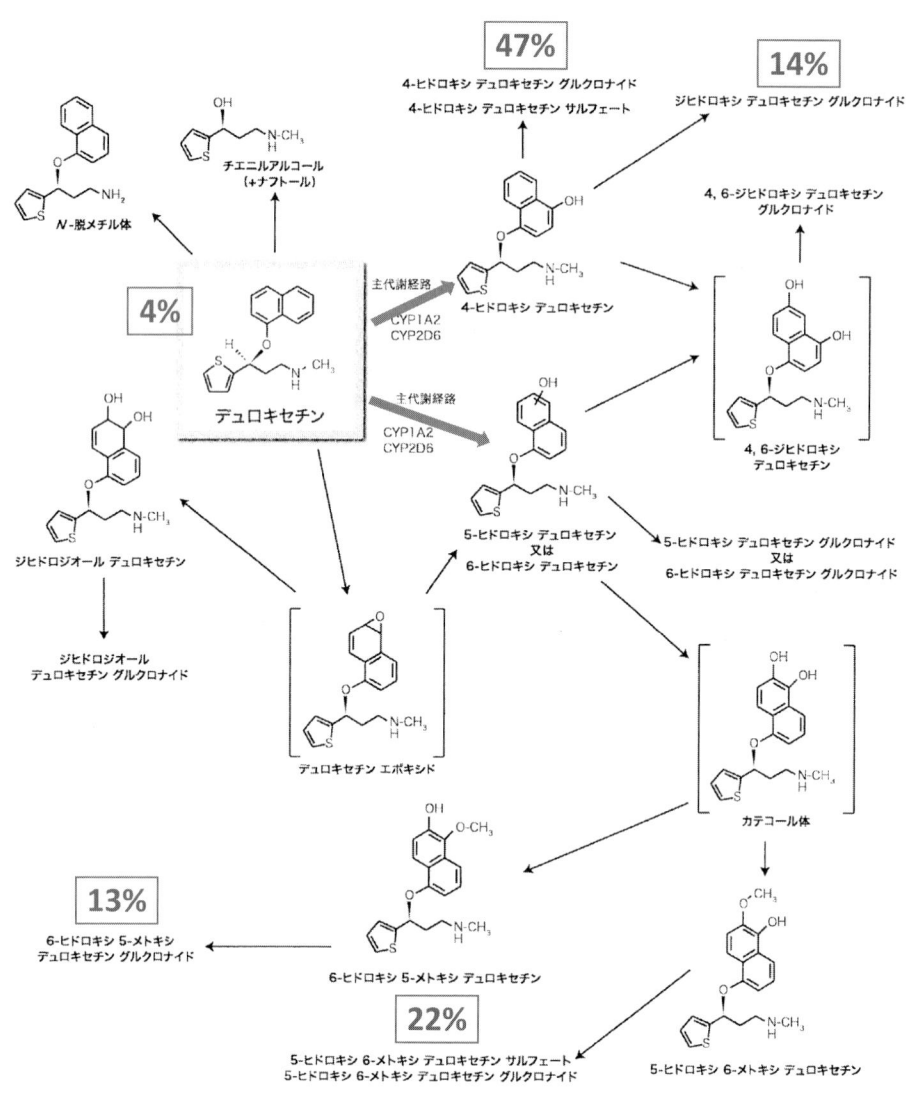

図Ⅵ-2-i　デュロキセチン（サインバルタ）の推定代謝経路

デュロキセチンは主に2つの経路で代謝されると推定されている（図の太い矢印）。この2つの経路には，共にCYP1A2とCYP2D6が関与していると考えられている。したがって，デュロキセチンはCYP1A2とCYP2D6のどちらかの活性が低下しても代謝は行われるが，両者の活性が同時に低下すると代謝が滞る。なおデュロキセチンは弱いながらCYP2D6阻害作用を持っている。（サインバルタの医薬品インタビューフォームより改変引用，数字は代謝が正常に行われた場合の最終代謝産物の推定の割合）

ミルタザピンの代謝経路

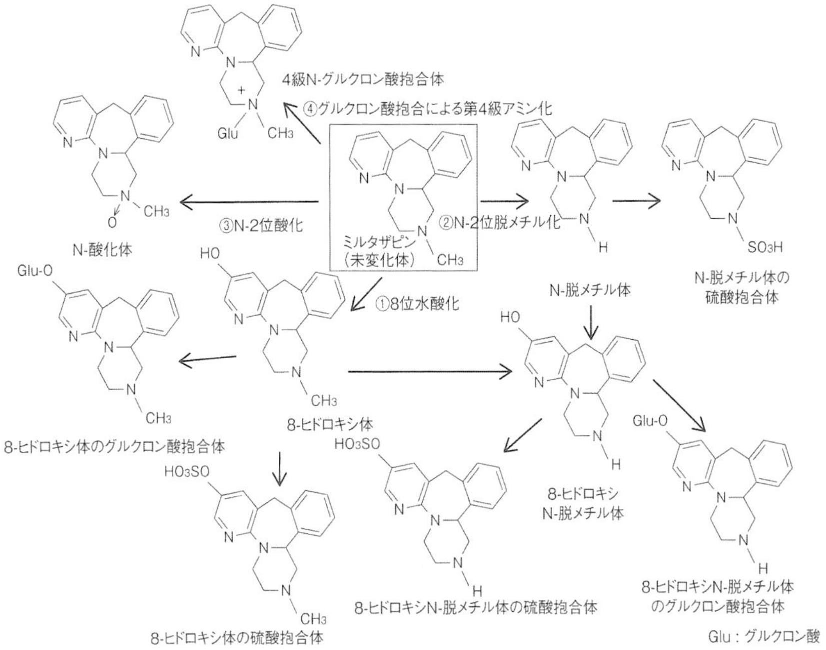

図Ⅵ‐2‐j　ミルタザピン（リフレックス，レメロン）の推定代謝経路

ミルタザピンは複数の経路で代謝されると推定されている。例えば8位水酸化にも CYP2D6 と CYP1A2 が関与していて，その他の経路には CYP3A4 が関与しているものもある。そのため，これら CYP 分子種のうちひとつの活性が阻害されても代謝が影響を受ける可能性は低い。（レメロンの医薬品インタビューフォームより改変引用）

　デュロキセチン（サインバルタ）の場合は，推定されている代謝経路が複数存在しているものの，主な経路は4位あるいは5位の水酸化で，共に代謝酵素としては CYP1A2 と CYP2D6 が関与していると考えられている（図Ⅵ‐2‐i）。ミルタザピン（リフレックス，レメロン）の場合はさらに多様な反応による代謝経路が推定されていて，8位水酸化には CYP2D6 および CYP1A2 が主に関与し，N‐2位脱メチル化および N‐2位酸化には主に CYP3A4 および CYP1A2 も関与していると考えられている（図Ⅵ‐2‐j）。このように複数の分子種によって代謝が行われる薬は，ひとつの分子種の活性が低下しても，その影響を受けにくい。

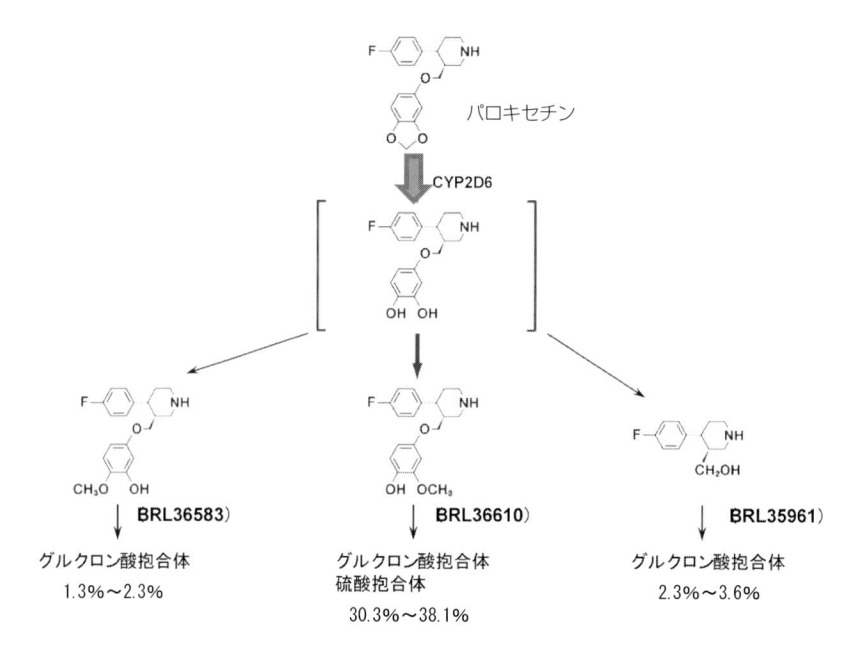

図Ⅵ-2-k　パロキセチン（パキシル他）の推定代謝経路
パロキセチンの代謝はCYP2D6に依存していて，この酵素の活性変化による影響を
受けやすい。（パキシルの医薬品インタビューフォームより改変引用）

　一方，パロキセチン（パキシル他）の代謝はCYP2D6に大きく依存していると考えられている（図Ⅵ-2-k）。おそらくは，そのことが関係してパロキセチンはCYP2D6に対して競合的な阻害作用を強く発揮し，自らもCYP2D6の阻害作用の影響を受けやすい。デュロキセチン（サインバルタ）はパロキセチンよりは弱いもののCYP2D6阻害作用を持っている（図Ⅵ-2-g）。ミルタザピン（リフレックス，レメロン）はCYP阻害作用の影響をほとんど受けず，自らもほとんどCYP阻害作用を示さない。

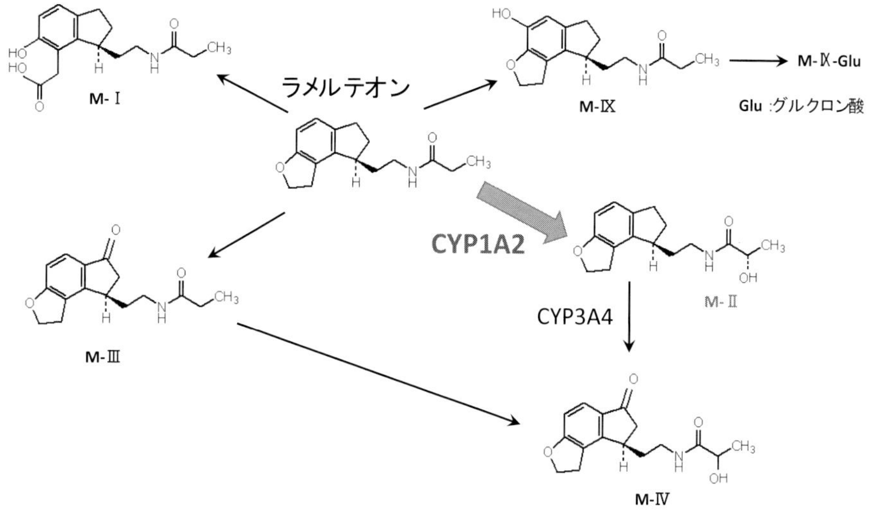

第Ⅵ章 薬の代謝　119

図Ⅵ-2-1　ラメルテオン（ロゼレム）の推定代謝経路
ラメルテオンは主に CYP1A2 で代謝されると推定されている。そのため CYP1A2 阻害薬のフルボキサミン（デプロメール，ルボックス他）との併用は禁忌である。
（ロゼレムの医薬品インタビューフォームより改変引用）

　ラメルテオン（ロゼレム）は複数の代謝経路を有しているが，CYP1A2 への依存度が大きいと考えられている（図Ⅵ-2-1）。しかもラメルテオンは CYP1A2 との親和性が弱いため，同じく CYP1A2 の基質で親和性の強いフルボキサミン（デプロメール，ルボックス他）と併用すると，代謝が大幅に遅れ AUC が約 82 倍に上昇する。

Ⅵ-2-6. 核内受容体を介したCYPと薬物トランスポーターの誘導

1959~62年にかけて，Katoらは種々の脂溶性の薬が肝において代謝酵素を誘導することを発見した．それ以降，CYPなどの代謝酵素の遺伝子発現がさまざまな薬で誘導されることがわかってきた．

CYPの誘導を引き起こす薬の多くは脂溶性で容易に肝細胞内に侵入し，細胞内にある核内受容体と結合し遺伝子の転写を促進する（図Ⅵ-2-m）．通常，核内受容体はホルモンなどの内因性物質と結合する．ホルモンと結合した核内受容体は核内に移動し，次に遺伝子と結合し，それが引き金となって遺伝子の転写が開始される（タンパク質が合成される）．主な核内受容体にはCAR（構成的アンドロスタン受容体）やPXR（プレグナンX受容体）があり，両者とも幅広い種類のタンパクの合成に関与している（表Ⅵ-2-h）．そのため，酵素誘導の場合は非特異的に酵素の活性が上がる傾向にある．これは，酵素阻害が特定の分子種に限られる傾向があるのとは対照的である．また，核内受容体によるタンパク質合成促進作用は薬物トランスポーターの合成にも及ぶため，薬の体外排出が促進される（表Ⅵ-2-h）．2つの核内受容体のうちPXRは特に重要で，リファンピシンをはじめバルビツール酸系，フェ

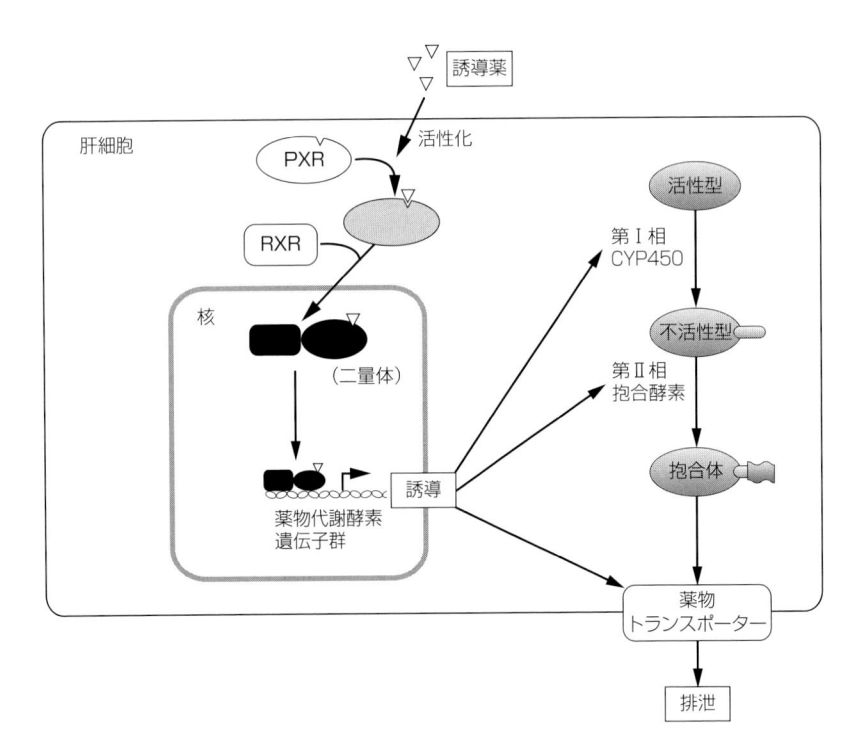

図Ⅵ-2-m 核内受容体の活性化を介した薬物代謝酵素の誘導
一部の脂溶性の薬は容易に肝細胞膜を通過して細胞内の核内受容体を活性化し，薬物代謝酵素（第Ⅰ相に関するCYPや第Ⅱ相反応に関与する酵素），薬物トランスポーター（排出型）の合成を促進する．
（文献91より改変引用）

表Ⅵ-2-h 主な核内受容体と誘導薬，誘導される薬物代謝酵素，薬物トランスポーター

核内受容体		被誘導酵素	被誘導トランスポーター
CAR	フェノバルビタール（フェノバール他）＞バルプロ酸（デパケン，セレニカR，バレリン他），オメプラゾール	CYP2A6, CYP2B6, CYP2C9, CYP3A4, UGT1A1, SULT2A1	MRP2, MRP3, MRP4, P-gp
PXR	リファンピシン，バルビツール酸系（フェノバルビタール他）＞フェニトイン（アレビアチン，ヒダントール他），カルバマゼピン（テグレトール，テレスミン，レキシン他），西洋オトギリソウ＞副腎皮質ホルモン	CYP2A6, CYP3A4, CYP3A5, CYP2B6, CYP2C9, CYP2C19, CYP1A1, CYP1A2, UGT1A1, UGT1A6, SULT2A1	MRP2, MRP3, P-gp, BCRP, OATP1B1

BCRP : breast cancer resistance protein
MRP : multidrug resistance-associated protein
OATP : organic anion transporting polypeptide
P-gp : P-glycoprotein（P糖タンパク質）
SULT : sulfotransferase（硫酸転移酵素）
UGT : uridine diphosphate glucuronosyltransferase（UDP-グルクロン酸転移酵素）

ニトイン（アレビアチン，ヒダントール他），カルバマゼピン（テグレトール，テレスミン，レキシン他），西洋オトギリソウ（セント・ジョーンズ・ワートなどの一般用医薬品に含まれている）などによって活性化される。

　CYPの誘導に関して，最も気を付けなければならない向精神薬はフェノバルビタール（フェノバール他）であり，向精神薬以外ではリファンピシンである（表Ⅵ-2-i）。強さはフェノバルビタールには劣るものの，カルバマゼピン（テグレトール，テレスミン，レキシン他）も多数のCYP分子種を誘導するので注意が必要である。薬品以外では，タバコ（Ⅷ-7参照），炭火焼肉，キャベツなどのアブラナ科の野菜などの食品や嗜好品によってCYP1A1/2が誘導される。

　向精神薬の中でCYPとUGTの誘導に関して最も注意すべき抗てんかん薬について表Ⅵ-2-jにまとめた。日本で上市されている抗てんかん薬のうち，表に記載されていないものは，これまでにCYPとUGTの誘導や阻害について知られていない。バルプロ酸（デパケン，セレニカR，バレリン他）はCYP1A2を誘導する一方で，CYP2C19，CYP3A4に関しては阻害作用があり，UGTに対しても阻害作用を発揮する（Ⅵ-3-1参照）。

　実際の飲み合わせとして最も注意すべきなのは，カルバマゼピン（テグレトール，テレスミン，レキシン他），フェニトイン（アレビアチン，ヒダントール他），フェノバルビタール（フェノバール他）がワルファリンの効果を低下させる可能性が強いことである。リファンピシンは強力なCYP2C9誘導薬であるが，ワルファリンのAUCをおよそ1/6にする．。

　CYP2C9誘導薬によるフェニトインの血中濃度低下にも注意すべきである。カルバマゼピン（テグレトール，テレスミン，レキシン他）とフェニトインはお互いの血中濃度を下げる。

バルプロ酸（デパケン，セレニカ R，バレリン他）もフェニトインとの併用で弱いながらお互いの血中濃度を下げる危険性がある。

表Ⅵ-2-i　CYP各分子種の主な誘導薬

分子種	向精神薬	向精神薬以外の薬	その他
1A1/2	バルプロ酸（デパケン，セレニカ R，バレリン他），フェノバルビタール（フェノバール他），フェニトイン（アレビアチン，ヒダントール他），モダフィニル（モディオダール）	オメプラゾール（オメプラール，オメプラゾン他），リトナビル（ノービア），リファンピシン（アプテシンカプセル，リファジンカプセル他）	タバコの煙，炭火焼肉（焦げ），キャベツなどのアブラナ科の野菜　ダイオキシン　多環式炭化水素*
2A6	フェノバルビタール	リファンピシン	
2B6	フェノバルビタール，モダフィニル	リファンピシン	
2C8	フェノバルビタール	リファンピシン	
2C9/10	フェノバルビタール，カルバマゼピン（テグレトール，テレスミン，レキシン他）	リファンピシン	
2C19	カルバマゼピン	リファンピシン	
2D6	フェノバルビタール		
3A4	エトスクシミド（エピレオプチマル，ザロンチン），カルバマゼピン，西洋オトギリソウ，フェノバルビタール，フェニトイン，モダフィニル	デキサメタゾン，ネビラビン，プリミドン，リファンピシン	

*多環式炭化水素の中には，前癌物質として広く知られているアフラトキシンやベンゾピレンなどがある。一般に癌原生物質は肝を中心に肺，腎その他の部位におけるCYPを誘導することが多い。ちなみに多環式炭化水素は芳香族の水酸化の後硫酸抱合あるいはグルクロン酸抱合を受けて解毒排泄されるが，一部はCYP1A，2C，3Aによってエポキシド（Ⅵ-2-7参照）に変換されて発癌性を発揮する。

表Ⅵ-2-j　抗てんかん薬が誘導（*），阻害（+）するCYP，UGT

CYP分子種	エトスクシミド（エピレオプチマル，ザロンチン）	カルバマゼピン（テグレトール，テレスミン，レキシン他）	トピラマート（トピナ）	バルプロ酸（デパケン，セレニカ R，バレリン他）	フェニトイン（アレビアチン，ヒダントール他）	フェノバルビタール（フェノバール他）
1A2		*		*	**	**
2B6						**
2C9		*				**
2C19		*	+	++		**
2D6						*
3A4	*	***		++	**	***
UGT		**		++		**

*あるいは+の数は多いほど作用が強いことを示している

Ⅵ‐2‐7．コリンエステラーゼ，モノアミン酸化酵素，エポキシド加水分解酵素と薬物相互作用

　筋弛緩薬スキサメトニウム（以前はサクシンという商品名であったが，解熱剤サクシゾンと取り違えた医療事故が起きたことからスキサメトニウム注と商品名が変更された）はコリンエステラーゼで代謝されるので，この酵素を阻害するドネペジル（アリセプト他）などによって効果が延長される．スキサメトニウムは通常麻酔前投薬として使用されるが，修正型電気けいれん療法（無けいれん電気療法）に用いられることもある．

　モノアミン酸化酵素（monoamine oxidase；MAO）は生体内のモノアミンを代謝する酵素で，MAO-A と MAO-B がある．非選択的 MAO 阻害薬の塩酸サフラジンは日本では発売中止になった．MAO-B 阻害薬にはセレギリン（エフピー）やゾニサミド（エクセグラン：抗てんかん薬，トレリーフ：抗パーキンソン病薬），西洋オトギリソウ（セント・ジョーンズ・ワート）含有食品などがある．現時点では，MAO-B 阻害薬は薬物動態学的相互作用に関して比較的安全であると考えられている．しかし，脳内での MAO 活性は MAO-B の方が高いため，モノアミン代謝の変化に注意が必要かもしれない．

　エポキシド加水分解酵素は，CYP によって生成されたエポキシド（酸素原子が隣り合う2個の炭素原子と共有結合したもの）を加水分解し，最終的にはグルクロン酸抱合を受けやすいようにする酵素である．カルバマゼピン（テグレトール，テレスミン，レキシン他）はCYP3A4 によってカルバマゼピン-10,11-エポキシドとなり，次いでエポキシド加水分解によってカルバマゼピン-ジオールに代謝される．カルバマゼピン-10,11-エポキシドは未変化体とほぼ同等の活性を有するため，エポキシド加水分解酵素阻害作用を持つバルプロ酸（デパケン，セレニカ R，バレリン他），ラモトリギン（ラミクタール），クエチアピン（セロクエル）によって代謝が阻害されると薬効が増強する．

Ⅵ‐3．薬物代謝の第Ⅱ相反応

　第Ⅱ相反応は，第Ⅰ相反応によって薬が獲得した（あるいは薬によっては最初から持っていた）ヒドロキシ基（－OH），カルボキシル基（－COOH），アミノ基（－NH$_2$），スルフヒドリル基（－SH）などの官能基が，グルクロン酸，硫酸，アミノ酸，アセチル，グルタチオンと共有結合する反応である．繰り返しになるが，この過程を経て薬は極性の強い化合物へと変化する．言い換えると，水溶性で尿や胆汁などを経て排泄が容易な代謝産物となる．極性の弱い脂溶性の薬が，なぜ胆汁中に排泄されないのかについては，まだよくわかっていないが，胆汁に排泄される化合物にもある程度の極性が必要であることが知られている．

VI・3・1. グルクロン酸抱合

グルクロン酸抱合（グルクロン酸との共有結合）は，薬物代謝の面から最も重要な第Ⅱ相反応である。この反応はミクロソーム分画に局在するUDP - グルクロン酸転移酵素（一般にUDPGTあるいはUGTなどと略されるが，本書では以下UGTとする）により触媒される。UGTは多くの薬の第Ⅱ相反応に関わっているが，未変化体の薬でも，その約1割がUGTによって代謝されるとされている。UGTは分子種によっては胃，小腸，大腸，前立腺，腎でも発現している。

肝細胞内で生成されたグルクロン酸抱合体は，毛細胆管膜に存在するABCトランスポーターMRP2（Ⅱ - 6参照）によって胆汁中に排泄される。一部はMRP1，MRP3によって血中に排出される。胆汁中から腸管に排泄されたグルクロン酸抱合体は，腸内細菌によって加水分解され再び消化管から吸収されることがある（腸肝循環，Ⅳ - 8参照）。

UGTには15の分子種が知られている。各分子種の遺伝子多型も知られているが（表Ⅵ - 3 - a），日本人に限っては，CYPのように薬物代謝に大きな影響を与える遺伝子多型の存在は，今のところあまり知られていない。しかし，近年切除不能な胃癌・大腸癌の治療薬とし

表Ⅵ - 3 - a UGTの主な遺伝子多型

遺伝子	アレル	塩基変化	アミノ酸変化	アレル頻度 日本人	アレル頻度 白人	影響
UGT1A1	1A1*6	$G_{211}A$	Gly71Arg	0.135	0.05	活性減少
	1A1*27	$C_{686}A$	Pro229Gly	0.010		活性減少
	1A1*28	$A(TA)_6TAA$ $\to A(TA)_7TAA$	（プロモーター領域）	0.135	0.380	発現減少
	1A1*60	$T_{-3279}G$	（プロモーター領域）	0.281		Gilbert症候群
UGT1A6	1A6*2	$A_{541}G, A_{552}C$	Thr184Ala Arg184Ser	0.153		活性増強
UGT1A7	1A7*2	$T_{387}G, V_{391}A,$ $G_{392}A$	Asn129Lys Arg131Lys			活性減少
	1A7*3	*2+*4	*2+*4	0.255		活性減少
	1A7*4	$T_{622}C$	Trp208Arg	<0.001		
UGT1A8	1A8*3	$G_{830}A$	Cys277Tyr	0.000	0.022	活性減少大
UGT1A9	1A9*4	$T_{726}G$	Tyr242X	0.005		切断タンパク
	1A9*5	G_{766A}	Asp256Asn	0.005		活性低下
	1A9*22	$A(T)_9AT$ $\to A(T)_{10}AT$	（プロモーター領域）	0.60	0.44	
UGT1A10	1A10*6	$C_{605}T$	Thr202ILe	0.010		活性低下
UGT2B4	2B4*2		Asp458Glu			活性正常
UGT2B7	2B7*2	$T_{801}A, C_{802}T$	His268Tyr	0.07	0.48	活性低下？
UGT2B15	2B15*2		Asp85Tyr		0.47	活性増強

文献51より引用

第Ⅵ章 薬の代謝 125

表Ⅵ-3-b 主なUGT分子種と基質・阻害薬・誘導薬（向精神薬中心に）

分子種	主な基質	阻害薬	誘導薬
1A1	ビリルビン, イリノテカン（カンプト）, エストラジオール（経口避妊薬）, エゼチミブ（ゼチーア）	バルプロ酸（デパケン, セレニカR, バレリン他）, 硫酸アタザナビル	フェノバルビタール（フェノバール他）, フェニトイン（アレビアチン, ヒダントール他）
1A3	3級アミン, イミプラミン（トフラニール, イミドール, クリミチン他）, クロルプロマジン（ウインタミン, コントミン他）, クロザピン（クロザリル）, バルプロ酸（デパケン, セレニカR, バレリン他）		
1A4	アミトリプチリン（アデプレス, トリプタノール, ミケトリン他）, イミプラミン（トフラニール, イミドール, クリミチン他）, オランザピン（ジプレキサ）, クロザピン（クロザリル）, ラモトリギン（ラミクタール）, NSAIDs	バルプロ酸（デパケン, セレニカR, バレリン他）, ジクロフェナク（ボルタレン）, セルトラリン（ジェイゾロフト）, プロベネシド（ベネシッド；尿酸コントロール薬）	カルバマゼピン（テグレトール, テレスミン, レキシン他）, フェノバルビタール（フェノバール他）, フェニトイン（アレビアチン, ヒダントール他）, エストラジオール
1A9	バルプロ酸（デパケン, セレニカR, バレリン他）	シクロスポリンAなど	
2B7	バルプロ酸（デパケン, セレニカR, バレリン他）, ラモトリギン（ラミクタール）		

注）下線の薬は特に重要である

て注目されているイリノテカン（カンプト）の副作用発現に，UGT1A1 の遺伝子多型が影響していることがわかってきており，遺伝子診断キットも開発され 2008 年 11 月に保険適応となっている。問題となっている多型は *UGT1A1*6* と *UGT1A1*28* のホモや，*UGT1A1*28*, **6* の複合ヘテロ接合体の *UGT1A1*28/*6* である。日本人の場合，約 15 % で注意が必要である。

表Ⅵ-3-b に主な UGT 分子種の基質となる薬，阻害や誘導作用を持つ薬についてまとめた。

UGT1A1 は主に小腸に発現しており，ステロイド，胆汁酸，ビリルビン，ホルモンの他にも食品，環境毒物，発癌性物質など多くの物質のグルクロン酸抱合に関与している。向精神薬に関しては，今のところ UGT1A1 の基質は知られていない。抗てんかん薬フェノバルビタール（フェノバール他）やフェニトイン（アレビアチン，ヒダントール他）が誘導薬でバルプロ酸（デパケン，セレニカR，バレリン他）が阻害薬である。

UGT1A3 の基質になる薬は少ないが，向精神薬ではイミプラミン（トフラニール，イミドール，クリミチン他），クロルプロマジン（ウインタミン，コントミン他），クロザピン（クロザリル），バルプロ酸が基質になる。この分子種を強く阻害あるいは誘導する向精神薬は知られていない。

UGT1A4 は向精神薬の処方に関して最も注意すべき分子種であろう。基質にはアミトリ

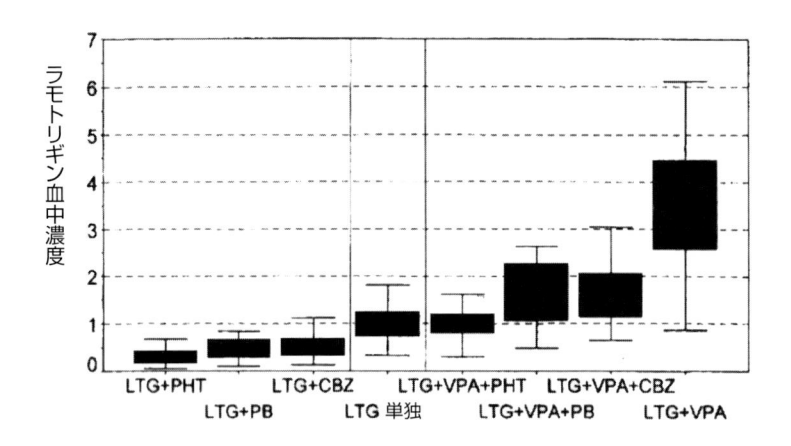

図Ⅵ-3-a ラモトリギン（ラミクタール）の血中濃度に
及ぼすUGT1A4誘導薬・阻害薬の影響

ラモトリギンの血中濃度はバルプロ酸（UGT1A4阻害薬）を併用するとおよそ3～4倍に上昇し，フェニトイン（UGT1A4誘導薬）を併用するとおおそ3～4分の1に減少する。ラモトリギンの血中濃度はバルプロ酸とフェニトインを同時に併用するとほぼ元のままである。フェノバルビタール，カルバマゼピン（テグレトール，テレスミン，レキシン他）もバルプロ酸の血中濃度を下げるが，フェニトインに比べると影響は弱い。（LTG；ラモトリギン，CBZ；カルバマゼピン，PB；フェノバルビタール，PHT；フェニトイン，VPA；バルプロ酸）（文献64より改変引用）

プチリン（アデプレス，トリプタノール，ミケトリン他），イミプラミン（トフラニール，イミドール，クリミチン他），オランザピン（ジプレキサ），クロザピン（クロザリル），ラモトリギン（ラミクタール）などがあるが，オランザピンとラモトリギンには特に注意が必要で，中でもラモトリギンはCYPで代謝されないためにUGT1A4阻害薬，誘導薬の影響を非常に強く受ける（図Ⅵ-3-a）。ラモトリギンは抗てんかん薬のカルバマゼピン（テグレトール，テレスミン，レキシン他），フェノバルビタール（フェノバール他），フェニトイン（アレビアチン，ヒダントール他）と併用すると血中濃度がおよそ半分以下になる可能性がある。また，ラモトリギンはバルプロ酸（デパケン，セレニカR，バレリン他）との併用で代謝が遅れる（表Ⅵ-3-c）。このバルプロ酸のUGT1A4阻害作用は強力で，同時に誘導薬のカルバマゼピン（テグレトール，テレスミン，レキシン他）やフェノバルビタール（フェノバール他）を服用してもラモトリギンの血中濃度は上昇する（図Ⅵ-3-a）。そのため，先にバルプロ酸を服用している人が，ラモトリギンの併用を開始する場合は，25 mg錠を一日おきに1錠から開始することが推奨されている。この両者は，双極性障害の治療薬でもあるために併用の機会が多く，注意が必要である。エストロゲンの一種で経口避妊薬として使用されるエストラジオール（エチニルエストラジオールは前立腺癌の治療薬として使われている）もUGT1A4を誘導し，ラモトリギンの血中濃度を下げることが知られている（表Ⅵ-3-c）。

バルプロ酸自身もUGTの基質で，未変化体のおよそ40％がグルクロン酸抱合にて代謝

表Ⅵ-3-c　UGT活性変化に関連した薬の相互作用

- アタザナビル（レイアタッツ）×イリテカン塩酸塩（カンプト）↑↑
- アタザナビル（レイアタッツ）×SN-38 ↑↑
- ジフニサル（サリチル酸系）×インドール酢酸系（インダシン，ランツジール，インフリー，ミリダシン）↑↑
- ジドブシン（レトロビル）×イブプロフェン（ブルフェン）↑↑
- サリチル酸アミド（PL，ペレックスに含有）×ペンタゾシン（ソセゴン）↑↑
- カルバペネム系（カルベニン，メロペン，チエナム，オメガシン，フィニバックス，オラペネム小児用）×**バルプロ酸**（デパケン，セレニカR，バレリン）↓↓
- **バルプロ酸**（デパケン，セレニカR，バレリン）×**ラモトリギン**（ラミクタール）↑
- **カルバマゼピン**（テグレトール，テレスミン，レキシン他），**フェニトイン**（アレビアチン，ヒダントール他），**フェノバルビタール**（フェノバール他），経口避妊薬（エストラジオール）×**ラモトリギン**（ラミクタール）↓

太字は向精神薬が関与している組み合わせ
↑は血中濃度の上昇を，↓は低下を，矢印の数は程度を示している

されるとされているが，UGT誘導薬のカルバペネム系薬剤（パニペネム・ベタミプロン〈カルベニン〉，メロペネム〈メロペン〉，イミペネム・シラスタチン〈チエナム〉，ビアペネム〈オメガシン〉，ドリペネム〈フェニバックス〉，テベペネムピボキシル〈オラペネム小児用〉）と併用すると血中濃度が低下してけいれん発作をきたす危険性があるため併用禁忌とされている（表Ⅵ-3-c）。

UGT1A9，2B7はバルプロ酸（デパケン，セレニカR，バレリン他），ラモトリギン（ラミクタール）などが基質であるが，主な代謝経路ではないために，活性の変化に大きな影響は受けないと考えられる。

グルクロン酸抱合は第Ⅱ相反応であるために，これまでCYPをめぐる相互作用ほどには注目されてこなかったが，最近はタモキシフェン（ノルバデックス，タスオミン他）などの抗癌剤の代謝に関わることやグルクロン酸抱合に必要なUDPGA（ウリジン二リン酸；uridine diphosphate glucuronic acid）の供給に関する相互作用などもわかってくるなど，新たな薬物相互作用の解明につながる反応として注目されるようになってきている。

UGTの阻害，誘導作用を持つ薬一般と影響を受ける薬一般について本章末に参考資料として載せてある。

Ⅵ-3-2. 硫酸抱合，アセチル抱合

グルクロン酸抱合以外の第Ⅱ相反応に関しては，向精神薬の代謝との関連について多くを知られていないこともあり，本書では簡単に触れるにとどめる。

硫酸抱合は，フェノール性ヒドロキシ基（-OH），アルコール性ヒドロキシ基（-OH），

アミノ基（－NH$_2$）などの官能基を持つ化合物が，硫酸と結合する反応である。硫酸抱合は細胞質に存在する硫酸転移酵素により触媒され，ヒトでは10の硫酸転移酵素の遺伝子が同定されている。この反応の特徴は，生体内の硫酸塩プールが量的に限られているため反応が飽和しやすいという点である。基質はエタノール，アセトアミノフェン（カロナール，アンヒバ，ナバ他），ドパミン，ミノキシジル（日本ではリアップという市販の育毛剤），デジプラミン（パートフラン；発売中止）などの薬の他に内因性物質として胆汁酸，コレステロール，グルココルチコイド，チロシンなどがある。代謝産物である硫酸抱合体は主に尿中に排泄され，一部は胆汁に排泄される。硫酸抱合により薬のpK$_a$が低下し（酸性になり）尿細管再吸収は低下し排泄が速まる（Ⅶ-5参照）。ちなみに，アセトアミノフェンは一般用医薬品の風邪薬にも広く含まれている成分で，自殺目的などで大量服薬されることが多い。一度に大量のアセトアミノフェン（カロナール，アンヒバ，ナバ他）が肝臓に到達すると硫酸抱合に使われる活性硫酸が枯渇し，代わりにCYP2E1による水酸化反応が行われるようになるが，これによって生成された水酸化体アセトアミドキノンは非常に肝毒性が強い。肝細胞内にグルタチオンが大量にある間はグルタチオン抱合によって速やかに解毒され尿中に排泄されるため臨床上問題にならないが，肝細胞内のグルタチオンが減少する肝障害時やCYPを誘導する薬との併用あるいはアルコール大量常習者のように常にCYP活性が上昇している場合などでは，グルタチオンも枯渇してしまい，アセトアミドキノンを無毒化できず肝細胞の壊死が起きる。これを予防するために，グルタチオンの前駆物質である去痰剤のN-アセチルシステイン（ムコフィリン，サテリット）が投与される。ちなみにN-アセチルシステインは美白剤として数多くのサプリメントや歯磨き粉などにも含まれている。

　アセチル抱合は，薬のアミノ基（－NH$_2$）がアセチル化される反応で，細胞質に存在するN-アセチル転移酵素（NAT）で触媒される。アセチルCoAが補酵素となる。NATには2つの分子種（NAT1，NAT2）がある。NAT1の基質には，細菌の必須栄養素であるパラアミノ安息香酸などがある。パラアミノ安息香酸は関節炎の治療などにも用いられ，またスルホンアミド系抗菌剤はその合成経路の拮抗阻害剤である。NAT2の代表的な基質にはイソニアジド（イスコチン，スミフォン，ダイアジッド，ヒドラ，ヒドラジッド）がある。NAT2には遺伝的多型があり，日本人の多くはアセチル化能が速いrapid acetylatorであるが，10～30％はアセチル化能が遅いslow acetylatorである。Slow acetylatorの場合はアセチル抱合による薬の副作用を起こしやすく，イソニアジドによる末梢神経障害や視神経障害，ヒドラジン（腐食剤などに使用されている）やプロカインアミド（アミサリン他；抗不整脈薬）による全身性紅斑性エリトマトーデスに注意が必要である。

第Ⅵ章の参考資料

参考資料Ⅵ - 1 UGT 活性に影響を与える薬物

UGT 誘導薬	UGT 阻害薬
• カルバマゼピン（テグレトール，テレスミン，レキシン他） • フェニトイン（アレビアチン，ヒダントール他） • フェノバルビタール（フェノバール他） • 経口避妊薬（エストラジオール） • リトナビル（ノービア；HIV プロテアーゼ阻害剤） • クロフィブラート（クロフィブラート；フィブラート系抗高脂血症薬） • イソニアジド • リファンピシン • カルバペネム系（カルベニン，メロペン，チエナム，オメガシン，フィニバックス，オラペネム小児用）	• バルプロ酸（デパケン，セレニカ R，バレリン） • セルトラリン（ジェイゾロフト） • 硫酸アタザナビル（レイアタッツ：HIV プロテアーゼ阻害剤） • <u>ジドブシン（レトロビル；抗 HIV 剤）</u> • <u>ジフニザル（サリチル酸系）</u> • サリチル酸アミド（PL，ペレックスに含有） • フルコナゾール（ジフルカン） • ホスフルコナゾール注（プロジフ注） • イマチニブメシル酸塩（グリベック） • イブプロフェン（ブルフェン） • ソラフェニブトシル酸塩（ネクサバール；抗腫瘍剤） • プロベネシド（ベネシッド）

下線の薬は作用が強いので特に注意が必要である

参考資料Ⅵ - 2 UGT 活性変化に影響を受けやすい薬物

- ラモトリギン（ラミクタール）
- バルプロ酸（デパケン，バレリン他）
- イリノテカン塩酸塩（カンプト；抗腫瘍剤）
- ペンタゾシン（ソセゴン）
- ジドブシン（レトロビル）
- エゼミチブ（ゼチーア）
- 甲状腺ホルモン
- ミコフェノール酸モフェチル（セルセプト）
- イブプロフェン（ブルフェン）
- インドール酢酸系（インダシン，ランツジール，インフリー，ミリダシン）
- アセトアミノフェン（カロナール他）
- アスピリン製剤
- ナプロキセン（ナイキサン）

第VII章 薬の排泄

VII - 1. 腎臓における薬の排泄メカニズム
VII - 2. 腎からの薬の排泄に影響を与える因子
  VII - 2 - 1. 糸球体ろ過と薬物動態
  VII - 2 - 2. 尿細管分泌と薬物動態
  VII - 2 - 3. 尿細管からの再吸収と薬物動態
VII - 3. リチウムと腎クリアランス
VII - 4. 透析の影響

 薬の主な排泄経路は，尿中あるいは胆汁中である。その物理化学的解明はされていないものの，一般に代謝産物あるいは未変化体の薬で極性がより強いものが尿中に排泄され，極性が弱いものが胆汁中に排泄される傾向がある。ちなみに，尿，胆汁以外の排泄経路として唾液，胃液，膵液，汗などもあるが，現時点では臨床で大きな問題になることは知られていない。また，ヒトの場合は分子量が大きいもの（およそ500以上）以外はグルクロン酸抱合を受けた代謝物も尿中に排泄されることが多い（IV - 8 参照）ため，この章では特に薬物相互作用に大きく関与している腎からの排泄について解説する。

Ⅶ-1. 腎臓における薬の排泄メカニズム

　薬や代謝産物のネフロン（腎単位）における動態は，糸球体におけるろ過，近位尿細管からの分泌，遠位尿細管からの再吸収の３つの過程によって決定されている（図Ⅶ-1-a）。糸球体ろ過は基底膜における加圧ろ過であるため，化合物のろ過率は単純にその直径に依存している。直径の大きな化合物は近位尿細管からトランスポーターを介した能動的輸送によって分泌されている。尿中に脂溶性の化合物が高濃度に存在する場合は，遠位尿細管から受動的に再吸収される。

　ネフロンにおけるこの３つの過程が，それぞれ腎排泄にどの程度関わるかについては化合物によって大きく異なる。特徴的なパターンを示す４つの化合物を例にとって図Ⅶ-1-bに示した。

　イヌリンは，さまざまな植物で作られる多糖類であるが，100％が糸球体でろ過され，尿細管からの分泌や再吸収を受けないので，イヌリンの腎クリアランスが糸球体ろ過速量（glomerular filtration rate；GFR）の指標とされている。腎クリアランス（CL_r）とは血漿中から尿中へどの程度排泄されるかを示す指標で，数値としては「単位時間当たりに腎排泄によって薬が除去される血漿の体積」として示される。数式としては，

　　　$CL_r = (C_u \times V_u)/C_p$
　　　　C_u：尿中の薬の濃度
　　　　V_u：尿の排泄速度
　　　　C_p：血漿中濃度

で示される（Ⅲ-3参照）。

　グルコース（ブドウ糖）は健常状態では，100％近位尿細管から能動的に再吸収されるが，（個人差はあるものの）血糖値がおよそ180 mg/dLを超えると再吸収能力をオーバーし排泄されるようになる（糖尿病）。

　古典的抗菌薬のスルファニルアミド（サルファ剤）は一部タンパクと結合しているが，その多くは糸球体でろ過される。しかし，その半分近くが遠位尿細管において受動拡散による再吸収を受ける。

　セファロスポリン系抗生物質のセファレキシン（ケフレックス，ラリキシン）は近位尿細管から能動的に分泌され，遠位尿細管から受動的に再吸収される。

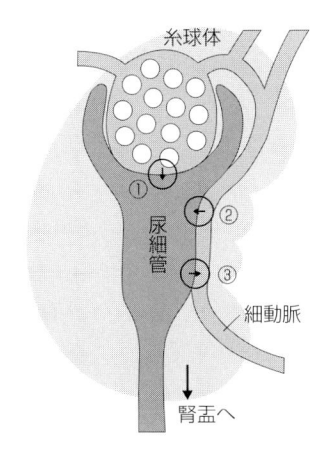

図Ⅶ-1-a　ネフロンにおける薬の挙動

薬は糸球体でろ過され（①），近位尿細管から分泌（一部の物質は再吸収）され（②），遠位尿細管から再吸収される（③）。

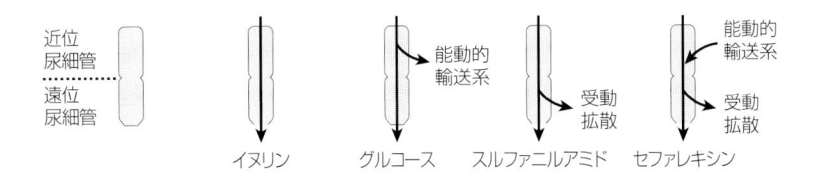

図Ⅶ-1-b　イヌリン，グルコース，スルファニルアミド，セファレキシンのネフロンにおける挙動

イヌリンは100％が糸球体でろ過され，尿細管からの分泌や再吸収を受けない。グルコース（ブドウ糖）は健常状態では，100％近位尿細管から能動的に再吸収される。スルファニルアミド（サルファ剤）は多くが糸球体でろ過されるが，その半分は遠位尿細管において受動拡散によって再吸収される。セファレキシン（ケフレックス，ラリキシン）は近位尿細管から能動的に分泌され，遠位尿細管から受動的に再吸収される。

Ⅶ-2. 腎からの薬の排泄に影響を与える因子

表Ⅶ-2-aに腎からの薬の排泄に影響を与える因子を上述した過程ごとにまとめた。

表Ⅶ-2-a　腎からの薬の排泄に関する各過程における薬物動態に影響を与える因子

過程	糸球体ろ過	尿細管分泌	尿細管再吸収
メカニズム	分子量5000以下	能動輸送	受動拡散
薬物動態に影響を与える因子	①分子量 ②荷電 ③血漿タンパク結合率 ④腎血流量	ABCトランスポーターの活性，競合	尿pHの変化 （通常pH6前後）

Ⅶ-2-1. 糸球体ろ過と薬物動態

糸球体ろ過量（GFR）に影響を与える因子としては，①分子量，②荷電，③血漿タンパク結合率，④腎血流量（renal blood flow；RBF）が挙げられる（表Ⅶ-2-a）。

分子量に関しては，分子量5000以下の薬は，糸球体にある小孔で加圧ろ過され，血液の約20％に相当するろ過液が尿細管に流入する。分子量がそれ以上のものは分子量に逆相関してろ過される。

荷電に関しては，一般にカチオン性のものの方がアニオン性のものよりもろ過されやすい。これは，血液のpHが約7.4なので，塩基性の薬の分子形分率が酸性の薬よりも高いからである（Ⅱ-5参照）。

当然ながら血漿タンパクと結合しているとろ過されないので，タンパク結合率の低い薬の方がろ過されやすい。タンパク結合率の高い薬の場合は，もともと糸球体でろ過される未変化体の量はわずかであるが，タンパク結合率が変化することによって，GFRが大きく増加するので注意が必要である（Ⅴ-2参照）。向精神薬は，一般にタンパク結合率が高い（表Ⅱ-7-a～e参照）。フェニトイン（アレビアチン，ヒダントール他）の場合は，わずか1～5％の未変化体が尿中に排泄されるにすぎない[9,48]。他の抗てんかん薬では，バルプロ酸（デパケン，セレニカR，バレリン他），カルバマゼピン（テグレトール，テレスミン，レキシン他），フェノバルビタール（フェノバール他）の未変化体の尿中排泄率はそれぞれおよそ1～3％，1％，25％である。一方，新世代抗てんかん薬のガバペンチン（ガバペン），レベチラセタム（イーケプラ）は尿中排泄率が高い（図Ⅶ-2-a, b参照）。

リチウム（リーマス他）のように腎臓から排泄されやすい薬は，そのGFRがRBFに相関する。NSAIDsはプロスタグランチンE_2（PGE_2）阻害作用を介してRBFを低下させる。例えばアスピリンは腎血液量を約70％低下させる。したがって，リチウムとNSAIDsの併用には細心の注意が必要である。他にも抗けいれん薬のガバペンチン（ガバペン），レベチラセタム（イーケプラ）や抗リウマチ薬のメトトレキサート（リウマトレックス），ジギタリス（ジゴキシン他），NSAIDsとの併用は注意が必要である。

クレアチニンは内因性の物質であるが，前述のイヌリンのように血漿タンパクと結合せず腎臓の糸球体で自由にろ過され，尿細管ではほとんど分泌も再吸収もされずに尿中に排泄されるため，臨床的にGFRを簡便に知るための指標として用いられている。ガバペンチンの全身クリアランスやレベチラセタムの腎クリアランスとクレアチニンクリアランスの間には相関関係がある（図Ⅶ-2-a, b）。

Ⅶ-2-2. 尿細管分泌と薬物動態

近位尿細管における血中から尿細管腔への輸送（分泌）は，酸性の薬の場合，多くは有機アニオントランスポーター（OAT）を，塩基性の薬の場合，多くは有機カチオントランスポー

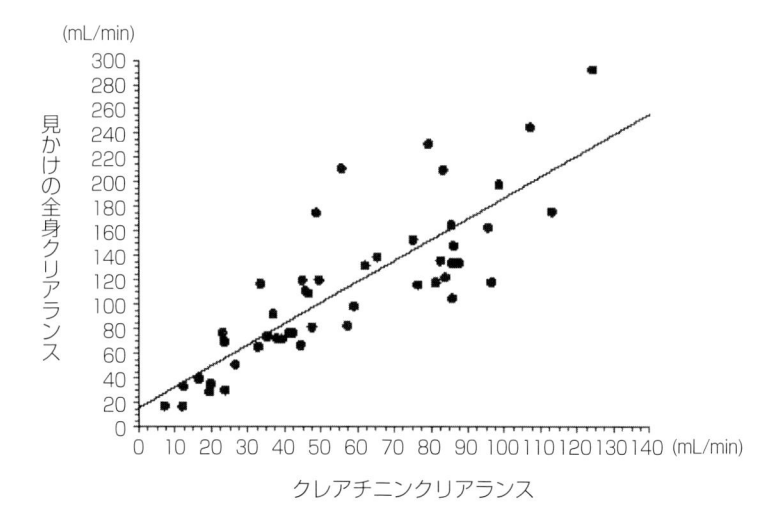

図Ⅶ-2-a ガバペンチン（ガバペン）の全身クリアランスと
クレアチニンクリアランスとの関係

この図から，ガバペンチンのクリアランスはクレアチニンのそれに強く相関していることがわかる。したがって，ガバペンチンもクレアチニン同様に糸球体で自由にろ過され，尿細管ではほとんど分泌も再吸収もされずに，尿中に排泄されると推測される。つまり，ガバペンチンのクリアランスは糸球体ろ過量に依存していると考えられる。（ガバペンの医薬品インタビューフォームより改変引用）

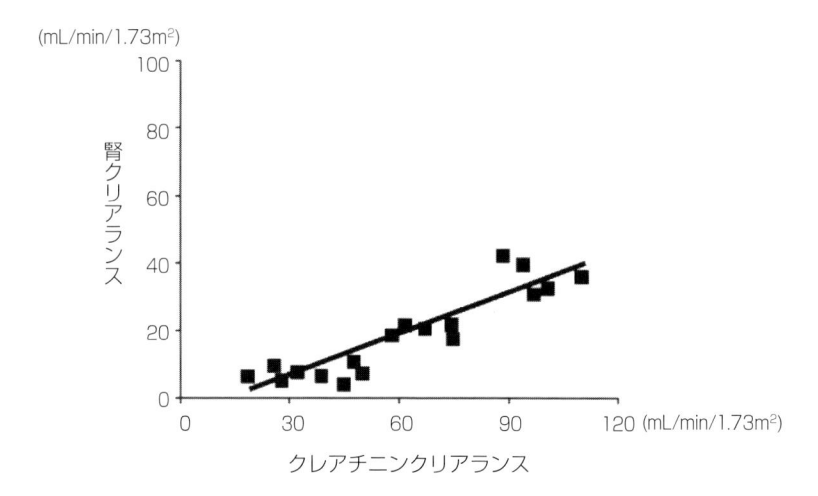

図Ⅶ-2-b レベチラセタム（イーケプラ）の腎クリアランスと
クレアチニンクリアランスとの関係

レベチラセタムのクリアランスがクレアチニンのそれに強く相関していることから，レベチラセタムのクリアランスはクレアチニンと同様に糸球体ろ過量に依存していると考えられる。（イーケプラの医薬品インタビューフォームより改変引用）

ター (OCT) を介して行われる。向精神薬の中で OCT により分泌されることが知られているものには、イミプラミン（トフラニール，イミドール，クリミチン他），アミトリプチリン（アデプレス，トリプタノール，ミケトリン他），メマンチン（メマリー）がある。抗パーキンソン病薬のアマンタジン（シンメトレル），プラミペキソール（ビ・シフロール）も OCT を介して分泌される。

OAT あるいは OCT に対して尿細管分泌が競合的に阻害されることがある。また，OAT，OCT 阻害薬によって尿細管分泌が阻害されることもある。OAT 阻害薬としては，プロベネシド（プロベネシッド），ペニシリンが知られている。OCT 阻害薬としては，シメチジン（タガメット，シメチジン），トリメトプリム（バクタに含有），ファモチジン（ガスター）が知られている。

また，P-gp あるいは MRP4 (multidrug resistance-associated protein 4) によって尿細管に分泌される薬もある。MRP4 は尿酸の排泄にも関与しているため，高尿酸血症では薬の排泄と競合する可能性がある。

Ⅶ・2・3．尿細管からの再吸収と薬物動態

薬の遠位尿細管での再吸収は受動輸送であるため，薬が分子で存在している比率（分子形分率）の影響を受ける。尿中における薬の分子形分率は尿の pH に影響を受ける（Ⅱ-5 参照）。塩基性の薬の場合，尿の pH が上がると薬のイオン解離が抑制されるため分子として存在する比率が高くなって尿細管から吸収されやすくなり，尿中排泄量が減少する。逆に弱酸性の薬の場合は，尿の pH が下がるとイオン解離が抑制され尿細管からの吸収が増し，尿中排泄量は減少する（図Ⅶ-2-c）。

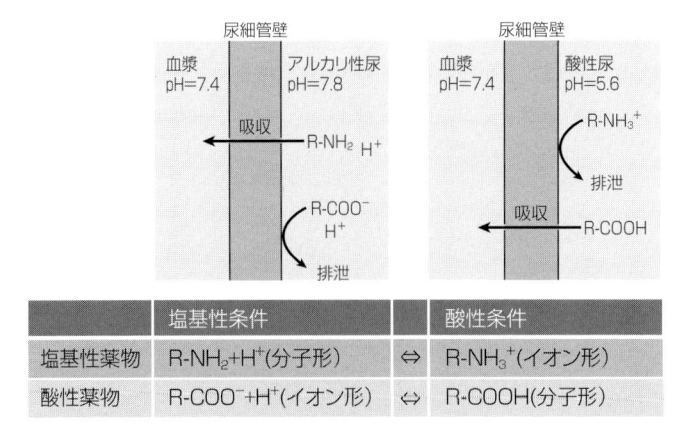

	塩基性条件		酸性条件
塩基性薬物	R-NH$_2$+H$^+$(分子形)	⇔	R-NH$_3^+$(イオン形)
酸性薬物	R-COO$^-$+H$^+$(イオン形)	⇔	R-COOH(分子形)

図Ⅶ-2-c 尿細管再吸収に関わる尿 pH と薬の分子形分率

塩基性の薬（上左）の場合，アルカリ性尿では薬のイオン解離が抑制されるため分子として存在する比率が高くなり尿細管から吸収されやすくなる。逆に弱酸性の薬の場合は，尿が酸性になるとイオン解離が抑制され尿細管からの吸収が増す（Ⅱ-5 参照）。（文献 51 より改変引用）

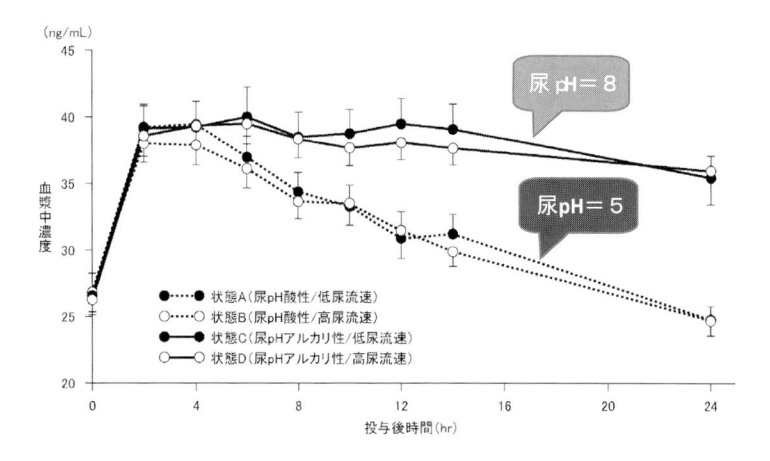

図Ⅶ-2-d　メマンチン（メマリー）の血中濃度に与える尿 pH の影響

メマンチンの血中濃度は，尿流速には影響を受けず，尿の pH に強い影響を受ける。メマンチンは，塩基性の薬（表Ⅱ-5-c 参照）のため，尿の pH が上がると遠位尿細管からの再吸収率が高まる。
（メマリーの医薬品インタビューフォームより改変引用）

表Ⅶ-2-b　アルカリ食品，酸性食品の例

●アルカリ性食品 　野菜（ほうれん草，大根，キャベツ，ナス，ゴボウ，サツマイモ，ニンジン，カブ，里芋，ジャガイモなど），果物（メロン，バナナ，グレープフルーツなど），海藻（ひじき，ワカメ，昆布など），キノコ，乾物（干し椎茸など），大豆，乳製品など
●酸性食品 　酒類，肉類（豚肉，牛肉，鶏肉，レバー類など），魚干物，魚類（カツオ，ブリ，サバ，マグロ，サンマ，アジ，カマス，イワシ，カレイ，アナゴ，芝エビ，大正エビなど），貝類（アオヤギ，ホタテ），卵，砂糖，穀類（白米，酢など）など

　向精神薬の中で，尿 pH の変化によって再吸収が大きく影響されるもののひとつにメマンチン（メマリー）がある。外国人健康成人男性を対象とした調査で，メマンチンの連続経口投与中の血中濃度は，尿流速には影響を受けず，尿 pH の変化に強い影響を受けることが示された（図Ⅶ-2-d）。

　尿の pH は通常，弱酸性（6.0 前後）である。しかし，尿の pH は食物，運動（運動後は酸性に傾く），睡眠（睡眠後は酸性に傾く）などの生活習慣によって健常者でも pH 4.5～8.0 の間で大きく変動する。これは血液の pH を一定に保つために必要なメカニズムである。

　尿はアルカリ食品を摂取した場合はアルカリ性に，酸性食品を摂取した場合は酸性に容易に傾く（表Ⅶ-2-b）。主には動物性食品が酸性食品に，植物性食品がアルカリ性食品に分類されている。また，クエン酸塩（ウラリット），重曹（重炭酸ナトリウム），クエン酸カリ

ウム，クエン酸ナトリウムは尿アルカリ化薬であり，尿酸結石，シュウ酸カルシウム結石予防薬として用いられる。炭酸脱水酵素阻害薬であるアセタゾラミド（ダイアモックス）は尿をアルカリ化する作用がある。

Ⅶ - 3. リチウムと腎クリアランス

　日本で販売されているリチウムは炭酸塩の錠剤（リーマス他）で，内服後速やかにリチウムイオンと塩に解離する。リチウムイオンのほとんどが受動的に空腸～回腸にて吸収され（生体利用率≒100％），腎，甲状腺，骨，脳などに高濃度で分布した後，代謝を受けずにそのまま陽イオンとして腎臓から排泄される。リチウムは血漿タンパクとも結合しないため，糸球体から受動的にろ過されるが，近位尿細管におけるNaの再吸収システムで再吸収される。いったんろ過されたリチウムのうち約80％が再吸収されるため，クリアランスはGFRの約20％である。クレアチニンはリチウム同様に血漿タンパクと結合せずに自由に糸球体からろ過される物質（再吸収も受けない）であるため，リチウムのクリアランスはクレアチニンクリアランスと相関している。

　実際には，リチウムの摂取量と血中濃度の関係は個体差が非常に大きいので，（特に治療初期は）頻回に血中濃度を測定する必要がある。リチウムの血中濃度の治療域は急性期が0.8～1.2 mEq/L，維持療法は0.6～0.8 mEq/Lであるが，1.5 mEq/Lから振戦などの中毒症状が出る可能性がある。リチウムの半減期はおよそ18時間であり，一日2回服用した場合は5日後に定常状態（SS）に達する。血中濃度は，この時のトラフ値（$C_{SS\ min}$）（Ⅱ - 8参照）を求めるべきであるが，一般的には最終服薬12時間後に測定することが望ましい。ちなみにリチウムは定常状態に達した後も$C_{SS\ min}$と$C_{SS\ max}$の差が大きいので，一過性の中毒症状を抑えるためには服薬回数を増やした方がよいかもしれない。なお，急性期の治療効果は脳内濃度と相関するが血中濃度とは相関しない[50]との報告もあり，血中濃度の治療域に関しては今後も検討が必要と思われる。

　リチウムの腎クリアランスに影響を与える因子としては，年齢，姿勢，脱水や妊娠，投与間隔，薬物相互作用が知られている。年齢としては，1年に0.5％ずつ腎クリアランスが減少する[111]。姿勢に関しては，仰臥位となる夜間のクリアランスは昼の1.0～2.5倍になる[3]。脱水状態においては代償的に近位尿細管における再吸収の増加が起きるのでリチウムの血中濃度が上がる可能性がある。また，リチウム自体が催奇形性のある薬として知られていることから妊娠者に使用されることは稀であるものの，母子の健康を考えて妊娠中期以後投薬される可能性があるかもしれない。その場合，妊娠後期にGFRが増加するに伴ってリチウムの増加が必要になる。そして出産後はリチウム中毒を避けるために直ちに投与量を減らす必要がある。また投与間隔は，一日1回投与と一日2回投与では，前者で血中濃度が高くなる。

表Ⅶ-3 各利尿薬の例

ループ系	フロセミド（ラシックス），エタクリン酸，ピレタミド（アレリックス他）
チアジド系	トリクロルメチアジド（フルイトラン），ヒドロクロロチアジド（ダイウロトライド）
ACE阻害薬	カプトプリル，エナラプリルマレイン酸（レニベース）
AT₁受容体拮抗薬	テルミサルタン（ミカルディス）

　腎クリアランスに関するリチウムと他剤の薬物相互作用としては，利尿剤とNSAIDsに厳重な注意が必要である。利尿剤ではループ系（ヘンレループに作用），チアジド系，アンギオテンシン変換酵素（ACE）阻害薬，アンギオテンシンⅡタイプ1受容体（AT₁受容体）拮抗薬，抗アルドステロン薬（遠位尿細管に作用してNaの再吸収を抑制する）は，代償的に近位尿細管におけるNaの再吸収を増加させる。リチウムは前述のようにNaの再吸収システムで再吸収されるため（セフェム系，アミノグリコシド系も同じシステムで再吸収されるためにリチウムと同様に注意が必要），血中濃度が上昇する。例えば，フロセミドとの併用でリチウムの血中濃度が5倍になる。逆に，近位尿細管におけるNaの再吸収システムを阻害する炭酸脱水酵素阻害薬アセタゾラミド（ダイアモックス）は，リチウムの血中濃度を下げる可能性がある。表Ⅶ-3に利尿薬の薬理効果についてまとめた。また，アルコール，カフェインなど利尿作用のある嗜好品にも注意が必要である。

　NSAIDsは前述のようにPGE₂阻害作用があるためにRBFを減少させる。アセメタシン（ランツジール），インドメタシンなどのインドール酢酸系ではその効果が著明である。イブプロフェン，ジクロフェナク（ボルタレン）などのフェニル酢酸系，ピロキシカム（フェルデン，バキソ）などのオキシカム系，ナプロキセン（ナイキサン）もリチウムの血中濃度を高める。シクロオキシゲナーゼ-2（COX-2）選択的阻害薬のセレコキシブ（セレコックス）もCOX-2阻害作用を介したPGE₂阻害作用によりリチウムの血中濃度を高める。スリンダク（クリノリル）とアスピリンはリチウムの血中濃度にあまり影響しないが，注意は必要である。

　ちなみに，NSAIDs同様に解熱剤として用いられる（抗炎症作用は弱い）アセトアミノフェン（別名パラセタモール）は多くの商品が存在（アスペイン，アテネメン，アトミフェン，アニルーメ，アンヒバ，カルジール，カロナール，トーワサール，ナバ，ネオセデナール，ピリナジン，ピレチノール）し総合感冒薬にも含まれている薬であるが，その作用機序としてCOXおよびPGE₂の阻害作用は弱く，中枢性に作用を発揮する（体温中枢や痛み中枢に直接働きかける）ため，リチウムと比較的併用しやすいと思われる。

　RBFはPGE₂の他に交感神経，アンギオテンシンⅡ，ブラジキニン，NO（一酸化窒素），ドパミンなどの影響を受ける。RBFは心拍出量の約25％であるため，心機能の影響を受ける。

　抗精神病薬やカルバマゼピン，SSRIはリチウムと併用される可能性があるが，これらには抗利尿ホルモン不適合分泌症候群（syndrome of inappropriate antidiuretic hormone production：SIADH）すなわちバソプレッシン（下垂体後葉ホルモン）が過剰分泌される副作用が起きることがある。SIADHでは循環血液量が増えるので，低ナトリウムであるにもかかわらず循環血液量を減らそうとして，さらにナトリウムの再吸収を抑えようとするため，リチウムも再吸収されずに血中濃度が下がる。逆にこのような状態で抗精神病薬やカルバマゼピン，SSRIの併用を中止するとリチウムの血中濃度が上昇する可能性もある。

Ⅶ-4. 透析の影響

　血液透析による薬のクリアランスは，血漿と透析液の間における（血漿タンパクと結合していない）遊離形の薬の濃度勾配による受動拡散によってほぼ決定されている。そのため，血液透析クリアランスは分子量，荷電，血漿タンパク結合率によって影響を受ける。これは，RBF以外の糸球体ろ過に影響する因子と同様である。除去されやすい薬は，質量500Da（ダルトン；^{12}C原子の質量に対する比の12倍）以下で，油水分配係数（P）が小さく水への溶解性が高い（透析液への移行が良い）もの，タンパク結合能が低い（90％以下）もの，分布容積（Vd）が小さいものである。向精神薬（未変化体）は一般的にP，Vdが大きいので透析の影響を受けにくい。フェニトイン（アレビアチン，ヒダントール他）の場合は2～4％が血液透析によって除去されるにすぎないことが示唆されている[63]。また，血液透析中に薬の血中濃度が下がっても，その後末梢からの移行によって再び血中濃度が上昇する場合がある（リバウンド）ので，投与計画にはこのことを考慮に入れるべきである。ちなみに，透析ほど大きなリバウンドは見られないものの，Vdの大きな薬を大量服用した患者を点滴で治療した場合，一度意識障害が軽快しても，すぐに点滴を中止してしまうと組織からの再分布によって再び意識障害に陥ることがある。

第VIII章
嗜好品・食品と向精神薬の薬物動態

- VIII-1. 嗜好品・食品が与える薬物動態への影響
- VIII-2. 牛乳
- VIII-3. アルコール
- VIII-4. グレープフルーツジュース
- VIII-5. コーヒー（カフェイン含有飲料）
- VIII-6. 西洋オトギリソウ（セント・ジョーンズ・ワート）
- VIII-7. タバコ
- VIII-8. その他の食品

Ⅷ‐1. 嗜好品・食品が与える薬物動態への影響

　嗜好品，食事の影響として最初に考えなければならないのは，薬の吸収が変化する可能性についてである。

　空腹時，胃液のpHは通常1.2～1.8であるが，一般的な食事によって3.5～5.0に上昇する。牛乳や乳製品は胃酸分泌を阻害しpHをさらに上げる。カフェイン，炭酸飲料，酸性飲料はpHを下げる（表Ⅳ‐3‐c）。胃pH変化が薬の吸収へ与える影響についてはⅣ‐3を参照されたい。

　一般に，食事によって当然ながら胃内容排出速度（GER）は低下する。GERが低下すると主な吸収部位である小腸に薬が少量ずつ移動するために，最高血中濃度（C_{max}）が下がり薬の副作用が出にくくなる。また，最高血中濃度到達時間（T_{max}）が遅れるために，抗不安薬や睡眠導入剤などT_{max}，C_{max}を意識して処方を行いたい場合は食習慣との関連に配慮すべきである。例えばアトモキセチン（ストラテラ）は，空腹時に服用（単回経口）するとC_{max}が食後に服用したときのそれに比べ約1.6倍に上昇し，T_{max}は約2時間早まる（図Ⅷ‐1‐a）。ただし食後と空腹時でAUCに有意差はない。

　アトモキセチン（ストラテラ）の例で見られるように，一般的にGERが低下するとC_{max}は低下しT_{max}は遅延するもののAUCはあまり影響を受けない。しかし，中にはAUCが大きく変化する薬もあるので注意が必要である。抗うつ薬（表Ⅷ‐1‐a）では，そのようなものは知られていない。しかし，抗精神病薬（表Ⅷ‐1‐b）では，ブロナンセリン（ロナセン）（図Ⅷ‐1‐b）やペロスピロン（ルーラン他）において，食後服薬（単回経口）時のAUCが空腹時に比べ2～3倍になる。睡眠薬では，クアゼパム（ドラール）の食後服薬時のAUCが空腹時に比べ2～3倍になる。また，インヴェガのようにGERの低下によって腸溶剤や徐放剤の吸収が高まることがある（図Ⅳ‐5‐a）。ただし，同じOROS錠のコンサータはAUCが食事（高脂肪食であっても）の影響を受けないとされている。

　胃内容物による影響としては，食事に含まれる金属成分と薬がキレート結合する可能性がある（Ⅳ‐4参照）。また，高脂肪食の場合は胆汁酸の分泌によって脂溶性の薬の吸収が亢進する（Ⅳ‐6参照）。食事によって腸内細菌叢が影響を受けると腸肝循環（Ⅳ‐8参照）が変化する可能性がある。食事の内容によってはトランスポーターの阻害あるいは誘導が引き起こされる可能性がある（Ⅱ‐6参照）。高タンパク食で抗てんかん薬のガバペンチン（ガバペン）のC_{max}が36％上がるが，そのメカニズムとしてアミノ酸トランスポーターの関与が指摘されている[29]（Ⅱ‐6参照）。

　代謝の面では，GERが促進すると小腸のCYP3A4が飽和状態になりやすくなるために，初回通過効果が小さくなる（生体利用率が上がる）可能性もある（Ⅳ‐7参照）。同様のこ

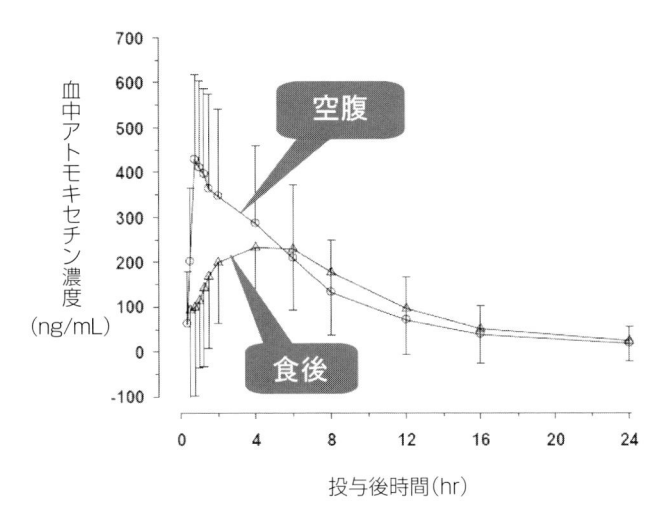

図Ⅷ-1-a アトモキセチン（ストラテラ）の血中濃度に与える食事の影響

アトモキセチンは，空腹時に40 mg単回経口服用するとC_maxが食後に服用したときに比べ約1.6倍まで上昇し，T_maxが約2時間早まるがAUCに有意差はない。（ストラテラの医薬品インタビューフォームより改変引用）

表Ⅷ-1-a AUCが食事に影響されやすい新世代抗うつ薬ランキング

新世代抗うつ薬	食事（食後/空腹）(％)
パロキセチン（パキシル他）	有意差なし
デュロキセチン（サインバルタ）	114
ミルタザピン（リフレックス，レメロン）	113（高脂肪食）
セルトラリン（ジェイゾロフト）	108
エスシタロプラム（レクサプロ）	106（高脂肪食）
ミルナシプラン（トレドミン）	103（一般食）
フルボキサミン（デプロメール，ルボックス他）	NA

NA：該当データなし

表Ⅷ-1-b AUCが食事に影響されやすい新世代抗精神病薬ランキング

新世代抗精神病薬	食事（食後/空腹）(％)
ブロナンセリン（ロナセン）	269
ペロスピロン（ルーラン他）	243
クエチアピン（セロクエル）	149
パリペリドン（インヴェガ）	137
アリピプラゾール（エビリファイ）	有意差なし
クロザピン（クロザリル）	103
オランザピン（ジプレキサ）	100
リスペリドン（リスパダール他）	NA

NA：該当データなし

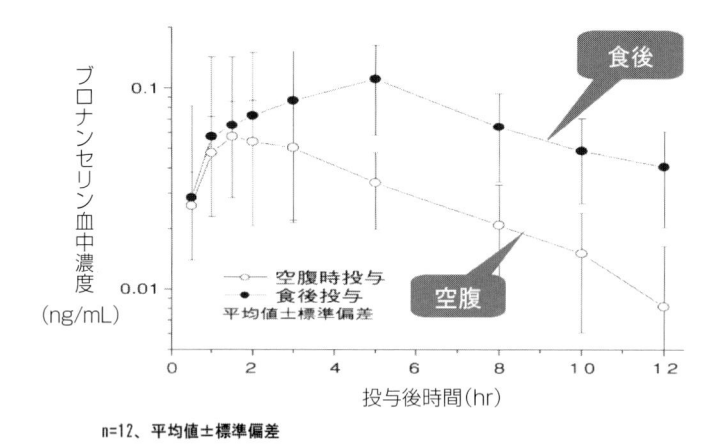

図Ⅷ-1-b　ブロナンセリン（ロナセン）の血中濃度に与える食事の影響
ブロナンセリンの単回経口服薬後のAUCは食後服薬に比べて空腹時服薬はおよそ37％に抑えられる。（ブロナンセリンの医薬品インタビューフォームより改変引用）

とは（GERの影響は小腸に比べると小さいと考えられているが）肝における代謝にも当てはまる。

　また，食後は消化管に血流が集中するためにおよそ30％肝血流量が減少する。さらに立位では臥位に比べて30〜40％肝血流量は低下し，軽い運動でもさらに10〜20％肝血流量が低下する。代謝が肝血流量に依存しているリドカイン（キシロカイン），プロプラノロール（インデラル他）などの薬は影響を受けやすいが，向精神薬では肝血流量の変化に大きな影響を受けるものはない。また，肝は食事に含まれる化合物の代謝にも関与するために，食後の服薬では一般的に生体利用率が上昇するものの臨床的に問題となる薬は少ない。

　ラットでは高タンパク食（一日1.5g/kg以上のタンパク質摂取）でCYP含有量が増加し，高炭水化物食（低タンパク食）でCYP含有量が低下する[49]。高炭水化物によるCYP合成の阻害は，グルコースによるヘム合成酵素の阻害効果により説明されている（CYPはヘムタンパクである）。ヒトでも高タンパク食で酸化的代謝が促進され，高炭水化物食（低タンパク食）で抑制されると言われている。高脂肪食の酸化的代謝に与える影響は知られていない。

　詳細は不明であるが，葉酸はフェニトイン（アレビアチン，ヒダントール他）の代謝を促進することが示唆されている[110]。また，高炭水化物食ではオキサゼパム（ハイロング）のグルクロン酸抱合が亢進する（クリアランスには有意差なし）[76]。

　食事は薬の分布にも影響する。高脂肪食では遊離脂肪酸が血中で増加し，アルブミンに結合するために薬のアルブミンとの結合率を低下させる。

　表Ⅷ-1-a，bに新世代の抗うつ薬と抗精神病薬の食事がAUCに与える影響をまとめた

（ただし調査方法が薬によって異なるため，ランキングはあくまで目安である）。抗うつ薬と抗精神病薬は脂溶性のものが多い（表Ⅱ-4-b, c 参照）ので，高脂肪食の影響（Ⅳ-6 参照）についてのデータに乏しいのは残念である。ミルタザピン（リフレックス，レメロン）とエスシタロプラム（レクサプロ）に関しては，高脂肪食の影響が臨床上問題にならないことが示されている。

Ⅷ-2. 牛　乳

　牛乳にはカルシウムや鉄が豊富に含まれているため，キレート作用により薬の吸収が妨げられることがある。一部の抗菌薬やビスホスホネート系骨粗鬆症治療薬などでは特に注意が必要である。また，牛乳には脂肪が豊富に含まれているため，脂溶性の薬は吸収が良くなる。牛乳は胃の pH を上げる（6.4〜6.8）ため，本来腸で溶けるべき薬剤が胃内で溶け出すことがある。さらに，胃腸の内面に皮膜を作り薬の吸収を抑制することがある。ちなみに薬力学的相互作用にも注意が必要で，活性型ビタミン D との併用で高カルシウム血症が引き起こされたり，ジギタリスとの併用でジギタリス中毒になったりすることがある。

　牛乳との併用に気をつけるべき向精神薬として，フェノチアジン系抗精神病薬やフェニトイン（アレビアチン，ヒダントール他）が挙げられる。これらの薬は牛乳によって胃 pH が上昇し吸収が阻害されると考えられているが，直ちに臨床的影響を及ぼすレベルの吸収阻害ではない。胃 pH 変化が薬の吸収へ与える影響についてはⅣ-3 を参照されたい。

Ⅷ-3. アルコール

　アルコールは胃内容排出速度(GER)に影響する。少量で上昇し，大量で低下する。アルコールは脂溶性の薬の吸収を促進する。また，すべての肝代謝酵素に影響があると言われている。肝代謝酵素に対して急性摂取による阻害と慢性摂取による誘導という 2 相性の影響がある。特に CYP2E1 の誘導が強く，CYP3A4 や CYP1A2 の誘導も起きる。慢性のアルコール摂取者では CYP2E1 の活性が 10 倍近くにも上昇する。

　慢性のアルコール摂取による肝障害は薬物代謝全体を遅らせる可能性がある。肝機能が低下してグルタチオンの生産量が落ちると，薬物代謝の過程で生じうる有害物質（これらはグルタチオンが十分に補われている場合は特に問題ないことがほとんどである）に対する解毒や抗酸化などの働きが不十分となり体内に有毒物質がたまりやすくなることも問題である。

　アルコールの利尿作用はリチウムの血中濃度に影響するので注意が必要である。

　アスピリンやヒスタミン H_2 受容体拮抗薬はアルコール脱水素酵素の阻害作用があるので，アルコール血中濃度が上昇する。

アルコールはガンマアミノ酪酸受容体作動作用などを持っており，多くの点で向精神薬と薬理作用の共通点が多いので，過鎮静や筋弛緩，呼吸抑制などの相乗効果（薬力学的相互作用）にも注意が必要である。

Ⅷ-4. グレープフルーツジュース

グレープフルーツジュースに含まれるフラボノイドやフラノクマリン類が小腸上皮のCYP3A4の機能を阻害する。グレープフルーツジュースはCYP3A4の含量そのものを下げるので阻害作用は長時間にわたる。そのために一緒に食べなければよいというものではなく，摂取そのものを控えなければならない。グレープフルーツの果肉，晩白柚（ばんぺいゆ），ブンタン，スイーティーも注意が必要である。小腸上皮のCYP3A4に対するバレンシアオレンジ，レモン，カボス，温州みかんの影響は少ない。グレープフルーツジュースはOATP1A2やP-gpの阻害作用もある。

グレープフルーツジュースとの飲み合わせに特に注意すべき薬としては，CYP3A4で代謝される薬，一部の高脂血症の薬，一部の高血圧・狭心症の薬（カルシウム拮抗薬他），一部の睡眠薬（トリアゾラム他）が挙げられる。

Ⅷ-5. コーヒー（カフェイン含有飲料）

カフェインはCYP1A2との親和性が強く，この酵素によって比較的選択的に代謝されるために酵素阻害作用を発揮して併用薬の血中濃度を上げることがある。また，逆にCYP1A2阻害作用のある薬と併用すると，カフェインの作用（多弁，興奮，不安，イライラ，落ち着かない，パニック，不眠，自律神経症状など）が増強され，精神症状の悪化や向精神薬の副作用との鑑別が困難なので注意が必要である。

また，カフェインは胃酸分泌亢進作用があるので薬の吸収に影響する。利尿作用にも注意が必要である。

特に併用に注意すべき向精神薬はクロザピン（クロザリル）（1A2の基質であるため血中濃度が最大60％高くなる[11]），フルボキサミン（デプロメール，ルボックス他）（1A2阻害作用があるためにカフェインの作用が増強される），リチウム（排泄が亢進される）である。他の1A2の基質薬も血中濃度が高くなる可能性がある。

DSM-IV-TRによると，一日250mg以上の摂取でカフェインの慢性中毒になるとされている。カフェインはわれわれの日常に浸透しているために知らず知らずのうちにかなりの量を摂取している。総合感冒薬，解熱鎮痛薬，ほとんどの栄養ドリンク，すべてのコーラ類，ドクターペッパー，抹茶，紅茶，緑茶，マテ茶，ウーロン茶，玄米茶，チョコレート，ココ

表Ⅷ-5　飲料中のカフェイン含有量

飲み物	1杯あるいは1本あたりに含まれるmg
玉露	およそ180
コーヒー	およそ100（インスタントはやや低め）
栄養ドリンク（一般的な物）	50前後（幅は大きい）
緑茶	およそ30
紅茶	およそ30
ペットボトル飲料の例	
ミルクコーヒー／カフェオレ	およそ230
コーラ類	およそ50
濃いタイプのお茶	およそ100

ア，眠気防止のチューインガムなどはカフェイン含有薬品・食品である。茶類の中では玉露が最もカフェインを多く含んでいる（表Ⅷ-5）。麦茶や一般的なハーブティーはカフェインを含んでいない。

Ⅷ-6．西洋オトギリソウ（セント・ジョーンズ・ワート）

　西洋オトギリソウで最も注意しなければいけないことは肝臓および小腸のCYP3A4，P-gpを誘導することである。西洋オトギリソウは肝臓のCYP1A2，2C9，2C19も誘導する。逆に肝臓のCYP1A2，2C9，2C19，3A4などを阻害する。したがって，CYP1A2，2C9，2C19，3A4に対しては2相性の影響がある。

　西洋オトギリソウとの飲み合わせに注意すべき向精神薬は，SSRI，SNRI，ベンゾジアゼピン系薬物である。SSRI，SNRIはCYP1A2，2C9，2C19，3A4で代謝されるため血中濃度が不安定になり，西洋オトギリソウにはモノアミン酸化酵素阻害作用もあるためにセロトニン症候群を引き起こす可能性もある。ベンゾジアゼピン系は3A4で代謝されるため，併用によって血中濃度が高まる可能性がある。

　西洋オトギリソウは錠剤，カプセル剤のみならずハーブティーの摂取でも十分相互作用を発揮するので注意が必要である。

Ⅷ-7．タバコ

　タバコの煙に含まれるベンゾピレンが，肺や肝臓の細胞質に高密度に存在している核内受容体AhR（芳香族炭化水素受容体；Aryl Hydrocarbon Receptor）を誘導し，それが引き金となって各種薬物代謝酵素の誘導が起きる。中でもCYP1A2の誘導には特に注意が

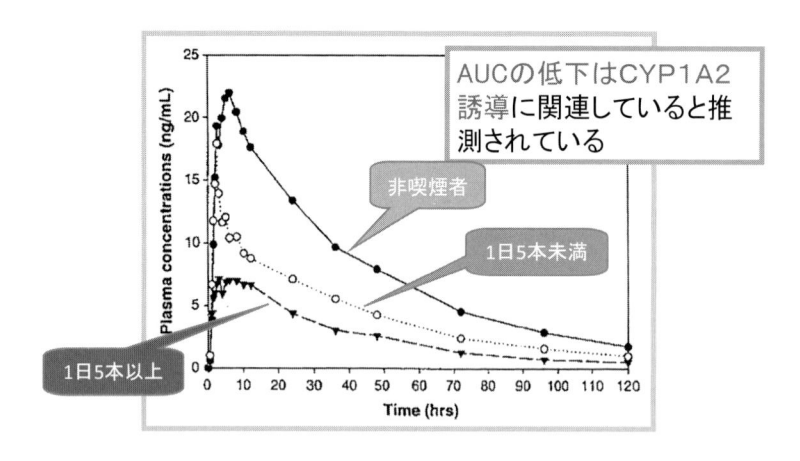

AUC非喫煙者/AUC喫煙者（1日5本以上）=306（％）

図Ⅷ-7 オランザピン（ジプレキサ）のAUCに与える喫煙の影響
中国人を対象とした調査で，一日5本未満の喫煙であってもオランザピンのAUCがおよそ半分に減り，一日5本以上では3分の1以下になった（文献116より改変引用）

必要であり，その他にもCYP1A1，CYP1B1，CYP2E1，UGT1A1，UGT1A6，UGT1A9，GSTA1，ALD3A1などが誘導される。

タバコのCYP1A2誘導に関連して併用注意すべき向精神薬はオランザピン（ジプレキサ）（図Ⅷ-7），クロザピン（クロザリル）（喫煙者は非喫煙者の約68％の血中濃度），ベンゾジアゼピン系薬物（最大約50％血中濃度が減少する）[19,66]，定型抗精神病薬（フェノチアジン系，ブチロフェノン系），三環系抗うつ薬である。カルバマゼピン（テグレトール，テレスミン，レキシン他），フルボキサミン（デプロメール，ルボックス他）の血中濃度も下がる可能性がある。特にオランザピンの場合は，5本以内の喫煙であってもAUCがおよそ半分に減ることが示されている[116]。カフェインもCYP1A2特異的基質であるため大きく影響を受ける。これらの薬は，入院などによる急激な禁煙や減煙によって血中濃度が上がる可能性についても考慮しなければならない。さらに禁煙後の喫煙再開によって薬効が急激に下がる危険性についても考慮すべきである。

Ⅷ-8. その他の食品

炭酸飲料は酸性であり，胃酸分泌促進作用があるために胃のpHを下げる。酸性の状態で消化管からの吸収が低下する一部の解熱鎮痛剤は，炭酸飲料で服用すると血中濃度が低下する（Ⅳ-3参照）。各種飲料が胃内容排出速度に与える影響についてはⅣ-5-2を参照されたい。

高食塩食は小腸粘膜のCYP3A4を誘導する。

炭火焼きステーキや焦げた食品は，小腸粘膜および肝のCYP1A1，1A2を誘導する。キャベツなどのアブラナ科の野菜（他には白菜，ブロッコリー，カリフラワー，大根，小松菜，野沢菜，かぶ，芽キャベツ，菜の花など）食品はCYP1A2を誘導する（表Ⅵ-2-i参照）。

高タンパク食（低炭水化物食）は，一般的には薬の吸収を促進することが多い。各種トランスポーターの活性化が関与している可能性があるが，アミノ酸トランスポーターPEPT1の競合的阻害を引き起こすことがある。高タンパク食はCYPの酵素誘導を引き起こし活性を上げ酸化的代謝を促進するが，グルクロン酸抱合にはあまり影響しない。

逆に低タンパク食（高炭水化物食）は，薬物代謝酵素の含量と活性の低下を引き起こす。

緑茶は鉄剤と試験管内にて沈殿を形成するために，両者を一緒に服用してはいけないというのが以前から常識とされてきていたが，最近は実際にはあまり問題ないのではないかと言われている。

食物繊維を摂ることが生活習慣病の予防の観点から奨励されているが，食物繊維は非特異的に薬と吸着し吸収を低下させる可能性がある。特に健康食品などで大量の食物繊維を摂取する場合には配慮が必要になるかもしれない。

高脂肪食の影響はⅣ-6を，食事による腸内細菌叢への影響はⅣ-8を参照されたい。

第IX章
年齢，性別，各種病態と薬物動態

- IX-1. 年齢
  - IX-1-1. 小児
  - IX-1-2. 高齢者
- IX-2. 性別
- IX-3. 妊娠と胎児
  - IX-3-1. 妊娠が及ぼす母体への影響
  - IX-3-2. 胎児や乳汁への移行
- IX-4. 肥満
- IX-5. 肝障害
- IX-6. 腎障害
- IX-7. 心疾患
- IX-8. 内分泌疾患

IX-1. 年　齢

IX-1-1. 小　児

　小児は一般に生後28日から1歳までを乳幼児，満1歳から小学就学前までを幼児，小学生は学童と分類されているので本書もそれに従う。

　原則として乳幼児期は薬に対する感受性が高く，かつ薬の代謝能と排泄能が低いので，薬物動態学的には向精神薬の摂取を避けることが原則となる。

　薬物動態学では「子どもは大人のミニチュアではない」という言葉をよく耳にするが，これは何度強調してもしすぎることのない真実である。小児は，体内の水分量（細胞外細胞内比）や脂肪の比率の変化（1歳頃に体重当たり30％とピークになり，以後徐々に成人まで減少する），成長の過程におけるCYP各分子種の活性の変化などさまざまな変化が見られ，これまでにその実態はほとんど解明されていない。一般的に当てはめて間違いなさそうな原則としては，体脂肪の比率が高いことから小児では脂溶性薬の分布容積（Vd）が大きくなることである。

　血漿タンパク質は，乳幼児期，経時的にめまぐるしく変化すると考えられていて，小児のいつの段階で成人の状態に近づくのかについてもまだよくわかっていない。また小児の場合は大人に比べてタンパク結合能の個人差も大きいと言われている。

　薬の脳内移行性が年齢によって異なることがPETを用いた動物実験で示唆されている[94]。抗インフルエンザ薬オセルタミビル（タミフル）服用後の異常行動が小児で起きやすいのは，脳内移行性が成人に比べ高いからであることが示唆されている。

　薬物トランスポーターの発達段階における変化についても，ヒトにおいてはまだよくわかっていない。そのため排出型トランスポーターに親和性の高い薬（表II-6-b，参考資料II-7参照）に関しては慎重な投与が望まれる。

　肝代謝酵素CYPに関しては，一般的に比較的早い段階で成人のレベルに達し，幼児期～小児初期にはむしろ成人以上で，思春期の頃に成人のレベルに下がってくるというパターンが一般的である。また，成人の肝臓重量は体重の約2.5％であるのに対し，小児のそれは約5％であり，そのことだけから単純に考えると，小児の方が体重当たりの薬物代謝能は高いと予想される。フェニトイン（アレビアチン，ヒダントール他）の臨床的な効果と毒性の観察により設定されている小児に対する薬用量は，成人に比べ体重当たり約2倍である。しかし，小児のデータは，個々の薬で十分に出揃っているとは言えない。しかもCYPの体重当たりの活性に関しては，小児の方が全体として高いものの，分子種によっては成人と変わりないという報告や，年齢によってはむしろ低下するものがあるという報告もあり，毒性に配慮しながら慎重に投与量を検討すべきである。

UGTは薬のグルクロン酸抱合（Ⅵ-3-1参照）に関わる酵素であるが，ビリルビンの抱合も行う。そのため，この酵素の活性をほとんど持たない新生児では生理的な黄疸（新生児黄疸）を生じる。しかし，生後1～2週間後からUGTが活性化し，乳幼児期に成人のレベルに達すると考えられている。しかし，機序は不明であるが発達段階においては同じ代謝酵素であっても基質によって活性が異なる現象も報告されている。思春期までは，ある基質が代謝されるからといって他の基質も同様に代謝されるという保証はなさそうである。

薬の腎排泄（Ⅶ-1参照）における，糸球体ろ過，尿細管分泌，尿細管再吸収の3つの過程のうち，最も早期に成熟するとされているのは糸球体ろ過機能である。糸球体ろ過量（GFR）は生後3～6カ月ですでに成人レベルに達すると考えられている。アニオン（陰イオン）性の薬の分泌のパラメーターとなるパラアミノ馬尿酸（para-aminohippuric acid；PAH）の分泌は生後1年以内に成人のレベルに達する[114]。

小児に使用する頻度が高いと思われる薬のうち，アトモキセチン（ストラテラ）は単回経口投与にて成人と小児のAUCに有意差はなかった。メチルフェニデート（コンサータ，リタリン）に関しては異なった試験の比較になってしまうが，健常外国成人と小児のADHD患者に36 mg錠を単回経口投与した場合のAUCに大きな差は見られなかった（共にヤンセンファーマ株式会社内資料）。

Ⅸ-1-2. 高齢者

高齢者では，身体機能の老齢化に伴う各臓器の機能低下に関して個人差が大きいことに配慮すべきである。高齢者はさまざまな身体疾患や生活習慣病などの持病を抱えている場合も多く，さらなる配慮が必要である。

一般的には，高齢者では胃酸分泌量が低下するために胃pHが上昇したり，消化管の血流量が低下したりするなどの影響で，薬の吸収率が変化する。また，血漿タンパクに関しては，アルブミンが低下する一方，AAGは増加する。筋肉量や細胞外液量が低下し相対的に体脂肪が増加することで，体内の分布が変化する。また，BBBのP-gp発現量が低下するため脳内など体内の各コンパートメントからの薬の排出や胆汁への薬の分泌などが遅れる可能性がある。

表Ⅸ-1-a 高齢者と肝固有クリアランス

加齢に伴い肝クリアランスが低下しやすい薬と低下しにくい薬		
代謝に関係する因子	低下しやすい薬	低下しにくい薬
1）代謝の種類	CYPによるもの	抱合によるもの
2）代謝に関与するCYP	CYP3A4/5, CYP2C19, CYP1A2	CYP2D6, CYP2C9
3）肝血流量	肝血流量依存性	肝血流量非依存性

文献52より引用

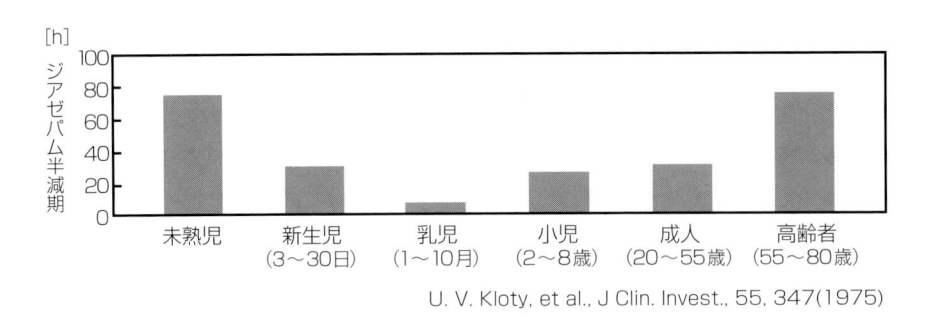

[図: ジアゼパム半減期の年齢別棒グラフ。未熟児 約75h、新生児(3〜30日) 約30h、乳児(1〜10月) 約10h、小児(2〜8歳) 約28h、成人(20〜55歳) 約32h、高齢者(55〜80歳) 約78h]

U. V. Kloty, et al., J Clin. Invest., 55, 347(1975)

図IX-1-a ジアゼパム（セルシン，ホリゾン他）の年齢によるクリアランスの差
ジアゼパムの場合は，高齢者と未熟児ではそれぞれ腎，肝クリアランスの低下が主な理由で半減期（$T_{1/2}$）が延長する。（文献52より改変引用）

代謝に関しては，肝血流量の低下，肝細胞数の減少，酵素活性の低下（特にCYP1A2，2C19，3A群は影響を受けやすい）（表IX-1-a），肝細胞に薬を運搬する薬物トランスポーターの減少などの影響を受ける。一方，CYP2D6，2C9やUGTの活性は，加齢による影響を受けにくい。したがって，肝における第I相反応に対する依存度の低い薬，あるいは第I相反応がCYP2D6，2C9によって行われる薬は高齢化の影響を比較的受けにくいと言えそうである（表IX-1-a）。

しかしながら，高齢者の肝臓における薬物代謝の度合いは，青年期に比べて約30％の低下に留まるとされている。また，その低下に関する個人差も比較的小さいとされているため，総じて肝代謝酵素に関する加齢による影響は初回通過効果の特に大きい薬以外はあまり問題にならないかもしれない。

一方，高齢者では腎クリアランスの低下に配慮すべきである。動脈硬化などが原因となって40歳前後から年齢に比例して糸球体ろ過量や尿細管分泌が減少する。Cockcroft-Gault's式では「男性の予測クレアチニンクリアランス＝（140－年齢（歳））×理想体重（kg）/72×血中クレアチニン濃度」となっている。女性に関しては，IX-2を参照のこと。例えばジアゼパム（セルシン，ホリゾン他）の場合は，高齢者では半減期（$T_{1/2}$）が著明に延長するが，主な理由は腎クリアランスの低下とVdの減少であり，未熟児や新生児も同様の理由で半減期（$T_{1/2}$）が延長すると考えられる（図IX-1-a）。

表IX-1-b〜dに近年承認販売された向精神薬の単回経口服薬後の高齢者と非高齢者のAUCの比を示した。数字が大きいほど高齢者で血中濃度が高くなりやすいことを表しているが，薬によって調査方法が異なるためにランキングはあくまで目安である。近年の向精神薬の中で，特に高齢者に注意が必要そうなのはフルボキサミン（デプロメール，ルボックス他）である（表IX-1-b）。デュロキセチン（サインバルタ），ミルタザピン（リフレックス，レメロン）（男性のみ）（以上表IX-1-b），オランザピン（ジプレキサ），クエチアピン（セロクエル），クロザピン（クロザリル），ブロナンセリン（ロナセン），ペロスピロン（ルー

表Ⅸ-1-b 高齢者でAUCが上がる新世代抗うつ薬ランキング

新世代抗うつ薬	高齢者/非高齢者（％）
フルボキサミン（デプロメール，ルボックス他）	300以上*
ミルタザピン（リフレックス，レメロン）	112（女性），179（男性）
デュロキセチン（サインバルタ）	160
パロキセチン（パキシル他）	145
エスシタロプラム（レクサプロ）	129〜135
ミルナシプラン（トレドミン）	130
セルトラリン（ジェイゾロフト）	有意差なし

*文献105より

表Ⅸ-1-c 高齢者でAUCが上がる新世代抗精神病薬ランキング

新世代抗精神病薬	高齢者/非高齢者（％）
クロザピン（クロザリル）	血中濃度上昇（？）*
ペロスピロン（ルーラン他）	200（ラット）
ブロナンセリン（ロナセン）	クリアランスが低下する（数値についての詳細は不明）
オランザピン（ジプレキサ）	約150
クエチアピン（セロクエル）	153
パリペリドン（インヴェガ）	136
アリピプラゾール（エビリファイ）	有意差なし
リスペリドン（リスパダール他）	NA

NA；該当データなし
*クロザピン（クロザリル）は，18〜26歳および27〜35歳の患者群に比べ45〜54歳の患者群で投与量当たりの血中濃度が有意（およそ2倍以上）に上昇した（文献37より）。

表Ⅸ-1-d 高齢者でAUCが上がる新世代抗てんかん薬ランキング

新世代抗てんかん薬	高齢者/非高齢者（％）
クロバザム（マイスタン）	半減期女性1.6倍，男性2.8倍
ガバペンチン（ガバペン）	186（70〜80歳）
レベチラセタム（イーケプラ）	半減期が40％延長
トピラマート（トピナ）	125
ラモトリギン（ラミクタール）	80

ラン他）（動物実験のデータ）（以上表Ⅸ-1-c），ガバペンチン（ガバペン），クロバザム（マイスタン）（以上表Ⅸ-1-d）も高齢者で血中濃度が上昇しやすいので注意が必要である。

　デュロキセチン（サインバルタ）の朝食後単回経口服薬においては，高齢者では非高齢者に比べC_{max}が上昇し$T_{1/2}$も延長する（図Ⅸ-1-b）。ミルタザピン（リフレックス，レメロン）は，男性の場合，高齢者のAUCが非高齢者に比べ約1.8倍になる（図Ⅸ-1-c）。女性

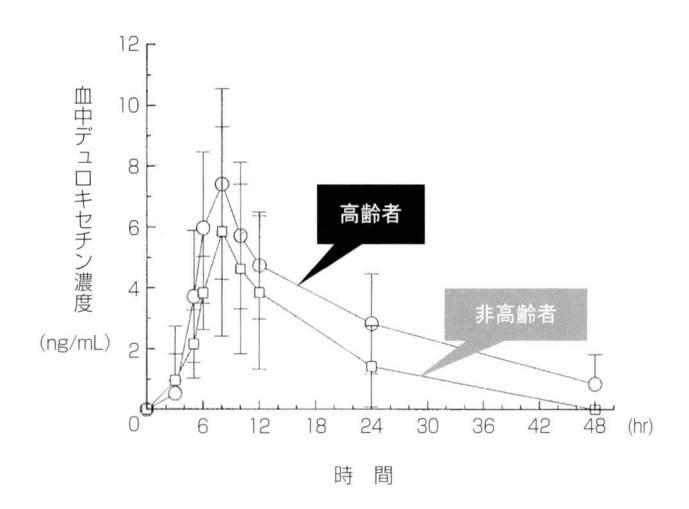

図IX-1-b デュロキセチン（サインバルタ）の経口投与後の血中濃度における高齢者と非高齢者の比較

デュロキセチンの食後単回経口投与後の AUC は高齢者で非高齢者に比べ約 1.6 倍になる。
（デュロキセチンの医薬品インタビューフォームより改変引用）

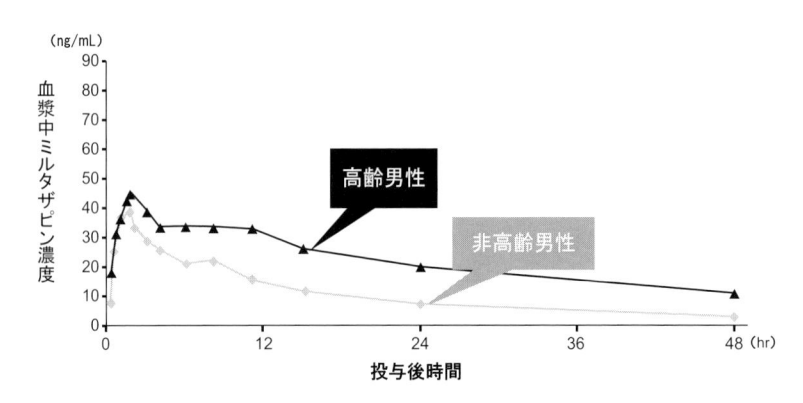

図IX-1-c ミルタザピン（リフレックス，レメロン）の経口投与後の血中濃度における高齢者と非高齢者の比較

ミルタザピンは，男性の場合，非高齢者の AUC に比べ高齢者のそれは約 1.8 倍になる。図では示されていないが，女性の場合は有意差はない。（レメロンの医薬品インタビューフォームより改変引用）

の場合は非高齢者と高齢者の AUC に有意差はない。ガバペンチン（ガバペン）の場合，乳幼児〜幼児期にかけては血中濃度の変化がほとんど見られないのに対し，成人以降〜高齢者にかけて血中濃度が上がる。その原因は腎クリアランスが低下するためと考えられる（図IX-1-d）。

リスペリドン（リスパダール他），メチルフェニデート（コンサータ，リタリン），ペモリン（ベタナミン）に関しては，高齢者に関するデータが公表されていないようである。中枢

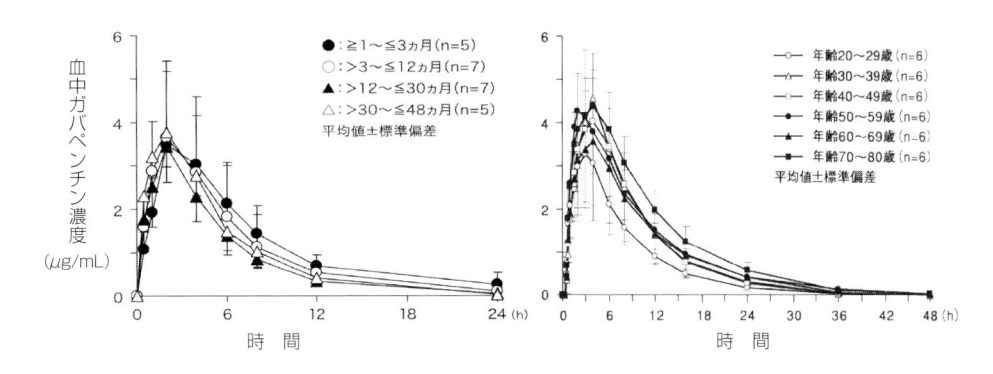

図IX‑1‑d　ガバペンチン（ガバペン）の年齢別血中濃度

ガバペンチンでは，乳幼児～幼児期にかけて血中濃度の変化がほとんど見られないが（左），成人以降～高齢者にかけて血中濃度が上がる（右）。その理由として，年齢に伴う腎クリアランスの低下が想定されている。（ガバペンの医薬品インタビューフォームより改変引用）

神経刺激／非中枢神経刺激薬の中ではモダフィニル（モディオダール）のみ高齢者AUC/非高齢者AUC≒122％のデータがある。

　ちなみに抗認知症薬はもともと高齢者を対象とした薬なのであるが，一般に開発段階においては健常成人を対象として薬物動態学的データを揃えるため，少なくとも単回経口投与における健常成人と高齢者の血中濃度の経時的変化の比較は行われている。それによると，ドネペジル（アリセプト他），ガランタミン（レミニール），メマンチン（メマリー）は，いずれもAUCに有意差はなく，リバスチグミン（イクセロンパッチ，リバスタッチパッチ）では定常状態における血中濃度に有意差はなかった。

IX‑2. 性　別

　報告されているものだけでも，表IX‑2‑aに示した向精神薬は血中濃度に男女差があることが知られている。一般的には女性の方が男性より血中濃度が高くなる薬が多いが，ベンゾジアゼピン系のように男性の血中濃度が高くなりやすい薬もある。

　女性は男性に比べ胃内容排出速度（GER）がやや遅い，血漿タンパクのα_1‑酸性糖タンパク質（AAG）濃度が若干低い（アルブミンには性差は知られていない），分布容積が小さいとされている。しかしながら脂溶性の薬の場合は，一般に女性は男性に比べて体脂肪率が高いことから，むしろ分布容積は大きくなる。脂肪中に薬が保持される時間が長くなるので半減期も長くなることが予想される。

　CYP活性に関しては，ラットでは大きな性差が知られているものの，ヒトでは実験動物ほどには性差がないということは研究者レベルではよく知られている事実であり，理由と

表IX-2-a 男女で血中濃度に差のある向精神薬

女性の血中濃度が男性に比べて高くなる薬
オキサゼパム（ハイロング）
オランザピン（ジプレキサ）
クロルプロマジン（コントミン，ウインタミン他）
クロザピン（クロザリル）
セルトラリン（ジェイゾロフト）
フルフェナジン（フルメジン）
フルボキサミン（デプロメール，ルボックス他）
ミルタザピン（リフレックス，レメロン）
クロバザム（マイスタン）：半減期が延長する（非高齢者で1.8倍，高齢者では有意差なし）
女性の血中濃度が男性に比べて低くなる薬
アルプラゾラム（コンスタン，ソラナックス，カームダン他）
カフェイン
ジアゼパム（セルシン，ホリゾン，セレナミン他）

表IX-2-b 薬物代謝酵素の性差

酵素	性差	酵素	性差	酵素	性差
CYP1A2	男性＞女性	CYP2C19	男性＝女性	UGT	男性＞女性
CYP2A6	男性≦女性	CYP2D6	男性≧女性	SULT	男性≧女性
CYP2B6	男性＞女性	CYP2E1	男性＞女性	TPMT	男性＞女性
CYP2C9	男性＝女性	CYP3A4	男性≦女性	DPD	男性＞女性

TPMT：チオプリンS-メチルトランスフェラーゼ，DPD：ジヒドロピリミジンデヒドロゲナーゼ。性差があるものでもその程度は軽度である。
文献52より引用

してはホルモンの関与などが指摘されている．表IX-2-bにヒトでのCYP活性の性差について示したが，いまだ不明な点が多く，今後の研究成果が待たれる．これまでに知られているところでは，女性は男性に比べてCYP2B6，3A活性が高い（図IX-2-a），CYP1A2，2D6，2E1活性が若干低い，グルクロン酸抱合能は明らかに低いなどの特徴がある．

女性の方が男性より血中の薬の濃度が上がりやすい理由として，糸球体ろ過量（GFR）が低いことは以前から指摘されている．Cockcroft-Gault's式では「女性のクレアチニンクリアランス＝0.85×男性のクレアチニンクリアランス」となっている．尿細管再吸収率，尿細管分泌量も女性は男性に比べて低いと言われている．

ミルタザピン（リフレックス，レメロン）の場合，女性は男性に比べC_{max}が高くなり$T_{1/2}$も延長しAUCが2倍になる（図IX-2-b）．オランザピン（ジプレキサ）の場合は，全身クリアランス（CL_{tot}）が非喫煙者の場合，女性は男性の66％である（図IX-2-c），ク

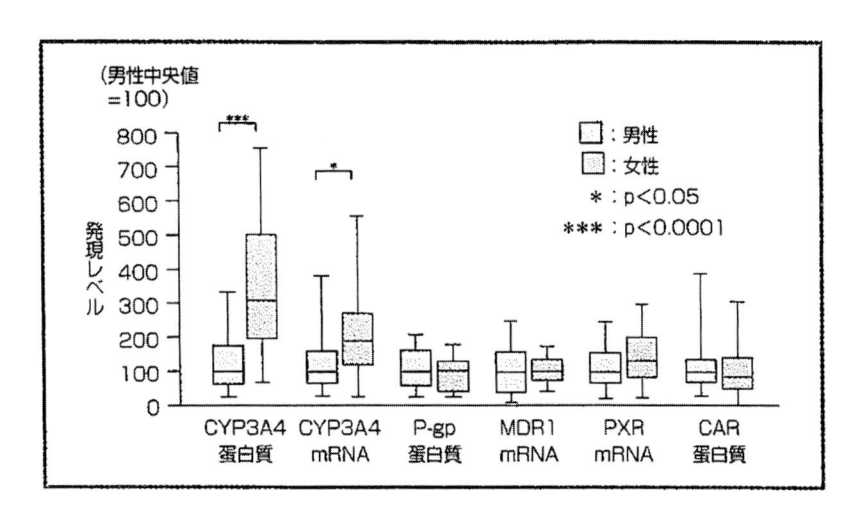

図Ⅸ-2-a ヒト肝細胞における薬物代謝関連因子の性差

調査されたいくつかの薬物代謝関連因子のうち，CYP3A4は遺伝子レベルにおいてもタンパク質レベルにおいても女性の方が男性より上回っていた。(文献82より引用)

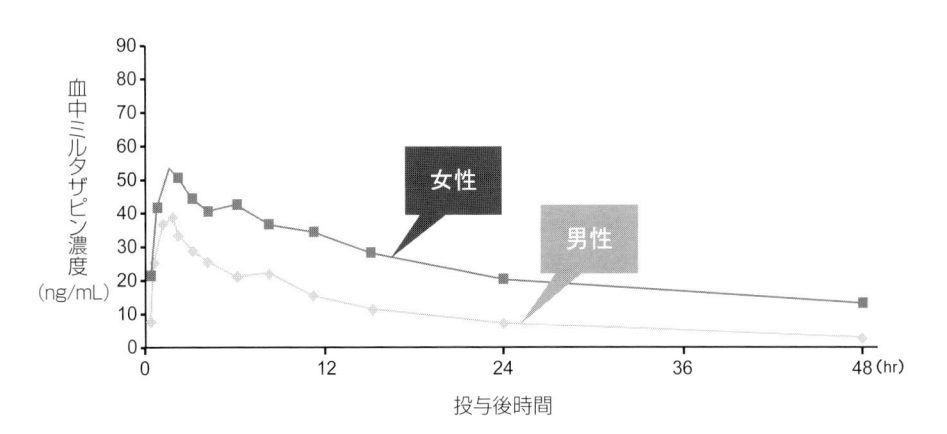

図Ⅸ-2-b 性別がミルタザピン（リフレックス，レメロン）血中濃度に与える影響

ミルタザピンの場合，女性は男性に比べC_{max}が高くなり$T_{1/2}$も延長しAUCがおよそ2.0倍になる。(レメロンの医薬品インタビューフォームより改変引用)

ロザピン（クロザリル）は，血中濃度が女性は男性に比べ25〜50％上昇する[98]。これらは臨床上無視できないレベルと思われる。

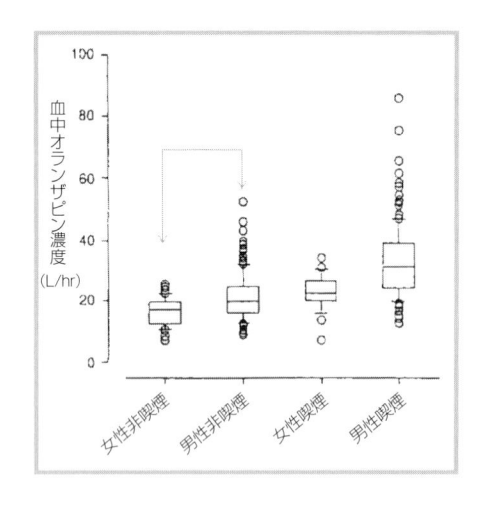

図IX-2-c 性別がオランザピン（ジプレキサ）のクリアランスに与える影響

非喫煙者の場合，女性の全身クリアランスは男性に比べ約66％である。（文献10より改変引用）

IX-3. 妊娠と胎児

IX-3-1. 妊娠が及ぼす母体への影響

妊娠は母体の薬物動態に多彩な影響を及ぼす。その影響の程度に関しては一般的に妊娠が進むにつれて変化が大きくなり末期に最も著しい。

妊娠中は母親の胃内のpH上昇や胃内容排出速度の低下，小腸運動の低下による薬の吸収と小腸における薬物代謝に影響が出る。また，妊娠中は母親の血漿容積が増大し，アルブミン産生能の増大が血漿容積の増大に追いつけず濃度としては減少する。また$α_1$-酸性糖タンパク（AAG）は産生量そのものが低下する。さらに，妊娠中は血漿中に遊離脂肪酸を含めたタンパク結合阻害因子が増大する。したがって妊娠中は，ほとんどの薬でタンパク結合率が（母親の体内で）低下すると考えてよい。

妊娠中の肝固有クリアランスに関しては，前述のようにタンパク結合率が低下して薬の遊離形分率が増えることに加え，肝血流量も増大するなどにより一般的に代謝能は増大する傾向にある。肝代謝酵素のうちCYP2D6活性は妊娠期間が進むにつれて増大する（図IX-3）のに対し，CYP2A6，3A4は妊娠期間中の変動が少ない。CYP1A2は妊娠期間が進むにつれて低下し（図IX-3），2C19活性も低下する。グルクロン酸抱合は酵素の分子種によらず活性が増大する。UGT1A4活性増大によりラモトリギン（ラミクタール）の血中濃度が減少し，抗てんかん薬として服用している患者では妊娠中にてんかん発作が増えることが知られている。

腎クリアランスに関しても，前述のように薬の遊離形分率が増えることに加え，妊娠中は腎血流量が増大することから腎クリアランスが増加する。一部の薬では妊娠中に腎臓でP-gp発現が増大することも腎クリアランスの増加に関係していると考えられている。

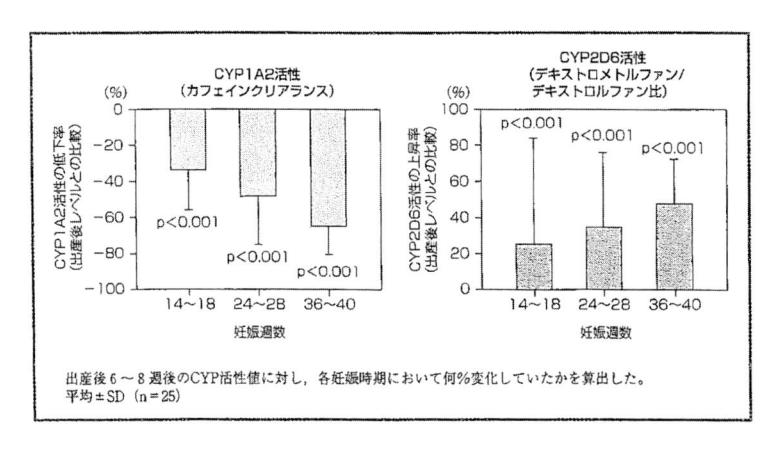

図Ⅸ-3 妊娠中のCYP活性の変化

妊娠期間が進むにつれてCYP1A2活性は低下し，CYP2D6活性は増大する。（文献82より引用）

Ⅸ-3-2. 胎児や乳汁への移行

　脳が血液脳関門で守られているように，胎児も血液胎盤関門で守られている。しかし，向精神薬はもともと血液脳関門を通過して効果を発揮するようにデザインされていることから，基本的に向精神薬はすべて血液胎盤関門を通過すると考えなければならない[21]（表Ⅸ-3-a〜c）。

　胎盤にはモノカルボン酸トランスポーター，有機カチオントランスポーター（OCT）などの薬物トランスポーターがあり，本来ならば細胞膜を通過しにくい薬も内因性物質に紛れて胎盤内に取り込まれてしまう。しかし，具体的にどのような薬が，このメカニズムによって取り込まれるのかについてはまだ十分な研究がなされていない。

　胎盤には排出型の薬物トランスポーターも発現している。P糖タンパク質（P-gp）ノックアウトマウス（P-gpの遺伝子が欠損している実験的に作られたマウス）ではP-gpの基質となる薬の胎児中濃度が増大することから，P-gpが胎児側から薬を排出していると考えられる。したがって，P-gp阻害薬（表Ⅱ-6-c参照）を服用していると，この防御機能が十分に発揮できなくなってしまう可能性がある。P-gp以外にもMRPや胎盤に特異的に発現するBCRP（表Ⅱ-6-a参照）という排出型トランスポーターがあり，薬などの外来物質から胎児を守ろうという機能が備わっている。妊娠後期には胎盤にも代謝酵素が発現するが，残念ながらその活性は低いと考えられている。

　薬によっては血液脳関門よりも血液胎盤関門の方が通過しやすいものもあり，さらに胎児には血液脳関門の機能がほとんど備わっていないことから，場合によっては母親の脳内よりも胎児の脳内に高濃度に薬が集積することもありえる。したがって，一般に問題になる催奇形性とは別に，物言えない胎児が副作用に苦しんでいる可能性は否定できない。母親の精神

的健康を保つことが胎児にとって大切であることは言うまでもないが，可能な限り胎児への移行量が少ない薬を選択するという視点も必要かと思われる．

　胎児肝には，妊娠後期につれて CYP3A7 が発現し，ステロイドホルモンなどの代謝を行っている．CYP3A7 は成人の 3A4 に似た薬物代謝のプロフィールを持っていると考えられているが，機能は不十分である．生後 1 年以内に CYP3A7 は消失し，3A4 に取って代わられる．胎児では，その他の肝における酸化還元酵素の働きも不十分である．抱合活性のうち硫酸抱合は比較的早期から活性が高くなる．しかし，グルクロン酸抱合活性は低いままである．新生児で生理的黄疸が生じるのは，ビリルビンのグルクロン酸抱合が十分にできないためである．

　母体血中の薬が母乳に移行するには乳腺小胞系細胞膜を通過する必要がある．その移行率に関わる主な因子としては，薬の pH，タンパク結合率，脂溶性などが考えられる．タンパク結合率の低い薬の方が母乳に移行しやすく，血液が pH 7.4 であることから弱塩基性の薬の方が酸性の薬より母乳に移行しやすい．母乳は脂肪の比率が高いので脂溶性の高い薬は移行しやすい．また，一部の薬はトランスポーターを介して母乳に分布すると考えられているが，今のところ詳細は不明である．母乳への移行性は，母乳（Milk）中の薬の濃度と母親の血漿（Plasma）における薬の濃度の比（M/P 比）で表される（数値が大きいほど薬が母乳に移行しやすい）が，主な向精神薬の M/P 比はアミトリプチリン（アデプレス，トリプタノール，ミケトリン他）0.83，カルバマゼピン（テグレトール，テレスミン，レキシン他）0.65，ジアゼパム（セルシン，ホリゾン他）1.65，ノルトリプチリン（ノリトレン）0.65，モルヒネ 2.46[7] である．最近の向精神薬の M/P 比について表Ⅸ-3-a～c にまとめた．

　新生児の摂取する母乳は一日量で約 500 mL であるから，薬によってばらつきは大きいものの，乳児の薬の摂取量は母親が経口服用している量の数十分の 1 程度にすぎない．母乳の高い栄養価と授乳を介した母子の心理的・身体的コミュニケーションは何ものにも代えがたいものであるため，母親が向精神薬を服薬していることを理由に授乳を禁じるべきではないという議論もある．しかし一方で，いくら新生児が生後急速に薬物代謝能を獲得するとはいっても，その全体的な活性は成人に比べると極めて脆弱である．また，発達期によって活性化する薬物代謝酵素の分子種も多彩で，この時期は各薬の代謝能の予測が困難である．また新生児は腎からの排泄能も未発達である．したがって，母乳から児に移行した薬は，たとえそれが少量であっても成人に比べ長期間体内に留まる危険性もある．さらに，6 カ月未満の乳児にはほとんど血液脳関門が形成されていないことにも注意すべきである．

　希望的なデータとしては，多くの向精神薬がその基質である CYP2D6 に関しては，乳児から活性が高くなることが知られている．フルオキセチン（本邦未発売の SSRI）も CYP2D6 の基質であるが，この薬に関しては母乳を介して摂取した新生児の血中濃度を経時的に追跡した調査があり，それによると生後約 4 週間で検出限界以下となった．この時，代謝物の血中濃度は測定できているので，乳児が自ら薬の代謝を始めているものと考えられる[40]．

表IX-3-a　新世代抗うつ薬の血液胎盤関門通過性，乳汁移行性

抗うつ薬	血液胎盤関門通過性	乳汁移行性（母乳/母体血清比）
エスシタロプラム（レクサプロ）	シタロプラムはラットで移行する	約2.2
セルトラリン（ジェイゾロフト）	ラットで胎児中濃度は母体とほぼ同じ	0.42〜4.81
デュロキセチン（サインバルタ）	胎児移行率は投与量の0.02%以下	約0.25
パロキセチン（パキシル他）	胎児に移行する	投与量の約1.4%が移行
フルボキサミン（ルボックス，デプロメール他）	ラットで胎児中濃度は母体の約5分の1	乳児血中濃度は母親の約3分の1（1例報告）
ミルタザピン（リフレックス，レメロン）	ラットで短回投与時0.027〜0.044%が通過	1.1（外国人）
ミルナシプラン（トレドミン）	ラットで胎児中濃度は母体とほぼ同じ	ラットで約3

表IX-3-b　新世代抗精神病薬の血液胎盤関門通過性，乳汁移行性

新世代抗精神病薬	血液胎盤関門通過性	乳汁移行性（母乳/母体血清比）
アリピプラゾール（エビリファイ）	ラットの胎児脳では母体血中の約0.4〜3.4倍の濃度*	1.4〜4.0（ラット）* 約0.2（1例報告）**
オランザピン（ジプレキサ）	ラットで胎児中濃度は母体血中濃度の約0.63倍*	約0.46
クエチアピン（セロクエル）	ラット，ウサギで胎児中濃度は各々母体の約2倍および0.9倍	ラットで約1〜2
クロザピン（クロザリル）	胎児血中濃度は母体の約1.9倍	1例で約2.8
ブロナンセリン（ロナセン）	ラットで胎児と母体の血中濃度ほぼ同じ	ラットで約7
ペロスピロン（ルーラン他）	胎児移行率は投与量の0.1%以下（ただしペロスピロンの生体利用率はラットで1.7%である）	ラットで約2
リスペリドン（リスパダール他）	ラットで胎児と母体の血中濃度ほぼ同じ	約0.42
パリペリドン（インヴェガ）	C_{max}は胎児で母体の約50分の1	ラットで1以下

* 厚生労働省への申請書類より
** 文献84より

表IX-3-c　新世代抗てんかん薬の血液胎盤関門通過性，乳汁移行性

新世代抗てんかん薬	血液胎盤関門通過性	乳汁移行性（母乳/母体血清比）
ガバペンチン（ガバペン）	ラットで胎児の濃度が母体より高い	C_{max}で0.6，AUCで0.73
クロバザム（マイスタン）	ラットで胎児中濃度は母体血中濃度の約0.67倍	0.5以下
トピラマート（トピナ）	ラットで胎児中濃度は母体血中濃度とほぼ同じ	ラットで0.07〜0.73
ラモトリギン（ラミクタール）	臍帯/母体血清比は0.9	0.61
レベチラセタム（イーケプラ）	ラットで胎児中濃度は母体血中濃度とほぼ同じ	ラットで約0.9

妊娠中から授乳における向精神薬の服用に関しては，薬の影響ばかりではなく母親の精神病が児に与える影響も考え，被服薬者のニーズやメリットとデメリットの評価などを慎重に検討して決定すべきであろう。詳細は日本総合病院精神医学会治療戦略検討委員会編集の『向精神薬・身体疾患治療薬の相互作用に関する指針』[70]などを参照されたい。

　表Ⅸ-3-aに最近の抗うつ薬の血液胎盤関門通過性と乳汁移行性を示した。抗うつ薬のうち，妊娠中比較的児への移行を少なく服用できるのはデュロキセチン（サインバルタ）であろう。フルボキサミン（デプロメール，ルボックス他）は動物実験のデータではあるが胎盤透過性が比較的低かった。母乳を介した児への影響が少ないのもデュロキセチン（サインバルタ）で，フルボキサミン（デプロメール，ルボックス他）は1例報告ながら乳児の血中濃度が母親の約3分の1であった。新生児退薬症候は，分娩前に母親が連用した薬が胎児に比較的高濃度で移行していた場合，出産後新生児の血中濃度が急激に下がることで引き起こされ，多動，振戦，反射亢進，過緊張，てんかん等のさまざまな症状となって現れる。新生児退薬症候は，向精神薬の中ではベンゾジアゼピン系で起きやすいとされているが，パロキセチン（パキシル他）の症例報告も多い。また，科学的な決着はついていないものの，パロキセチン（パキシル他）は心血管系の奇形（心房中隔欠損症および心室中隔欠損症）のリスクが増大したというスウェーデンの調査結果を踏まえ，米国食品医薬品局より警告が出されている。以上より，妊娠から授乳の時期にかけて，児への薬物動態学的影響を比較的少なく服用できる抗うつ薬としてデュロキセチン（サインバルタ）が推奨できるかもしれない。

　表Ⅸ-3-bに新世代抗精神病薬の血液胎盤関門通過性と乳汁移行性を示した。妊娠中の抗精神病薬の服用は新生児に悪性症候群[46]や腸閉塞[24]を生じる可能性がある。フェノチアジン系抗精神病薬は胎盤移行性が大変高いことから，妊娠初期のみならず全期間において可能な限り使用を避けるべきであろう。

　非定型抗精神病薬のうち，妊娠中に比較的児への移行を少なく服用できるのはパリペリドン（インヴェガ）であろう。妊娠中に服薬することで催奇形性が確実視されている抗精神病薬は知られていないものの，動物実験やヒトのデータから，着床率の低下，流産のリスク，新生児の低体重，一過性フロッピーインファント（筋緊張が著明に低下し四肢の運動などに障害が見られる），一過性傾眠など多彩な障害の起きる可能性があることから，妊娠中はできる限り低用量にすべきである。またエキスパートのコンセンサスとして，多数の抗精神病薬を少量ずつ使用するのであれば高用量になっても単剤を使用した方がよいとされている。しかし，そのことを実証する直接的データに乏しいということも事実である。

　母乳に関してはブロナンセリン（ロナセン）は乳汁中への集積性が認められる。クロザピン（クロザリル）とペロスピロン（ルーラン他）も弱いながら乳汁中への集積性が認められる。一方，リスペリドン（リスパダール他）のM/P比が約0.42と比較的低いことから，その代謝物であるパリペリドン（インヴェガ）はさらにM/P比が低くなることも予想され，1症

例ではあるがヒトでもそのことは証明されている。ところで，一般的に乳汁中の薬の濃度のピークは T_{max} に1時間くらい遅れるため，就寝前のみに薬を服用し，夜間から朝にかけての母乳を捨てることによって，比較的薬の濃度の低い母乳を与えることができるのではないかという臨床場面で慣習的に使われてきた方法があるが，パリペリドン（インヴェガ）の場合は徐放剤しかないので，このような処置を行うことができないという難点がある。抗精神病薬は一般に（あくまで治療薬としてのレベルとして）毒性が強いことと，M/P比の低い薬が見当たらないことから，抗精神病薬を服用中の母親が母乳を与えることは他の向精神薬に比べて慎重にすべきであろう。ちなみに日本では，各抗精神病薬の添付文書には「授乳を中止させる」よう記載されている。

抗てんかん薬の中でバルビツール酸系薬物が胎盤を容易に通過することは以前からよく知られている事実である。また，カルバマゼピン（テグレトール，テレスミン，レキシン他）やバルプロ酸（デパケン，セレニカR，バレリン他）はそれぞれ胎児カルバマゼピン症候群，胎児バルプロ酸症候群を引き起こすとされ，そのリスクを最小限にするための服薬の指針がいくつか提唱されている。詳細は『向精神薬・身体疾患治療薬の相互作用に関する指針』[70]などを参照されたい。

妊娠を希望するてんかん患者に対して，催奇形のリスクを回避するために抗てんかん薬を妊娠中に中止することは現実的に困難であるものの，もし従来の抗てんかん薬を新世代の抗てんかん薬に置き換えることが可能であれば，そのリスクを低く抑えることが可能である。

表Ⅸ-3-cに新世代抗てんかん薬の血液胎盤関門通過性と乳汁移行性を示した。ここに示されているように，新世代の抗てんかん薬の児への移行は，妊娠中から授乳にかけて薬によって大差はなさそうである。ちなみに妊娠中の母親が抗てんかん薬を服用していて，出産後に母乳を与えなかった場合に新生児てんかん（上述の新生児退薬症候のひとつ）が出現する危険性も否定できないため，むしろ新生児には母乳を与えて退薬症状を避けるべきであるという議論もある。

Ⅸ-4. 肥　満

肥満者で最も気を使うべき薬物動態学的因子は，体脂肪率の増大に伴う分布容積（Vd）の増大である。体脂肪増大に伴うVd増大と油水分配係数（P）は正の相関を示すため，肥満者ではPの大きい薬に特に注意が必要である。ジアゼパム（セルシン，ホリゾン他）の場合，肥満者でVdが3.2倍になり，Vdの増大と相関して半減期が延長する[1]。つまり肥満者では脂肪組織にジアゼパムが溶け込み，排泄されるのに時間がかかると考えられる（図Ⅸ-4）。ジアゼパムの活性代謝産物であるデスメチルジアゼパムも，肥満者でVdが増大することが報告されている。トラゾドン（デジレル，レスリン）の場合はVdが肥満者で162 L，健常

肥満者における半減期の延長はVdの増大による

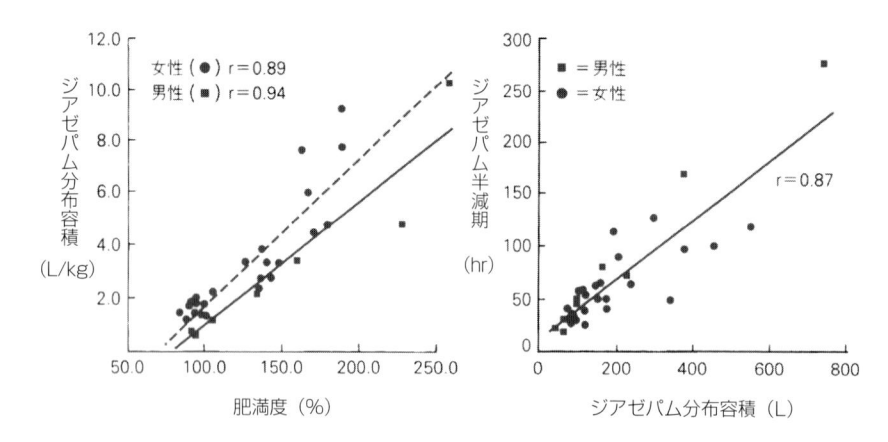

図IX-4 肥満度とジアゼパム（セルシン，ホリゾン他）の分布容積と半減期との関係
（文献51より改変引用）

者で67Lと報告されている[33]。

また，肥満者では血中の遊離脂肪酸が増加してアルブミンと結合するために，薬と血漿アルブミンとの結合率が低下し遊離形の薬の割合が増大する可能性がある。その場合，見かけの血中濃度以上に薬の効果が強く出る可能性があるので注意が必要である。遊離脂肪酸の増加はα_1-酸性糖タンパク質（AAG），リポタンパクとの結合率も変化させることが予想されるが，個々の薬における実証はされていない。

肥満者においては心拍出量および肝血流量が増加するものの，それらが薬の代謝に及ぼす影響についてはあまり知られていない。肝代謝酵素としてはCYP3A4活性が低下する可能性がある。おそらくはそのことと関連してアルプラゾラム（コンスタン，ソラナックス他）やトリアゾラム（ハルシオン他）のクリアランスは肥満者で下がる。CYP3A4の基質となる薬（表VI-2-b参照）を処方する場合は注意が必要である。CYP1A2活性は変化しにくいと考えられている。グルクロン酸抱合や硫酸抱合に関しては活性が上昇するというデータがある。ロラゼパム（ワイパックス）は第I相反応を受けずにグルクロン酸抱合によって代謝される薬（図VI-1-b参照）であるが，この薬のクリアランスは肥満者で上がっている。しかし，これら肥満者のデータは極めて限られたものであるために今後さらに多くのデータが揃うことを期待したい。

腎排泄に関しては，肥満者において腎血流量の増加と糸球体ろ過速度（GFR）の上昇が数多く報告されていることから，クリアランスがGFRに依存している薬の場合は注意が必要である（VII-2-1参照）。一方，肥満者の再吸収についてはあまりデータがなく今後の課題である。

IX-5. 肝障害

　肝障害では直接的な影響として，肝細胞数の減少，肝血流量の低下，薬物トランスポーターの減少，薬物代謝酵素の活性低下，血漿タンパク産生量の低下などが引き起こされる。間接的な影響として胃内容排出速度（GER）の低下，血中ビリルビンや胆汁酸の増加などがあり，結果的に多くの薬のクリアランスに影響を与える。しかし，急性肝炎などの急性疾患では，薬物動態学的影響は小さく，比較的安全に向精神薬の処方が続けられると考えられている。肝臓は薬物代謝の主要な臓器であるため，肝機能障害は直ちに影響しそうであるが，実際には肝障害が一過性あるいは軽症の場合は，意外と影響が少ないとされている。その理由はいくつか考えられる。ひとつは，タンパク結合率の低下によって薬が肝細胞に取り込まれやすくなったり，腎臓から排泄されやすくなったりするために，見かけ上のクリアランスは影響を受けにくいという理由である。他には，胆汁中排泄が障害された場合，薬あるいは代謝産物は血中に出て腎臓から排泄されるからという理由も考えられる。

　しかし，障害が慢性になり重症化するにつれて影響が大きくなる。一般的に Child-Pugh（チャイルド・ピュー）分類（表IX-5-a）の B, C のレベルになると薬物代謝が大きく影響を受けるようになると考えられている。検査指標として，血清ビリルビン，血清アルブミン，プロトロンビン活性値が有用である（表IX-5-a）。

　薬物トランスポーターに関しては，取り込み型のトランスポーターである NTCP, OATP2 の活性減弱と排出型のトランスポーターである P-gp の増加が肝機能障害によって

表IX-5-a　肝障害の Child-Pugh 分類

項目	ポイント		
	1点	2点	3点
脳症	ない	軽度	ときどき昏睡
腹水	ない	少量	中等量
血清ビリルビン値（mg/dl）	2.0 未満	2.0〜3.0	3.0 超
血清アルブミン値（g/dl）	3.5 超	2.8〜3.5	2.8 未満
プロトロンビン活性値（%）	70 超	40〜70	40 未満

各項目のポイントを加算しその合計点で分類する

Child-Pugh 分類	A　5〜6点
	B　7〜9点
	C　10〜15点

文献 69 より引用

表Ⅸ - 5 - b　肝疾患と肝固有クリアランス

CYP 酵素	変動	それ以外の活性	変動
CYP1A2	大きく低下	グルクロン酸抱合	不変（わずかな低下）
CYP2A6	低下	硫酸抱合	不変
CYP2C9	わずかに低下（ほぼ不変）	アセチル抱合	不変（わずかな低下）
CYP2C19	大きく低下	グルタチオン抱合	不変
CYP2D6	わずかに低下（ほぼ不変）	アルコール酸化	不変
CYP2E1	低下		
CYP3A4	低下		

文献 52 より引用

もたらされる。加えて、肝細胞の数の減少と肝血流量の低下も相まって、肝細胞に取り込まれる薬の量が減少する。

代謝酵素に関しては、CYP による第Ⅰ相反応が影響を受けやすい（表Ⅸ - 5 - b）。CYP1A2, 2A6, 2C19, 3A4, 2E1 の活性低下が見られ、特に CYP1A2, 2C19 で顕著である。CYP1A2, 2C19 の基質薬に関しては表Ⅵ - 2 - b を参照されたい。ちなみに抱合反応は比較的影響を受けにくい。

血漿タンパクに関しては、肝機能低下によってアルブミンや AAG の生産量が減少するだけでなく、質的変化が起きることも知られている。加えて高ビリルビン血症や血漿胆汁酸濃度の影響もあるので、これらが総合的に影響して血漿タンパク結合率が低下する。特にアルブミンの血漿濃度が 3.0 g/dL 以下でこの現象は著明となる。

また門脈のうっ血などから GER が低下し、薬の吸収が遅くなる。GER の低下に伴って小腸に薬が留まる時間も延長するため、小腸における代謝は増加する。

表Ⅸ - 5 - c～g に各種向精神薬の肝障害による影響についてまとめた。データは経口投与後の AUC の比較（肝障害/非肝障害）であり、数字が大きいほど肝障害によって血中濃度が上がりやすいことを示しているが、薬によって調査方法が異なるのでランキングはあくまで目安である。

新世代の抗うつ薬は、すべて肝障害の影響を大なり小なり受ける（表Ⅸ - 5 - c）。中でもセルトラリン（ジェイゾロフト）は、軽度～中等度の肝障害によって健常者に比べて AUC が平均 442％になり（図Ⅸ - 5 - a）最も肝障害の影響を受けやすい。セルトラリンは軽度の肝障害でも、C_{max} が高くなり $T_{1/2}$ も延長する可能性を念頭に置くべきである。デュロキセチン（サインバルタ）も中等度肝硬変患者では、健常者に比べ AUC が平均 289％と著明に上昇する（図Ⅸ - 5 - b）ことから注意が必要である。新世代の抗うつ薬に関しては、その他の薬も決して臨床上無視できないレベルの AUC 上昇が見られる。

新世代の抗精神病薬は、比較的肝障害の影響を受けにくいものが多い（表Ⅸ - 5 - d）。そ

表Ⅸ-5-c 肝障害でAUCが増加しやすい新世代抗うつ薬のランキング

新世代抗うつ薬	肝障害/非肝障害（%） （カッコ内は対象者の肝障害の重症度）
セルトラリン（ジェイゾロフト）	442（軽〜中）
デュロキセチン（サインバルタ）	289（中等度肝硬変）
パロキセチン（パキシル他）	196（軽〜重度）
エスシタロプラム（レクサプロ）	167（中等度）
フルボキサミン（デプロメール，ルボックス他）	153
ミルタザピン（リフレックス，レメロン）	150（軽〜中，高齢者）
ミルナシプラン（トレドミン）	140

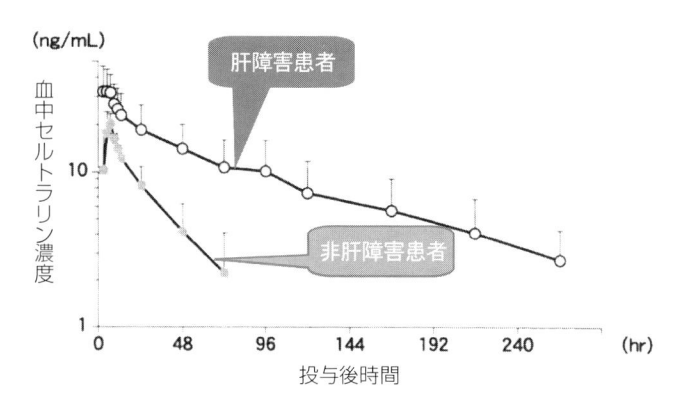

図Ⅸ-5-a セルトラリン（ジェイゾロフト）血中濃度に与える肝障害の影響
セルトラリンは軽度〜中等度の肝障害患者群のAUCが健常者群に比べて平均でおよそ4.4倍になり、最近の抗うつ薬の中では最も肝障害の影響を受けやすい。最高血中濃度（C_{max}）も平均でおよそ1.7倍になり、半減期（$T_{1/2}$）も平均でおよそ2.3倍延長する。（ジェイゾロフトの医薬品インタビューフォームより改変引用）

　の中にあって、動物実験のデータではあるがペロスピロン（ルーラン他）で肝障害ラットのAUCが対照群に比べて1000％になっていることは注目に値する。クエチアピン（セロクエル）とリスペリドン（リスパダール他）は健常者群に比べてAUCが150％を超えているので、臨床上は無視できないレベルと思われる。パリペリドン（インヴェガ）は肝障害によってAUCが低下する。クロザピン（クロザリル）とブロナンセリン（ロナセン）では、該当データが見当たらず今後の研究結果が待たれる。

　新世代の抗てんかん薬はクロバザム（マイスタン）、ラモトリギン（ラミクタール）、レベチラセタム（イーケプラ）で肝障害の影響が大きく、該当データのある薬の中ではトピラマート（トピナ）のみが肝障害によって明らかな影響を受けない（表Ⅸ-5-e）。ガバペンチン（ガバペン）では、該当データが見当たらず今後の研究結果が待たれる。

　抗認知症薬は、ガランタミン（レミニール）が高度肝障害の1例において健常者に比べて

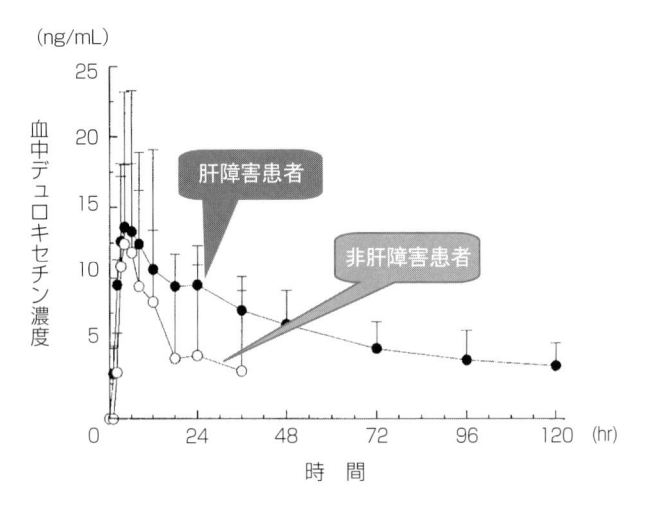

図IX-5-b デュロキセチン（サインバルタ）の血中濃度に与える肝障害の影響

デュロキセチンの中等度肝障害患者群における AUC は，健常者群のそれに比べておよそ 2.9 倍に増加する。（サインバルタの医薬品インタビューフォームより改変引用）

表IX-5-d 肝障害で AUC が増加しやすい新世代抗精神病薬のランキング

新世代抗精神病薬	肝障害/非肝障害（%）
ペロスピロン（ルーラン他）	1000（ラット）
クエチアピン（セロクエル）	156
リスペリドン（リスパダール他）	153
アリピプラゾール（エビリファイ）	76〜133（軽〜重症）
オランザピン（ジプレキサ）	NS
パリペリドン（インヴェガ）	72（中等度）
クロザピン（クロザリル）	NA
ブロナンセリン（ロナセン）	NA

NS；有意差なし，NA；該当データなし

表IX-5-e 肝障害で AUC が増加しやすい新世代抗てんかん薬のランキング

新世代抗てんかん薬	AUC の比較；肝障害/非肝障害（%）
クロバザム（マイスタン）	半減期 2.32 倍
ラモトリギン（ラミクタール）	160〜360（重症）
レベチラセタム（イーケプラ）	254（重症）
トピラマート（トピナ）	129
ガバペンチン（ガバペン）	NA

NA；該当データなし

表IX - 5 - f 肝障害でAUCが増加しやすい抗認知症薬のランキング

抗認知症薬	肝障害/非肝障害（%）
ガランタミン（レミニール）	133（中等度, NS） 172（高度, 1症例のみ）
リバスチグミン（試験には溶液剤を使用） （イクセロンパッチ, リバスタッチパッチ）	123〜127（肝硬変）
ドネペジル（アリセプト他）	NS（慢性肝硬変）
メマンチン（メマリー）	NS

NS；有意差なし

表IX - 5 - g 肝障害でAUCが増加しやすい中枢神経刺激／非中枢神経刺激薬のランキング

中枢神経刺激／非中枢神経刺激薬	肝障害/非肝障害（%）
アトモキセチン（ストラテラ）	386（重症肝硬変成人）
モダフィニル（モディオダール）	232（8日間経口摂取）
メチルフェニデート（コンサータ, リタリン）	NA
ペモリン（ベタナミン）	NA

NA；該当データなし

AUCが172％に上昇し，リバスチグミン（イクセロンパッチ，リバスタッチパッチ）は肝硬変患者においてもAUCの上昇は123〜127％に留まっている（表IX - 5 - f）。ドネペジル（アリセプト他）は慢性肝硬変患者群において最高血中濃度（T_{max}）のみ健常者群に対して有意に高くなったが，AUC，$T_{1/2}$には有意差が見られなかった[101]。メマンチン（メマリー）はクリアランスを腎機能に依存している薬であるため，肝機能障害の影響は受けにくいと考えられる。外国人のデータでは中等度の肝障害はメマンチンのクリアランスに影響を及ぼさなかった。

　中枢神経刺激／非中枢神経刺激薬では，アトモキセチン（ストラテラ），モダフィニル（モディオダール）共に肝障害の影響を受けやすい（表IX - 5 - g）。メチルフェニデート（コンサータ，リタリン），ペモリン（ベタナミン）に関しては該当データがない。

IX - 6. 腎障害

　腎障害患者では，消化管での吸収が軽度低下する。糖尿病性腎症の患者では胃内容排出速度が延長する。また，腎障害患者は，多くの薬を同時に服用することが多いので吸収に関する相互作用に注意が必要である。特に陰イオン交換樹脂製剤（コレスチミド〈コレバイン〉，コレスチラミン〈クエストラン〉，セベラマー塩酸塩〈レナジェル，フォスブロック〉）はリン吸着薬として使用されるが，多くの薬とも吸着する（IV - 4参照）。

腎障害によって蓄積された尿毒症成分はアルブミンと結合する。そのためにアルブミンと親和性の高い薬の遊離形分率が上昇する。慢性腎不全や尿毒症患者においては，アルブミンの三次構造（タンパク質はアミノ酸がひも状につながった一次構造が，いくつかの特徴的なパターン形状となる二次構造を経て機能を発揮するための３次元的構造である三次構造となる）が変化して薬と結合しにくくなることも指摘されている。腎障害患者では血漿アルブミン濃度そのものが低下する一方で，$α_1$-酸性糖タンパク質（AAG）が増加するので，酸性の薬の方が塩基性の薬に比べてタンパク結合率が減少する可能性がある。

ネフローゼ症候群では血漿アルブミンが 3.0 g/dL 以下となるため，薬によっては遊離形分率が上昇しクリアランスが増加する。フェニトイン（アレビアチン，ヒダントール他）の場合は，ネフローゼ症候群患者で健常者に比べて 90％遊離形分率が高くなる[35]。ネフローゼ症候群における薬物結合タンパクへの影響は，低アルブミン血症を考慮すればよいとされている。

腎障害（特にネフローゼ症候群）では，多くの向精神薬で遊離形分率が変化することが予想されるが，ほとんどの薬に関しては詳細に調査されていないので，腎障害患者に関しては（たとえ血中濃度を測定できる薬であっても）血中濃度の変化以上に遊離形分率が上昇している（効果が強く出る）可能性を考え慎重な投与を行うべきである。遊離形血中濃度を測定できる一部の薬に関しては，遊離形の血中濃度を測定することが推奨される。

尿毒症の場合は，血漿タンパクの減少よりもクレアチニンクリアランスの減少に注意を払うべきである。そのため，ガバペンチン（ガバペン）（図Ⅶ-2-a）やレベチラセタム（イーケプラ）（図Ⅶ-2-b）のようにクリアランスがクレアチニンクリアランスと相関関係にある薬の場合は，クレアチニン値の変化が用量調整の指標となりうる。

腎障害は肝，小腸の薬物トランスポーターにも影響を及ぼし，MRP2（Ⅱ-6，Ⅵ-3参照）と P-gp が増加することが知られている。肝代謝酵素への影響としては，CYP2C9，2C19，3A4，2D6 の活性が低下するという報告がある。慢性腎不全モデルラットの肝臓における CYP3A 群の mRNA 発現が約 75％減少したという報告がある[23]。ヒトの場合も特にCYP3A 群では臨床上無視できない低下が起きる可能性がある。CYP1A2 と CYP2D6 に関しては，前者の活性が低下し後者の活性は上がるという報告もあるが，今後の研究課題と言える。グルクロン酸抱合活性も低下する。他の第Ⅱ相反応も活性が低下する可能性が指摘されている。このように腎障害に伴う代謝の変化は排泄の変化に比べれば影響は小さいものの無視できないと考えられる。

血流量低下に伴う糸球体ろ過量（GFR）の低下によって腎クリアランスは低下する。従来は多くの薬に関して，如何なるメカニズムで排泄されるかにかかわらず，GFR 低下の程度と相関して腎クリアランスが低下すると信じられていた。しかし最近は糸球体の機能低下と尿細管の機能低下の程度が必ずしも一致していないというデータも出てきているので，今

後は詳細に調査がされていくものと思われる。

リチウム（リーマス他）の腎クリアランスは全身クリアランスに対する比率が80％以上である。このように未変化体のまま腎臓から排泄される薬は腎障害の影響を大きく受ける。また，代謝産物に毒性がある薬の場合は，その蓄積が問題になる。Ⅸ-5でも記載したように，胆汁から排泄される薬は，その排泄経路が障害されてもいったん血中に出てから腎で排泄されるという代償作用が働くが，逆に腎から排泄される薬の場合は腎障害に際して胆汁からの排泄が代償的に行われないため，体内への蓄積に関して注意が必要である。

血液透析の影響についてはⅦ-7を参照されたい。

表Ⅸ-6-a〜eに各種向精神薬の腎障害による影響についてまとめた。データは経口投与後のAUCの比較（腎障害/非腎障害）であり，数字が大きいほど腎障害によって血中濃度が上がりやすいことを示しているが，薬によって調査方法が異なるのでランキングはあくまで目安である。

新世代の抗うつ薬の中では，デュロキセチン（サインバルタ）（図Ⅸ-6-a），ミルタザピン（リフレックス，レメロン），ミルナシプラン（トレドミン）で腎障害患者群のAUC平均値は対照群のそれと比較して200％以上である（表Ⅸ-6-a）。パロキセチン（パキシル他）も150％を超えている。エスシタロプラム（レクサプロ），セルトラリン（ジェイゾロフト）は腎障害の影響を受けにくいかもしれない。フルボキサミン（デプロメール，ルボックス他）には該当データがない。

抗精神病薬は，ペロスピロン（ルーラン他）（動物実験のデータ），リスペリドン（リスパダール他），パリペリドン（インヴェガ）で腎障害患者群のAUC平均値は対照群のそれと比較して200％以上である（表Ⅸ-6-b）。クエチアピン（セロクエル）も150％を超えている。アリピプラゾール（エビリファイ），オランザピン（ジプレキサ）は有意差がない。クロザピン（クロザリル），ブロナンセリン（ロナセン）には該当データがない。

新世代抗てんかん薬は，該当データのあるすべての薬で腎障害の影響を強く受ける（表Ⅸ

表Ⅸ-6-a 腎障害でAUCが増加しやすい新世代抗うつ薬のランキング

新世代抗うつ薬	腎障害/非腎障害（％）
ミルナシプラン（トレドミン）	228
デュロキセチン（サインバルタ）	217（重度腎障害）
ミルタザピン（リフレックス，レメロン）	216（重度腎障害）
パロキセチン（パキシル他）	163（重度腎障害）
エスシタロプラム（レクサプロ）	124
セルトラリン（ジェイゾロフト）	112（重度腎障害）
フルボキサミン（デプロメール，ルボックス他）	NA

NA：該当データなし

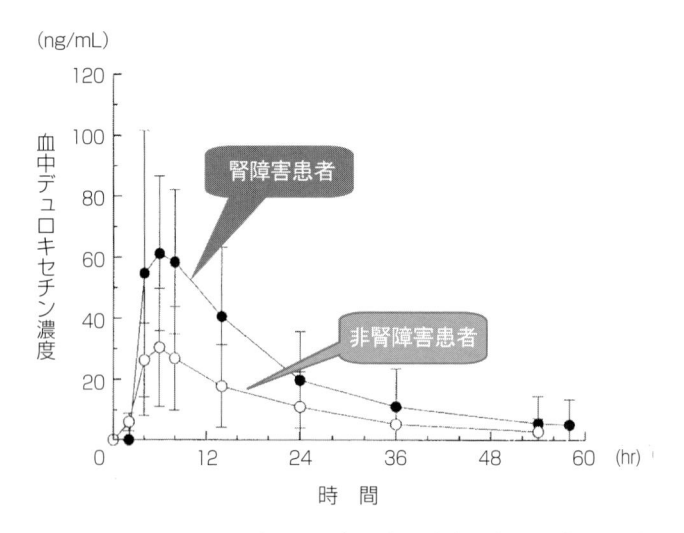

図IX-6-a デュロキセチン（サインバルタ）の血中濃度に及ぼす腎障害の影響

デュロキセチンの単回経口投与後の AUC は，高度腎障害患者群で約 2.2 倍（対非腎障害患者群）になる。しかし，最高血中濃度到達時間（T_{max}），半減期（$T_{1/2}$）は両群でほとんど差がないことから，AUC の差は，排泄の段階における影響を反映しているのではないかと考えられる。（サインバルタの医薬品インタビューフォームより改変引用）

表IX-6-b 腎障害で AUC が増加しやすい新世代抗精神病薬のランキング

新世代抗精神病薬	腎障害/非腎障害（％）
パリペリドン（インヴェガ）	365（中等度）
リスペリドン（リスパダール他）	270（中等度）
ペロスピロン（ルーラン他）	210（ラット）
クエチアピン（セロクエル）	151
アリピプラゾール（エビリファイ）	NS
オランザピン（ジプレキサ）	NS
クロザピン（クロザリル）	NA
ブロナンセリン（ロナセン）	NA

NS；有意差なし，NA；該当データなし

-6-c）。特にガバペンチン（ガバペン）では，腎障害患者群の AUC 平均値は対照群のそれと比較して 14 倍以上と極めて高い値を示した。レベチラセタム（イーケプラ）も軽～中等度腎障害患者群の AUC 平均値は対照群のそれと比較して 2 倍以上であった。トピラマート（トピナ）やラモトリギン（ラミクタール）も高い数字を示している。クロバザム（マイスタン）には該当データがない。以上より，すべての新世代の抗てんかん薬に関して，腎障害を持つ患者には慎重に処方する必要がありそうである。

　抗認知症薬の中ではメマンチン（メマリー）が一番強く腎障害の影響を受ける可能性がある（表IX-6-d）。メマンチンの半減期（$T_{1/2}$）の延長は腎障害の程度に依存している（図

表Ⅸ-6-c 腎障害でAUCが増加しやすい新世代抗てんかん薬のランキング

新世代抗てんかん薬	腎障害/非腎障害（%）
ガバペンチン（ガバペン）	1458（重症）
レベチラセタム（イーケプラ）	248（軽～中等度）
ラモトリギン（ラミクタール）	182（透析不要患者）
トピラマート（トピナ）	147（中等度）217（重症）
クロバザム（マイスタン）	NA

NA；該当データなし

表Ⅸ-6-d 腎障害でAUCが増加しやすい新世代抗認知症薬のランキング

抗認知症薬	腎障害/腎肝障害（%）
メマンチン（メマリー）	233（高度），198（中等度），157（軽度）
ガランタミン（レミニール）	169（高度），138（中等度，NS）
リバスチグミン（試験には溶液を使用）（イクセロンパッチ，リバスタッチパッチ）	NS，ただしAUCが上がる例がある
ドネペジル（アリセプト他）	NS（中等度以上）

NS；有意差なし

表Ⅸ-6-e 腎障害でAUCが増加しやすい
中枢神経刺激／非中枢神経刺激薬のランキング

中枢神経刺激／非中枢神経刺激薬	腎障害/腎肝障害（%）
アトモキセチン（ストラテラ）	164（腎不全成人）
モダフィニル（モディオダール）	NS
メチルフェニデート（コンサータ，リタリン）	NA
ペモリン（ベタナミン）	NA

NS；有意差なし，NA；該当データなし

Ⅸ-6-b）。リバスチグミン（試験には溶液を使用）（イクセロンパッチ，リバスタッチパッチ）とドネペジル（アリセプト他）[102]は有意差がない。

　中枢神経刺激／非中枢神経刺激薬のうちアトモキセチン（ストラテラ）は成人において腎障害患者のクリアランス低下が見られた（表Ⅸ-6-e）。モダフィニル（モディオダール）は有意差がない。メチルフェニデート（コンサータ，リタリン）とペモリン（ベタナミン）には該当データがない。

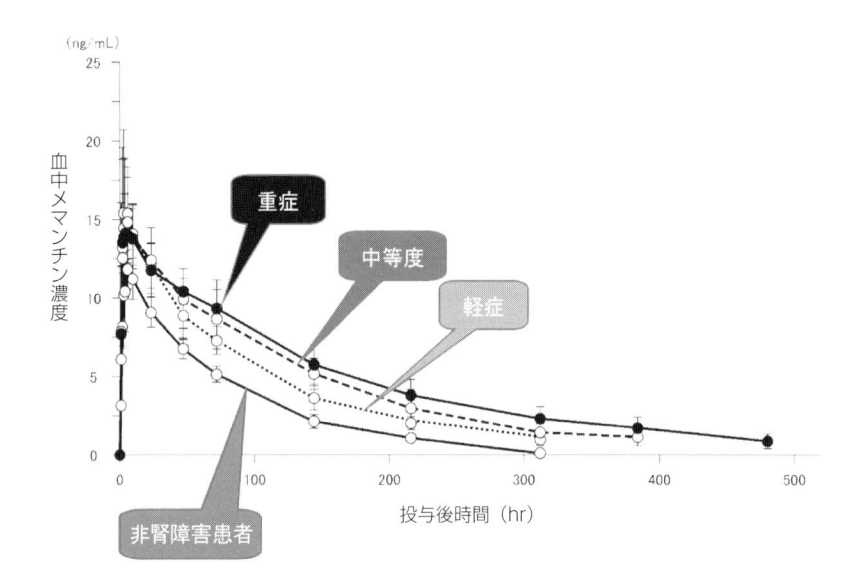

図IX-6-b メマンチン（メマリー）の血中濃度に及ぼす腎障害の影響
メマンチンは腎障害の程度が重症になるにつれてクリアランスが低下する。健常者群に比べて AUC は軽症腎障害患者群で（以下平均）157％，中等度で198％，重症では233％となる。（メマリーの医薬品インタビューフォームより改変引用）

IX-7. 心疾患

　心疾患においては，全身組織への循環不全が起き，薬物動態学的には消化管や肝臓，腎臓の血流量低下をきたし，薬の吸収率低下，代謝や排泄の遅延を引き起こす。

　インドシアニングリーン（ICG）は肝特異的有機アニオントランスポーターである OATP1B1（V-5参照）によって肝臓から排出される色素で肝血流量の指標とされるものであるが，ICG のクリアランスは心不全の重症度に相関する[117]。

　心疾患では二次的に血漿アルブミンの低下をきたし，薬の遊離形分率の上昇や各組織に薬の貯留を引き起こす。また心筋梗塞では α_1-酸性糖タンパク質（AAG）の急速な増加をもたらすので，AAG 濃度が増加したときに遊離形分率が下がる薬（表V-3-h 参照）の効果が強まる可能性がある。

　肝代謝酵素は，慢性的な栄養補給不足や炎症性サイトカインの影響などにより，どの分子種も一様に機能が低下すると考えるべきである。中でも CYP1A2 や 2C19 の活性低下が目立つという報告もある。

IX - 8. 内分泌疾患

　甲状腺機能異常に伴って胃内容排出速度（GER）が変化する。亢進症の場合はGERが促進し，低下症の場合は抑制される。血漿タンパクに関しては，亢進症で血中アルブミンやAAGの低下があるために薬によってはタンパク結合率が低下する場合があり，低下症の場合はその逆である。代謝に関しては，亢進症の場合，肝血流量の増加に伴って代謝が亢進することや，グルクロン酸抱合と酸化が亢進することが知られている。低下症の場合は，その逆になる。低下症の治療薬レボチロキシン（チラージン他）によって小腸のP-gpが増加する。排泄に関しては，亢進症で腎血流量が増加しタンパク結合率も減少することから，薬によっては排泄が亢進し，逆に低下症では減少する。肝血流量と腎血流量に関する薬物動態学的影響は総じて甲状腺機能亢進症よりも低下症において出現しやすいと言われている。したがって薬の代謝と排泄に関しては，低下症患者における遅延の方により注意を向けるべきである。

　糖尿病では，血中アルブミンの減少，遊離脂肪酸の増加などによってタンパク結合率が低下する。向精神薬ではジアゼパム（ホリゾン，セルシン他）やフェニトイン（アレビアチン，ヒダントール他）などの効果が増強されることが知られている。一方で，このようなタンパク結合率の高い薬は，腎からの排泄が増加することも考えられる。糖尿病患者の尿は酸性になる傾向があるので，その場合，塩基性の薬で尿中排泄が亢進する。糸球体ろ過量は当初増加するが糖尿病性腎症を発症すると次第に低下する。代謝に関しては，CYP2E活性が増加することが知られているが，その他のCYPに関してはまだよくわかっていない。グルクロン酸抱合能は低下する。

表IX - 8　甲状腺機能異常に伴う薬物動態の変化（一般的な傾向）

	吸収	タンパク結合率	代謝	排泄
亢進症	軽度増加	低下	亢進	増加
低下症	軽度減少	増加	低下	減少

第X章

最近の主な向精神薬の薬物動態学的特徴

X - 1. 最近の抗うつ薬
  X - 1 - 1. エスシタロプラム（レクサプロ）
  X - 1 - 2. セルトラリン（ジェイゾロフト）
  X - 1 - 3. デュロキセチン（サインバルタ）
  X - 1 - 4. パロキセチン（パキシル，パキシルCR 他）
  X - 1 - 5. フルボキサミン（デプロメール，ルボックス他）
  X - 1 - 6. ミルタザピン（リフレックス，レメロン）
  X - 1 - 7. ミルナシプラン（トレドミン）

X - 2. 最近の抗精神病薬
  X - 2 - 1. アリピプラゾール（エビリファイ）
  X - 2 - 2. オランザピン（ジプレキサ）
  X - 2 - 3. クエチアピン（セロクエル）
  X - 2 - 4. クロザピン（クロザリル）
  X - 2 - 5. ブロナンセリン（ロナセン）
  X - 2 - 6. ペロスピロン（ルーラン他）
  X - 2 - 7. リスペリドン（リスパダール他）
  X - 2 - 8. パリペリドン（インヴェガ）

X - 3. 抗認知症薬
  X - 3 - 1. ドネペジル（アリセプト他）
  X - 3 - 2. ガランタミン（レミニール）
  X - 3 - 3. メマンチン（メマリー）
  X - 3 - 4. リバスチグミン（リバスタッチパッチ，イクセロンパッチ）

X‐4. 最近の抗てんかん薬
　　　X‐4‐1. ガバペンチン（ガバペン）
　　　X‐4‐2. クロバザム（マイスタン）
　　　X‐4‐3. トピラマート（トピナ）
　　　X‐4‐4. ラモトリギン（ラミクタール）
　　　X‐4‐5. レベチラセタム（イーケプラ）

X‐1. 最近の抗うつ薬

X‐1‐1. エスシタロプラム（レクサプロ）

【ポイント】
1) 代謝が遅い患者群がいる（およそ2割弱）
2) CYP2C19阻害薬によって血中濃度が上がる
3) CYP2D6阻害作用がある
4) 高齢者，肝障害患者で血中濃度が上がる
5) 妊娠，授乳に関するデータは不十分

【要約】エスシタロプラムは生体利用率が約80％と高い薬で，血漿タンパク結合率は約55％である。脳への分布率は高くない。経口投与後およそ4 hrで最高血中濃度に達し，血中濃度が半減するには24 hr以上かかる。臨床上注意すべき代謝酵素はCYP2C19と2D6である。2C19のPMと呼ばれる代謝効率の悪い患者群（日本人で約2割以下存在すると言われている）では通常の代謝効率を持つ患者群に比べて約2倍の効果が出現する可能性がある。また2C19阻害薬の影響も受けやすい。逆にエスシタロプラムにはCYP2D6阻害作用があり，この分子種で代謝される薬の血中濃度を高める危険性がある。妊婦や授乳への危険性についてはデータが不十分である。高齢者では成人の約1.5倍に血中濃度が高まる。血中動態は，肝障害の影響を受けやすいが，腎障害の影響は受けにくい。

　エスシタロプラムはpK$_a$（酸解離定数）≒9.5の弱塩基性の物質で，n‐オクタノール/水分配係数≒2500，n‐オクタノール/水系緩衝液（pH 7.4）分配係数≒20と脂溶性の薬であるため，生理的条件下では細胞膜透過性の高い薬である。

　エスシタロプラムはほとんどが小腸で吸収されると考えられ，生体利用率はおよそ80％と高い。

　最高血中濃度到達時間と半減期については後述。

血漿タンパク結合率は約 55％と向精神薬の中では比較的高くない方であるが，血漿タンパク結合における競合的阻害作用や血漿タンパク結合率が変化する病態における被影響は無視できるものかどうかはわからない。分布容積はおよそ 1000 L 前後と大きいが，血漿タンパク結合率が高くなく脂溶性の薬であることから，組織移行性が良いことが理由と考えられる。ラットに放射性物質を投与した組織分布の実験では，大脳中の濃度は血中のおよそ 3 分の 1 で，一般の臓器に比べても 2 〜 10 分の 1 にすぎなかった。

エスシタロプラムは CYP2C19，2D6，3A4 の基質である。厚生労働省への申請書類によると，CYP2C19 の Extensive Metabolizer（EM）と Poor Metabolizer（PM）で血中の薬物動態が異なる。以下単回投与のデータであるが，最高血中濃度到達時間は EM で 3.8 〜 4.3 hr，PM で 4.2 〜 5.2 hr とおよそ 30 分〜 50 分の遅れに留まり，最高血中濃度も有意差がない。その理由としては，生体利用率が高いことからも初回通過効果が小さいことが可能性としてあげられる。一方，半減期（hr）は EM の 24.6 〜 27.4 に対し PM で 55.8 〜 55.3 とおよそ 2 倍に延長し，全身クリアランス（L/hr）は EM で 25.9 〜 29.6 であるのに対し PM では 13.1 〜 14.1 とおよそ 2 分の 1 になる。日本人はおよそ 15 〜 20％が PM と考えられているので，配慮が必要である。一方，CYP2D6 に関しては EM と PM で代謝能の有意差は見られなかった。

エスシタロプラムは CYP2C19 阻害薬であるオメプラゾール（オメプラール，オメプラゾン）と併用した場合に血中濃度が約 1.5 倍になる。しかし，CYP2D6 や 3A4 の選択的阻害薬によるエスシタロプラムの血中濃度への影響は知られていない。ただし広範囲に CYP 分子種を阻害するシメチジン（タガメット他）との併用でエスシタロプラムの AUC が約 1.7 倍になった。

エスシタロプラムは CYP2D6 に対する阻害作用が軽度〜中等度あるが，その他の CYP 分子種に対する阻害作用はわずかである。三環系抗うつ薬のデシプラミン（国内発売中止；イミプラミンの代謝産物）の AUC はエスシタロプラムとの併用で約 2 倍になる。β 遮断薬（降圧剤，抗不整脈薬）のメトプロロール（セロケン，ロプレソール）の AUC はエスシタロプラムとの併用で約 2.3 倍になる。ワルファリンは CYP2C9 によって代謝される薬であるが，エスシタロプラムとの併用でプロトロンビン時間がわずかではあるが延長する。エスシタロプラムは出血傾向のある薬との併用で出血傾向が増大する可能性が指摘されている。

エスシタロプラムの血中動態に対する食事の影響は見られない。

血液胎盤関門通過性に関する系統的な研究データはない。乳汁移行性に関しては 8 例の調査で，母乳中濃度は母親の血中濃度の 2.2 倍であった[79]。

小児（12 〜 17 歳）では成人に比べ単回投与時の AUC が 0.8 倍であったが有意差はなかった。高齢者では非高齢者に比べて単回投与時，反復投与時共に AUC が 1.3 〜 1.5 倍であった。

肝障害では，軽度肝障害患者群と中等度肝障害患者群の AUC は健常者群に比べてそれぞ

れ 1.4 倍，1.6 倍であった．

　エスシタロプラムのラセミ体であるシタロプラムの単回投与試験で腎障害患者群の AUC は健常者の約 1.2 倍であった．腎機能が 5 分の 1 まで低下した場合でも全身クリアランスの低下は約 33％に留まっていた．

X・1・2．セルトラリン（ジェイゾロフト）

【ポイント】
1) 血漿タンパク結合率が極めて高い
2) 広範囲の CYP 分子種に弱いながらも阻害作用がある
3) 肝障害で血中濃度が上がりやすい
4) 妊娠，授乳中の児（特に脳）への影響が小さくない

【要約】セルトラリンは（単回経口投与），7 hr 前後で最高血中濃度に達し半減期は約 24 hr である．吸収されたセルトラリンは 98％という高い率で血漿タンパクと結合するため，結合率の変化に注意した方がよい．また高い率で腸肝循環するため，腸内細菌の変化にも注意した方がよい．セルトラリンは非常に脳内へ移行しやすい薬である．肝代謝酵素の CYP に関しては，広範囲の分子種で代謝されるために，特異的な分子種の阻害薬による影響を受けにくい．その一方で，広範囲の分子種に比較的強い親和性があるために広く併用薬の代謝に影響を与えるが，今のところ強力な阻害作用は知られていない．しかし，試験管内実験において CYP2D6 阻害作用が中等度以上であるため，CYP2D6 の基質で血中濃度の変化が危険性を伴う薬を併用している場合には注意が必要である．セルトラリンは他の SSRI に比べて胎児脳に蓄積しやすい．乳汁にも少なからず移行する．高齢者への影響は大きくない．肝障害の場合には大きく血中濃度が上昇する．腎障害の影響は受けにくい．

　セルトラリンは pK_a（酸解離定数）≒ 8.9 の弱塩基性の物質で，n - オクタノール/水系緩衝液（pH 7.4）分配係数 = 700 と脂溶性の薬であるため，生理的条件下では細胞膜透過性の高い薬である．

　セルトラリンの主たる吸収部位は不明である．オスのビーグル犬を使った調査で，生体利用率はおよそ 34％であった．

　単回投与における最高血中濃度到達時間は 6.3 〜 8.7 hr，半減期は 22.5 〜 24.1 hr である．

　セルトラリンの血漿タンパク結合率は約 98％超と極めて高い．そのため血漿タンパク結合における競合的阻害作用や血漿タンパク結合率が変化する病態における影響を考慮すべきである．特に同じくタンパク結合率の高いワルファリンと併用した場合，ワルファリンの遊離形分率が上昇することと SSRI 一般の副作用である血小板凝集能の低下によって出血傾向

が増大することがあり得る。結合タンパクの内訳は，アルブミン（結合率90％以上）とa_1-酸性糖タンパク質（結合率70％以上）でグロブリンとの結合率は不明である。分布容積（L/kg）はラット，犬でおのおの23，14と大きい。また，セルトラリンと，その代謝産物のデスメチルセルトラリンは共にP糖タンパク質と親和性が高い[113]。おそらくそれと関連してセルトラリンはラットでは効率的に胆汁に分泌され，そのうち約80％が腸肝循環をする。しかし，一般に腸肝循環は種差が大きく，セルトラリンの分子量は約343と大きくないのでヒトの場合は尿中排泄の割合が大きい可能性がある（Ⅳ-8参照）。セルトラリンは脳への移行性が高く，ラットでは脳内濃度が血中濃度の40倍以上になる。

　セルトラリンはCYP2C19，2C9，2B6，2D6，3A4の基質で遺伝子多型の影響を受ける[34]。主な代謝産物はデスメチルセルトラリンであるが，この物質の生体における薬理活性は弱いと考えられている。広範囲にCYP分子種を阻害するシメチジン（タガメット）との併用でセルトラリンのAUCが1.5倍になった。

　セルトラリンは比較的広範囲にCYPの分子種（CYP1A2，2B6，2C9/19，2D6）を軽度ながら阻害する。中でも2D6に対する阻害作用は試験管内実験では中等度以上である[16]。セルトラリン50 mg/日では，2D6の基質である三環系抗うつ薬の血中濃度を有意に変化させない[77]ことが報告されているが，それ以上の用量ではイミプラミンのAUCが約1.7倍になるなど，他の2D6の基質薬に対して用量依存的に競合的阻害作用が出現する可能性がある[87]。また，おそらくセルトラリンの2C9/19阻害作用によってピモジド（オーラップ；併用禁忌）のAUCが137％に上昇し，突発的な心毒性との関連が指摘されている。しかしセルトラリンは3A4に対する阻害作用は弱く，セルトラリンの50〜200 mg/日はアルプラゾラム（コンスタン，ソラナックス，メデポリン，カームダン他）もしくはジアゼパム（セルシン，ホリゾン他）の薬物動態に有意な変化を起こさなかったことが報告されている[38]。ベンゾジアゼピンとの併用には臨床上大きな問題はないと考えられる[28]。

　セルトラリンの血中動態に対する食事の影響としては，最高血中濃度が食後の服用で約1.2倍に上がるが，AUCや半減期に空腹時服薬との有意差はない。

　血液胎盤関門通過性に関するラットのデータでは，セルトラリン濃度の胎児脳/母体脳比は約3〜4分の1であった。同じく母乳/母体血清比は0.4〜4.8であった。

　小児での血中動態に関するデータはない。健常男性に比べて男性の高齢者うつ病では半減期が約5 hr，女性の高齢者うつ病では約10 hr延長する。健常男性成人と健常男性高齢者の比較ではAUCに有意差はない。

　セルトラリンはChild-Pughの分類（表Ⅸ-5-a参照）でAおよびBと比較的軽症の慢性肝不全患者においても健常者に比べてAUCが約4.4倍であった。

　セルトラリンの単回投与試験で腎障害患者群と健常者群のAUCには有意差がない。

X・1・3. デュロキセチン（サインバルタ）

【ポイント】

1) 血漿タンパク結合率が高い
2) CYP1A2, 2D6 阻害薬によって血中濃度が上がる
3) 中等度の CYP2D6 阻害作用，軽度の CYP2C19 阻害作用がある
4) 高齢者で血中濃度が上がる
5) 肝障害，腎障害で血中濃度が上がる

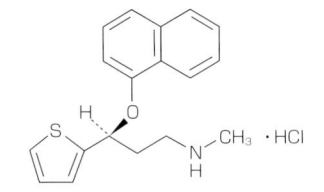

【要約】デュロキセチンは生体利用率約 50 % で，単回経口投与時の最高血中濃度到達時間は約 7 hr 超，半減期は 13 hr 前後である。ラットでは大脳における半減期は約 10 日である。血漿タンパク結合率は約 98 % と高く，血漿タンパク結合における競合的阻害作用や血漿タンパク結合率が変化する病態における影響は無視できない。デュロキセチンは CYP1A2 と 2D6 の基質であり，それらの阻害薬と併用した場合にデュロキセチンの最高血中濃度が上昇する。デュロキセチンには CYP2D6 に対する阻害作用が中等度，CYP2C19 に対する阻害作用が軽度ある。見かけの全身クリアランスは 83.4 L/hr である。胎児や乳汁への移行は比較的少ない。高齢者では非高齢者に比べて効果が強まる。中等度以上の肝障害患者や重症腎障害患者の血中濃度は，健常者に比べて高くなる。

デュロキセチンは pK_a（酸解離定数）= 8.1 の弱塩基性物質で，1-オクタノール/水系緩衝液（pH 7）分配係数 = 37.8 と脂溶性の薬である。

デュロキセチンはほとんどが十二指腸で吸収されるが，回腸～結腸でも吸収され，その吸収率は 70 % 以上と考えられている。生体利用率は 31.8～80.2 %，平均 50.2 %（外国人）である。

単回経口投与時の最高血中濃度到達時間は 6.9～7.8 hr，半減期は 10.6～15.3 hr である。

血漿タンパク結合率は約 97～99 % と高く，血漿タンパク結合における競合的阻害作用や血漿タンパク結合率が変化する病態における影響は無視できない。特に同じくタンパク結合率の高いワルファリンと併用した場合，ワルファリンの遊離形分率が上昇することと SSRI 一般の副作用である血小板凝集能の低下によって出血傾向が増大する可能性がある。結合タンパクの内訳はアルブミン（結合率 80～84 %）や α_1-酸性糖タンパク質（結合率 96～97 %），グロブリン（結合率は 26～32 %）である。アルブミンとの結合サイトはジアゼパムサイトである。おそらく血漿タンパク結合率が高いことと脂溶性であることを反映し，分布容積はおよそ 1450 L と大きい。

デュロキセチンの脳内移行については，ラットを用いた実験で血漿中の約 30～40 % が脳内に移行すると推定されている。また同じ実験で，大脳における半減期が約 10 日で，小脳

では，約8日と長期間脳内に留まることがわかった（厚生労働省への提出書類）。

デュロキセチンはCYP1A2と2D6の基質である。CYP1A2と2D6阻害薬であるフルボキサミンと併用した場合，デュロキセチンの最高血中濃度とAUCがそれぞれ約2.4倍と5.6倍になる。CYP2D6阻害薬であるパロキセチンとの併用では，デュロキセチンのAUCは1.6倍になる。

デュロキセチンはCYP2D6に対する阻害作用が中等度，CYP2C19に対する阻害作用が軽度あるが，その他のCYP分子種に対する阻害作用はわずかである。三環系抗うつ薬のデシプラミン（国内発売中止；イミプラミンの代謝産物）のAUCはデュロキセチンとの併用で約2.9倍になる。

見かけの全身クリアランスは83.4 L/hrである。

デュロキセチンの血中動態に対する食事の影響は，最高血中濃度が食後投与の方が空腹時投与に比べて約1.7倍であるがAUCは有意差がない。

胎児への影響は，ラットを用いた実験で，母体に経口投与した放射性標識薬の約0.02％が胎児に移行した。乳汁移行性に関しては，8例の調査で，母乳中AUCは母親の血中AUCの約4分の1であった。

小児の血中動態に関するデータはない。高齢者では非高齢者に比べて単回投与時のAUCが1.6倍であった。

肝障害では，中等度肝障害患者群の単回投与時のAUCは，健常者群の約2.9倍であった。

腎障害では，重症腎障害患者群の単回投与時のAUCは，健常者群の約2.2倍であった。

X・1・4．パロキセチン（パキシル，パキシルCR他）

【ポイント】
1) CYP2D6の強力な阻害薬である
2) CYP2D6の阻害薬や誘導薬の影響を受けやすい
3) 血漿タンパク結合率が高い
4) 胎児に心血管系奇形を引き起こす危険性がある
5) 肝障害・腎障害で血中濃度が上がりやすい
6) パキシルCRとパキシルの血中動態には大きな差はない

【要約】パロキセチンは生体利用率86％以上と高く，最高血中濃度到達時間はおよそ5hrで半減期はおよそ15hr以下である。定常状態においてはコントロールドリリース錠（パキシルCR）の血中動態は通常薬（パキシル）と比べて大きな差はない。血漿タンパク結合率が約95％と高いため，血漿タンパク結合における競合的阻害作用や血漿タンパク結合率が変化す

> る病態における被影響は無視できない。パロキセチンの代謝は CYP2D6 に依存しているため，CYP2D6 の阻害薬や誘導薬の影響を受けやすい。また，パロキセチン自体が CYP2D6 の強力な阻害薬であるため，CYP2D6 の基質薬や食品などとの併用に注意が必要である。薬物動態学的なデータではないが，妊娠 3～8 週に服用すると胎児に心血管系奇形が生じる危険性が 1.5～2 倍になる。妊娠授乳に関しては，移行性が認められるために注意が必要である。肝障害患者や腎障害患者では血中濃度が上がるので注意が必要である。

パロキセチンは pK_a（酸解離定数）≒ 9.9 の弱塩基性の物質で，1-オクタノール/水分配係数 = 3.38 と脂溶性ではあるが，抗うつ薬の中では油水分配係数が小さい方である。

パロキセチンは小腸および大腸で約 65％以上が吸収され，生体利用率はおよそ 86％以上と高い。

パキシル通常薬の最高血中濃度到達時間（T_{max}）は 4.6～5.1 hr で半減期 14.4～15.0 hr である。コントロールドリリース錠（パキシル CR）では T_{max} が 8.0～10.0 hr と延長するが，半減期は 13.0～13.5 hr と通常の錠剤と差がない。定常状態においては通常のパキシル錠の T_{max} が 6 hr に対しパキシル CR では 8 hr とほとんど差がない。また，パキシル CR のインタビューフォームによると，パキシル錠（20 mg/日）とパキシル CR（25 mg/日）の最高血中濃度は，それぞれ 54.2 ng/mL と 45.1 ng/mL であるが，前者の AUC が 964.6 ng・hr/mL であるのに対し後者の AUC は 836.9 ng・hr/mL であるため，便宜的に最高血中濃度/AUC 比を算出してみると前者は 0.056 で後者は 0.053 とほぼ一致する。

血漿タンパク結合率は約 95％と高いため，血漿タンパク結合における競合的阻害作用や血漿タンパク結合率が変化する病態における被影響は無視できないと思われる。特に同じくタンパク結合率の高いワルファリンと併用した場合，ワルファリンの遊離形分率が上昇することと SSRI 一般の副作用である血小板凝集能の低下によって出血傾向が増大することがあり得る。分布容積は平均 17.2 L/kg（体重 60 kg の場合 1032 L）と大きいが，血漿タンパク結合率が高いこと，弱塩基性で比較的脂溶性の薬であることから，組織移行性が良いことなどが理由と考えられる。ラットに放射性物質を投与した組織分布の実験では，肺に最も集積性が高く（血液中のおよそ 100 倍），次いで肝臓（血液中のおよそ 30 倍）に集積した（厚生労働省への申請資料より）。脳の各部位へは血中の 59～64％が移行する。

パロキセチンは CYP2D6 によって脱メチル化される。パロキセチンの一部は 3A4 によっても代謝されるが，ほとんどは 2D6 による代謝経路に依存しているため，2D6 の阻害薬や誘導薬の影響を受けやすい。また，パロキセチン自体が CYP2D6 の強力な阻害薬であるため，CYP2D6 の基質薬や食品などとの併用に注意が必要である。

パロキセチンの併用禁忌薬・併用注意薬について下表にまとめた。

パロキセチンとの併用禁忌薬・併用注意薬

併用禁忌薬	機序他
MAO阻害薬　セレギリン（エフピー）	薬力学的副作用によりセロトニン症候群出現の危険性がある
ピモジド（オーラップ）	CYP2D6阻害により重篤な心血管系副作用（torsades de pointesなど）の危険性がある
併用注意薬	
セロトニン作用を有する薬 　リチウム（リーマス他） 　SSRI 　トリプタン系薬物（スマトリプタン他） 　セロトニン前駆物質（L-トリプトファン, 5-ヒドロキシトリプトファンなど） 　　含有薬または食品* 　トラマドール 　フェンタニル 　リネゾリド 　西洋オトギリソウ（セント・ジョーンズ・ワート）含有食品など	薬力学的副作用によりセロトニン症候群出現の危険性がある
抗精神病薬	CYP2D6阻害によりペルフェナジンの血中濃度が約2〜13倍に上昇（文献75） リスペリドンの血中濃度が約3〜10倍に上昇（文献80, 89）
三環系抗うつ薬	CYP2D6阻害によりイミプラミンの血中濃度が約1.7倍に上昇 アミトリプチリン，クロミプラミン，デシプラミンの血中濃度も上昇（文献73, 88, 106）
デュロキセチン（サインバルタ）	CYP2D6阻害によりデュロキセチンのAUCが約1.6倍に上昇
抗不整脈薬　β遮断薬	CYP2D6阻害により血中濃度が上昇する可能性ある β遮断薬メトプロロール（セロケン）の半減期が5〜8倍に延長
アトモキセチン（ストラテラ）	CYP2D6阻害により血中濃度が上昇する可能性ある
タモキシフェン（ノルバデックス他）	CYP2D6阻害によりタモキシフェンの活性代謝産物の血中濃度が低下し乳癌の死亡率が上昇（文献12）
キニジン（マイラン） シメチジン（タガメット）	シメチジンのCYP2D6阻害によりパロキセチンの血中濃度が約1.5倍上昇
フェニトイン（アレビアチン，ヒダントール他） フェノバルビタール（フェノバール他） カルバマゼピン（テグレトール, テレスミン, レキシン） リファンピシン	これらの薬のCYP2D6誘導作用によりパロキセチンの血中濃度が低下
ホスアンプレナビルとリトナビルの併用時	これらの薬による機序不明な効果によりパロキセチンの血中濃度が低下
ワルファリン	血中濃度が上昇する可能性ある
ジゴキシン	血中濃度が低下する可能性ある

*チーズ（乳製品），納豆（豆類），肉類，魚卵（卵製品），白米，そば，種，バナナなどタンパク質を多く含む食品ほどトリプトファンが多く含まれている。トリプトファンは必須アミノ酸である。

日本人に多いCYP2D6の活性が減弱している患者群や稀ではあるが活性が低下している患者群（Ⅵ-2-2参照）と活性が正常な群における血中濃度の差については検討されていない。そのため，効果や有害作用の起き方に個人差が小さくない可能性もある。さらには，パロキセチン20～30 mg/日以上服用している患者ではCYP2D6の遺伝子多型が正常な活性を示すタイプであっても，CYP2D6の活性が阻害低下されることが指摘されている[2]。

　全身クリアランスは平均1.07 L/hr/kg（体重60 kgの場合64.2 L/hr）である。

　パロキセチンの血中動態に対する食事の影響は見られない。

　血液胎盤関門通過性に関しては，ラットで胎児への移行が認められた。授乳に関しては西洋人6人の調査にて投与量の約1.4％が乳汁中に移行していた。薬物動態学的なデータではないが，妊娠3～8週に胎児がパロキセチンに暴露されると心房中隔欠損症などの心血管系奇形が生じる危険性が1.5～2倍になる（グラクソ・スミスクライン本社発表）。

　小児を対象とした薬物動態学的なデータはない。高齢者では非高齢者に比べて単回投与時AUCが約1.5倍であった（日本人）。

　肝障害では，単回投与試験で軽～重度肝障害患者群のAUCは健常者群に比べて約2倍であった。

　腎障害では，単回投与試験で重度腎障害患者群のAUCは健常者群の約1.6倍であった（厚生労働省への申請資料）。

X-1-5. フルボキサミン（デプロメール，ルボックス他）

【ポイント】
1) CYP1A2の強力な阻害薬である
2) CYPの広範囲の分子種を阻害する
3) 血漿タンパク結合率が高い
4) 高齢者では血中濃度が上がりやすい
5) 妊娠中胎児脳へ移行しやすい
6) 肝障害で血中濃度が上がりやすいが，腎障害の影響は受けにくい

【要約】フルボキサミンの血漿タンパク結合率は約80％と高いため，血漿タンパク結合における競合的阻害作用や血漿タンパク結合率が変化する病態における影響を考慮すべきである。フルボキサミンは比較的広範囲にCYPの分子種を阻害する。中でも1A2に対する阻害作用は強力であるためチザニジン（テルネリン）とラメルテオン（ロゼレム）は併用禁忌である。また，3A4阻害作用によりシサプリド（アセナリン，リサモール）との併用は禁忌である。テオフィリン（テオドール，テオロング，アーデフィリン他）やワルファリン（ワーファリン他）の血中

> 濃度も高めるため併用には注意が必要である。血液胎盤関門通過性に関するラットのデータでは，胎児脳と母体脳でほぼ同じ濃度のフルボキサミンが認められた。母乳/母体血清比は1例で0.29であった。小児での血中動態に関するデータはない。高齢者ではAUCが3倍以上に上昇する。フルボキサミンは肝障害でAUCが約1.5倍になるが，腎障害の影響はあまり受けない。

フルボキサミンはpK$_a$（酸解離定数）≒8.5の弱塩基性の物質である。1-オクタノール/水系緩衝液（pH 7）分配係数=18と脂溶性の薬である。

フルボキサミンは主に小腸で吸収される。ラットでは72％が腸肝循環した。生体利用率に関するデータはない。

単回経口投与における最高血中濃度到達時間は3.5〜5.2 hr，半減期は8.9〜14.1 hrである。

フルボキサミンの血漿タンパク結合率は約70〜81％と高いため，血漿タンパク結合における競合的阻害作用や血漿タンパク結合率が変化する病態における影響を考慮すべきである。特に同じくタンパク結合率の高いワルファリンと併用した場合，ワルファリンの遊離形分率が上昇することとSSRI一般の副作用である血小板凝集能の低下によって出血傾向が増大する危険性がある（CYPに関する代謝阻害については後述）。フルボキサミンはラットで脳内濃度が血中濃度のおよそ5分の1になる。胃，小腸，肝，腎に集積性がある。ただし，脳のうち前頭皮質中の濃度を血中濃度と比較した動物実験では，前者が後者の36〜53倍であった[83]。

フルボキサミンはCYP1A2と2D6の基質である。フルボキサミンは比較的広範囲にCYPの分子種を阻害する。中でも1A2に対する阻害作用は強力である。2B6, 2C9, 2C19, 2D6, 3A4に対する阻害作用は軽〜中等度である。フルボキサミンのCYP阻害作用に関する併用禁忌薬を以下の表にまとめた。

薬名	薬理作用・効能	フルボキサミンとの相互作用
チザニジン（テルネリン）	中枢性筋弛緩薬	チザニジンのAUCが33倍，最高血中濃度12倍（1A2阻害が関与？）
ラメルテオン（ロゼレム）	視交叉上核のメラトニン受容体選択的作用，睡眠薬	ラメルテオンのAUCが82倍，最高血中濃度27倍（1A2阻害が関与？）
シサプリド（アセナリン，リサモール）	制吐作用，消化管運動亢進作用	シサプリドの血中濃度が上昇（3A4阻害が関与？）

以下，併用禁忌以外の薬について述べる。フルボキサミンはCYP1A2で代謝されるオランザピン（ジプレキサ）と併用すると用量依存的にオランザピンの血漿中濃度を約1.3〜2倍に上昇させ[15,41]，重度の錐体外路性副作用を引き起こす危険性も指摘されている[18]。また，フルボキサミンはクロザピン（クロザリル）の血中濃度を上げて中毒を引き起こす危険性も

否定できない。古典的な抗精神病薬であるハロペリドール（セレネース，リントン他）の血中濃度も 1.8 〜 4.2 倍増加したと報告されている[17]。テオフィリン（テオドール，テオロング，アーデフィリン他）やアミノフィリン（アルビナ，ネオフィリン）も CYP1A2 の基質であるため，フルボキサミンによって代謝が阻害される。

　フルボキサミンはアルプラゾラム（コンスタン，ソラナックス他）の血中濃度を 1.5 〜 2 倍増加させた[92]。ミルタザピン（リフレックス，レメロン）との併用で血中濃度を 3 〜 4 倍にする[4]。フルボキサミンは，ジアゼパム（セルシン，ホリゾン他）とその活性代謝産物デスメチルジアゼパムの血中濃度を上昇させる[107]。以下の薬についても代謝を阻害し，血中濃度上昇，半減期の延長，AUC 増加などを引き起こす。影響を受ける薬は，抗てんかん薬のフェニトイン（アレビアチン，ヒダントール他），カルバマゼピン（テグレトール，テレスミン，レキシン他），三環系抗うつ薬のイミプラミン（トフラニール他），アミトリプチリン（アデプレス，トリプタノール，ミケトリン他），クロミプラミン（アナフラニール），ベンゾジアゼピン系のアルプラゾラム（コンスタン，ソラナックス，カームダン他），ブロマゼパム（レキソタン他），ジアゼパム（セルシン，ホリゾン他）その他，抗精神病薬のオランザピン（ジプレキサ），クロザピン（クロザリル），その他である。

　フルボキサミンは CYP2C9 で代謝されるワルファリン（ワーファリン他）の血中濃度を上げる。前述のタンパク結合率への影響も併せて考えると，両者の併用は避けるべきではないかと思われる。

　フルボキサミンの血中動態に対する食事の影響はない。

　血液胎盤関門通過性に関するラットのデータでは，胎児脳と母体脳で，ほぼ同じ濃度のフルボキサミンが認められた。フルボキサミンの母乳/母体血清比は 1 例で 0.29 であった。

　小児での血中動態に関するデータはない。健常男性に比べて高齢者うつ病では血中濃度が 3 倍以上に上がる[105]。

　フルボキサミンの単回経口投与試験で肝障害患者群（軽度〜重症で比較的軽症の対象者が多い）は健常者群に比べて AUC が約 1.5 倍であった[36]。単回経口投与試験で腎障害患者群と健常者群の AUC は有意差がなかった。

X・1・6．ミルタザピン（リフレックス，レメロン）
【ポイント】
1）女性は男性に比べ血中濃度が上がる
2）血漿タンパク結合率が高い
3）CYP を非特異的に阻害する薬によって血中濃度が上がる
4）高齢者で血中濃度が上がる
5）肝障害，腎障害で血中濃度が上がる

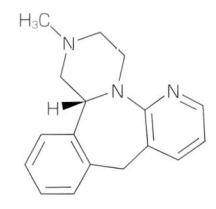

第Ⅹ章　最近の主な向精神薬の薬物動態学的特徴　191

【要約】生体利用率はおよそ 50％，単回投与の最高血中濃度到達時間は 1.1～1.4 hr で半減期は 23.3～32.7 hr である。血漿タンパク結合率は約 85％と高い。そのため血漿タンパク結合における競合的阻害作用や血漿タンパク結合率が変化する病態における影響を考慮すべきである。ミルタザピンは CYP1A2，2D6，3A4 の基質であり，多代謝経路を持つ薬である。そのため，特定の CYP 分子種の活性阻害による影響は少ないが，CYP を非特異的に阻害するシメチジン（タガメット）のような薬との併用には注意が必要になる。ラットで，経口投与した薬の 0.0027～0.0044％が胎児に移行した。乳汁中の濃度と母親の血中濃度の比は 1.1 であった。小児での血中動態に関するデータはない。反復経口投与時の AUC は女性で男性の約 2 倍（非高齢者）である。男性では高齢者の AUC が非高齢者に比べて約 1.8 倍，女性の場合は約 1.1 倍になる。軽度～中等度の肝障害高齢男性患者群においては，健常高齢男性者群に比べて AUC が約 1.5 倍であった。中等度～重度腎障害患者群においては，健常者群に比べて AUC が約 1.5～2 倍であった。

　ミルタザピンは，化学構造式による古典的な分類では四環系抗うつ薬に位置づけられる。
　ミルタザピンは弱塩基性の物質で，オクタノール/水系緩衝液（pH 7.4）分配係数＝1800 と脂溶性の高い薬であるため，生理的条件下では細胞膜透過性の高い薬である。
　ミルタザピンは，消化管のどの部分で主に吸収されるかについて，不明である。ちなみにミルタザピンは P 糖タンパク質と親和性が高くないと考えられている。外国人健康成人男性 8 例を対象とした調査では生体利用率はおよそ 49.7％であった。
　単回投与では，比較的急速に血中濃度が上昇し，1.1～1.4 hr 後には最高血中濃度に到達する。半減期は 23.3～32.7 hr と比較的長い。
　ミルタザピンの血漿タンパク結合率は約 85％と高い。そのため血漿タンパク結合における競合的阻害作用や血漿タンパク結合率が変化する病態における影響を考慮すべきである。特に同じくタンパク結合率の高いワルファリン（ワーファリン他）と併用した場合，ワルファリンの遊離形分率が上昇することと，ミルタザピンそのものに血小板凝集能の低下をもたらす作用があることから，出血傾向が増大する可能性がある。分布容積は約 339 L と大きいが，おそらく弱塩基性で脂溶性でもあり，かつタンパク結合率が高いことが関係していると思われる。ラットに静脈注射した場合，投与 2 分後に 2.6％のミルタザピン（一部代謝産物の可能性もある）が脳へ移行していた。経口投与の場合は 60 分後に 0.13％が脳に移行していた。ちなみにこの時の脳内濃度は血中濃度の約 2 分の 1 であった。
　ミルタザピンは CYP1A2 と 2D6 で主に代謝されるが，3A4 の基質でもある。これらの分子種に対する競合的阻害作用は弱いと考えられるが，2D6 に関しては競合的阻害作用を発揮する可能性がある[25]。主な代謝産物は約 40％が 8-ヒドロキシ体で，以下約 25％ずつ 4 級

N‐グルクロン酸抱合体あるいはN‐2位脱メチル体に代謝され，10％がN‐酸化体に代謝される。しかしいずれも活性は弱いと考えられる。このようにミルタザピンは多代謝経路を持つ薬であるため，特定のCYP分子種の阻害薬による影響を受けにくいと考えられる。しかし，シメチジン（タガメット）との併用でミルタザピンのAUCが63％増加したという報告もあり，CYPを非特異的に阻害する薬との併用には注意が必要になると思われる。また，ミルタザピンはCYP3A4阻害薬であるアゾール系抗真菌薬，マクロライド系抗菌薬，HIVプロテアーゼ阻害薬などと併用すると血中濃度が高まる可能性がある。

ミルタザピンの血中動態に対する食事の影響はほとんどない。

血液胎盤関門通過性に関するラットのデータでは，経口投与した薬の0.0027〜0.0044％が胎児に移行した。乳汁中の濃度と母親の血中濃度の比は1.1であった。

小児での血中動態に関するデータはない。ミルタザピンの反復経口投与時におけるAUCは女性で男性より高い。非高齢者の場合，女性のAUCは男性の約2倍で，高齢者の場合は約1.2倍である。ちなみに単回経口投与時には有意差が認められない。高齢者の場合，男性ではAUCが非高齢者に比べて約1.8倍，女性の場合は約1.1倍になる。

ミルタザピンは軽度〜中等度の肝障害高齢男性患者群において，健常高齢男性者群に比べて単回経口投与時のAUCが約1.5倍であった。

単回経口投与試験で，軽度腎障害患者群と健常者群のAUCの間には有意差がなかった。しかし中等度と重度の腎障害患者群では，それぞれ健常者群に比べてAUCが54％，116％増加していた。

なお，薬物動態学的なテーマではないが，ミルタザピンの作用機序はα_2‐アドレナリン受容体の選択的阻害薬であり，セロトニン（5-HT$_{1,2}$）受容体の阻害作用も持ち，さらには抗ヒスタミン作用も有している。このような特異なプロフィールを持つため，ベンゾジアゼピン系との併用時における運動障害などSSRIとは異なった薬力学的な相互作用が生じる可能性がある。

X・1・7．ミルナシプラン（トレドミン）

【ポイント】

1) CYPを阻害せず，CYP阻害薬の影響も受けにくい
2) 妊娠中，授乳中に比較的児へ移行しやすい
3) 腎障害で血中濃度が上がる
4) 血漿タンパク結合率は高くない

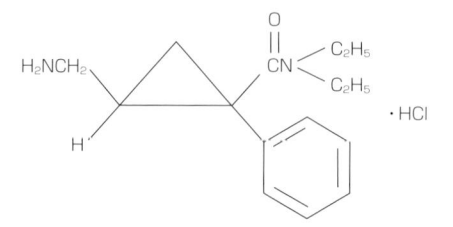

【要約】ミルナシプランの生体利用率はおよそ85％で，単回投与時の最高血中濃度到達時間は2～3 hrで，半減期は約8 hrである。血漿タンパク結合率が約37％と比較的低いため，血漿タンパク結合における競合的阻害作用や血漿タンパク結合率が変化する病態における影響などは比較的少ないと考えられる。ミルナシプランは80％以上がグルクロン酸抱合を受けて代謝されるためCYP阻害薬の影響を受けにくい。ミルナシプランのCYP各分子種への阻害作用は臨床的にはほとんど問題ないレベルである。動物実験で，経口投与1 hr後の胎児脳における濃度は母獣脳の約5.8倍であった。母ラットの乳汁中と血中の濃度の比は約3であった。高齢者における単回経口投与時のAUCは非高齢者の約1.3倍である。単回経口投与試験で，肝障害患者群のAUCは健常者群の約1.4倍であった。単回経口投与試験で，腎障害患者群のAUC（単回経口投与試験）は健常者群の約2.3倍であった。

　ミルナシプランはpK$_a$（酸解離定数）≒ 9.7の塩基性の物質である。油水系分配係数（pH 7.1）＝1.2で向精神薬では珍しく脂溶性と水溶性のほぼ中間的な性質を持ち，実際エタノールよりも水に対しての溶解性の方が高い。

　ミルナシプランは主に小腸で吸収されると考えられるが，ラット空腸，回腸を用いた実験でも吸収率はそれぞれ約90％，83％であった。健康成人12名を対象とした調査では，生体利用率はおよそ85％であった。

　単回投与試験では，最高血中濃度到達時間がおよそ2～3 hr後で，半減期は約8 hrであった。

　ミルナシプランの血漿タンパク結合率は約36.3～38.5％と比較的低い。そのため血漿タンパク結合における競合的阻害作用や血漿タンパク結合率が変化する病態における影響などは比較的少ないと考えられる。ミルナシプランをラットに経口投与したところ，血中濃度に比べておよそ6～2分の1（時間帯によって異なる）の濃度で大脳に存在していた。

　ミルナシプランは80％以上がグルクロン酸抱合を受けて代謝され，10％以上がCYP3A4によって脱エチル化されると考えられている。そのためミルナシプランの代謝はCYPの阻害薬によってほとんど影響を受けない。ミルナシプランのCYP各分子種への阻害作用は，臨床的にはほとんど問題とならないレベルであると考えられる。

　ミルナシプランは，おそらく水溶性の性質を備えていることから，その全身クリアランスが腎クリアランスに依存している。成人男性（n=5）では約64％の未変化体，約22％のグルクロン酸抱合体，約1％の（おそらくCYP3A4によって代謝された）脱エチル体が尿中に排泄された（旭化成ファーマ株式会社社内資料）。

　ミルナシプランの血中動態に対する食事の影響は食後で空腹時服用に比べて最高血中濃度が約1.2倍になるが，AUCでは有意差はない。

血液胎盤関門通過性に関するラットのデータでは，胎児脳における濃度は母獣脳における濃度の約5.8倍（経口投与1時間後）であった。母親ラットの乳汁中の濃度と血中濃度の比は約3であった。

小児での血中動態に関するデータはない。高齢者群における単回経口投与時のAUCは非高齢者群の約1.3倍であった。

ミルナシプランの単回経口投与試験で肝障害患者群のAUCは健常者群の約1.4倍であった。腎障害患者群のAUC（単回経口投与試験）は健常者群の約2.3倍であった。

X-2. 最近の抗精神病薬

X-2-1. アリピプラゾール（エビリファイ）

【ポイント】
1) 血漿タンパク結合率が高い
2) CYP2D6，3A4の阻害薬，誘導薬の影響を受ける
3) 妊娠中，授乳中に児への移行度が比較的高い
4) 肝障害，腎障害の影響を受けにくい

【要約】アリピプラゾールの生体利用率は87％と高く，単回経口投与時の最高血中濃度到達時間は平均3.6 hr，半減期は平均61 hrである。血漿タンパク結合率が99％以上と極めて高く，血漿タンパク結合における競合的阻害作用や血漿タンパク結合率が変化する病態における影響が大きいと思われる。ラットでは血液中の約50％以上の濃度で脳内に存在する。アリピプラゾールはCYP2D6と3A4の阻害薬によって血中濃度が上がり，逆にCYP2D6と3A4の誘導薬で血中濃度が低下する。アリピプラゾールのCYP阻害作用は知られていない。全身クリアランスは4.2 L/hrである。ラットにおける胎児脳内濃度は母獣脳内濃度と同レベル以上であった。ラットにおける母乳中AUCは母獣血中AUCの1.4～4.0倍であった。高齢者では非高齢者に比べてクリアランスが約20％低下する。性別，肝障害，腎障害の影響は大きくない。

アリピプラゾールはピペラジン環を持つ3級アミンであるため塩基性傾向が強そうではあるが，実際のpK$_a$（酸解離定数）は7.6と弱塩基性の薬である。1-オクタノール/水系緩衝液（pH 7）分配係数＞1000と脂溶性の強い薬である。

アリピプラゾールの吸収部位は不明であるが，ほぼ100％近くが消化管から吸収され生体利用率は87％と高い。

アリピプラゾールには錠剤，OD錠，液剤があるが，薬物動態学的には特に差は見られない。単回経口投与時の最高血中濃度到達時間は平均3.6 hr，半減期は平均61 hrである。

血漿タンパク結合率は99％以上と極めて高く，血漿タンパク結合における競合的阻害作用や血漿タンパク結合率が変化する病態における影響が大きいと思われる。ワルファリン（ワーファリン他）と併用した場合には，遊離形ワルファリンの割合を有意に上昇させることはない（大塚製薬株式会社社内資料）が，他のタンパク結合率の高い薬との併用に関しては調査がなされていない。結合タンパクの内訳は，主にアルブミンと結合し（結合率86〜96％）$α_1$-酸性糖タンパク質との結合率も高い（結合率61〜82％）（大塚製薬株式会社社内資料）。アルブミンとの結合サイトはジアゼパムサイトと考えられる。脂溶性かつ血漿タンパク結合率が高いことから分布容積は8.86 L/kg（体重60 kgの場合約530 L）と大きい。

アリピプラゾールの脳内移行についてはヒトでPET検査によって確認されている。ラットを用いた実験で，血液中の約50％以上の濃度で脳内に移行し，最も集積する臓器である肝臓では血液中の50倍以上の濃度になり，次いで腎，肺，副腎に集積することが示された（厚生労働省への申請書類）。

アリピプラゾールはCYP2D6と3A4の基質である。CYP3A4阻害薬であるイトコナゾールあるいはケトコナゾールと併用した場合，アリピプラゾールのAUCがそれぞれ約1.5倍と1.6倍になる。逆にCYP3A4誘導薬であるカルバマゼピンと併用するとアリピプラゾールのAUCはおよそ4分の1に低下する。CYP2D6阻害薬であるキニジンとの併用でアリピプラゾールのAUCは2倍になる。

アリピプラゾールのCYP阻害作用は知られていない。

全身クリアランスは4.2 L/hrである。排泄は糞中が尿中のおよそ2倍である。

アリピプラゾールの血中動態に対する食事の影響はほとんどない。

胎児への影響はラットを用いた実験で，胎児脳内濃度は母獣脳内濃度と同等以上であった。乳汁移行性に関してはラットを用いた調査で，母乳中AUCが母親の血中AUCの1.4〜4.0倍であった（厚生労働省への申請書類）。ヒトでも母乳中に移行することが確認されている。

小児の血中動態に関するデータはない。高齢者では非高齢者に比べてクリアランスが約20％低下する。体重で補正した場合，性別によるAUCの違いは認められなかった。

肝障害では軽度（Child-PughのクラスA：表IX-5-a参照），中等度（同クラスB），重度（同クラスC）肝障害患者群の単回経口投与後のAUCは，健常者群に比べてそれぞれ約1.3, 1.2, 0.8倍であった。

単回経口投与試験で重症腎障害患者群のクリアランスは健常者群と有意差がなかった。

X・2・2. オランザピン（ジプレキサ）

【ポイント】

1）CYP1A2の阻害薬，誘導薬（特にタバコ）の影響を受ける
2）女性，高齢者でクリアランスが低い
3）経口薬と注射薬のAUCには有意差がない
4）胎児への移行率が比較的高く，母乳への移行もある
5）血漿タンパク結合率が高い
6）肝障害，腎障害の影響を受けにくい

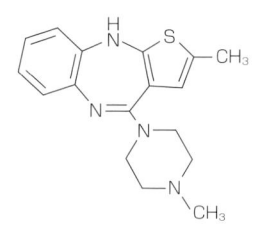

【要約】オランザピンは動物実験で生体利用率48〜73％であった。単回経口投与時の最高血中濃度到達時間は3.5 hr，半減期は約30 hrである。単回投与における経口薬と注射薬のAUCには有意差がない。血漿タンパク結合率は93％と極めて高く，血漿タンパク結合における競合的阻害作用や血漿タンパク結合率が変化する病態において影響を受けやすいと思われる。ラットで血液中の約2倍以上の濃度で脳内に移行する。オランザピンはCYP1A2，2D6などの基質で，CYP1A2阻害薬や誘導薬の影響を受けやすい。特に喫煙の影響は大きく，喫煙者のクリアランスは女性で約1.9倍，男性でも約1.6倍である。オランザピンには原因不明の低クリアランス群が存在する。ラットで胎児中濃度は母獣血中濃度の約0.63倍で，ヒトで母乳中AUCは母親の血中AUCの約0.46倍であった。高齢者では非高齢者に比べてAUCが約1.5倍になる。性別によるクリアランスは，喫煙者の場合，男性が女性の約1.2倍，非喫煙者の場合，男性が女性の約1.5倍である。クリアランスは肝障害，腎障害の影響を受けにくい。

オランザピンは強塩基であるピペラジン環を持ち，pK_a（酸解離定数）≒8.0の弱塩基性の物質で，オクタノール/水系緩衝液（pH 5）分配係数は1.8であるが，生理的な条件に近いpHで分配係数が求められていない。

オランザピンの吸収部位は不明である。ラットでは吸収率79.8％，生体利用率47.8％で，イヌでは吸収率71.3％，生体利用率73.0％である。

オランザピンの経口薬剤には錠剤，細粒，ザイディス錠（フリーズドライ技術を応用した口腔内崩壊錠）があるが，薬物動態学的な差は特に認められない。単回経口投与時（5 mgの通常の錠剤）の最高血中濃度到達時間は平均3.5 hr，半減期は平均29.6 hrである。外国人におけるカプセル剤の単回経口投与時の全身クリアランスは24.8 L/hrである。排泄は尿中が糞中のおよそ2倍である。筋肉内注射（単回投与）における最高血中濃度到達時間は平均0.25 hrで，最高血中濃度は経口に比べて約4.5倍になる。しかし，およそ3 hr後からは，筋肉内注射と経口の血中濃度はほぼ等しくなる。そのため，AUCで比較すると，筋肉内注射が経口に対し平均で約1.1倍になるにすぎない。

血漿タンパク結合率は93％と極めて高く，血漿タンパク結合における競合的阻害作用や血漿タンパク結合率が変化する病態による影響を受けやすいと思われる。特に同じくタンパク結合率の高いワルファリンと併用した場合，ワルファリンの遊離形分率が上昇し出血傾向が増大する可能性がある。ただし，オランザピンとワルファリンのCYPを介した相互作用に関しては問題ないことが示されている。結合タンパクの内訳は，主にアルブミン（結合率90％）とa_1-酸性糖タンパク質（結合率77.2％）に結合し，γ-グロブリンとも結合する（結合率28.8％）（厚生労働省への申請書類）。アルブミンとの結合サイトは不明である。分布容積は954Lと大きいが血漿タンパク結合率が高いことも要因のひとつに挙げられる。分布容積は喫煙者の方が非喫煙者より大きい。

オランザピンの脳内移行についてはヒトでPET検査によって確認されている。ラットでは，血液中の約2倍以上の濃度で脳内に移行し，最も集積する臓器は肝臓，脾臓で，次いで腎，肺，前立腺である（厚生労働省への申請書類）。

オランザピンはCYP1A2, 2D6とUDPグルクロン酸転移酵素（UGT）1A4，フラビン含有モノオキシゲナーゼの基質である。CYP1A2阻害薬であるフルボキサミン（デプロメール，ルボックス他）と併用した場合にオランザピンの血中濃度が上昇する。フルボキサミン50 mg併用でオランザピンのAUCは約1.3倍に，100 mg併用で約1.6倍になる[15]。逆にCYP1A2誘導薬であるカルバマゼピン（テグレトール，テレスミン，レキシン他）200 mgと併用するとオランザピンのAUCは約67％に低下する[59]。CYP1A2を誘導する喫煙の影響はクリアランス（CL/F）の比較で喫煙男性28.4 L/hrに対し非喫煙男性18.0 L/hr，喫煙女性23.1 L/hrに対し非喫煙女性12.0 L/hrであった。CYP2D6阻害薬であるフルオキセチン（本邦未発売のSSRI）との併用でオランザピンのAUCはわずかに上昇した。UGT1A4阻害薬のバルプロ酸はオランザピンの血中濃度に有意な変化をもたらさない。オランザピンのCYP阻害作用，CYP誘導作用は知られていない。

オランザピンを双極性障害の治療に用いる場合，併用する可能性の高い薬との相互作用について下表にまとめた。

併用薬（気分安定薬他）	オランザピンの血中濃度	併用薬の血中濃度
リチウム（リーマス他）	→	→
バルプロ酸（デパケン他）	→	→
カルバマゼピン（テグレトール他）	↓	→
ラモトリギン（ラクタミール）	→	→
ジアゼパム（セルシン，ホリゾン他）	→	→

→：有意差なし，↓：低下

原因は同定できていないが，オランザピンには低クリアランス群が存在することが外国人の解析で明らかにされている[103]。

オランザピンの血中動態に対する食事の影響はほとんどない。

胎児への影響はラットを用いた実験で，胎児中濃度は母獣血中濃度の約 0.63 倍であった（厚生労働省への申請書類）。乳汁移行性に関しては母乳中 AUC が母親の血中 AUC の約 0.46 であった。

小児の血中動態に関するデータはない。高齢者では非高齢者に比べて AUC が約 1.5 倍になる。性別によるクリアランス（CL/F）の違いは，喫煙者の場合，男性が女性の約 1.2 倍，非喫煙者の場合，男性が女性の約 1.5 倍である。

肝障害患者群への単回経口投与後の AUC は，健常者群に比べて有意差がなかった。

単回経口投与試験で重症腎障害患者群のクリアランスは健常者群と有意差がなかった。オランザピンは血液透析によってあまり影響を受けないが，その理由としては分布容積が大きいこととタンパク結合率が大きいことが挙げられる。

X・2・3. クエチアピン（セロクエル）

【ポイント】
1) 食後の服薬は空腹時に比べて AUC が 1.5 倍になる
2) CYP3A4 阻害薬，誘導薬の影響を受けやすい
3) 妊娠中胎児への移行があり，母乳への移行は少なくない
4) 血漿タンパク結合率が高い
5) 肝障害，腎障害では AUC が 1.5 倍になる

【要約】クエチアピンは全身クリアランスが 67.1 L/hr と大きい。生体利用率は 5.7％（サル）と非常に低く，半減期が 3.5 hr（ヒト）と短い。血漿タンパク結合率は 83％と高く，血漿タンパク結合における競合的阻害作用や血漿タンパク結合率が変化する病態によって影響を受けると思われる。クエチアピンはラットを用いた実験で血液中の約 0.18～0.27 倍の濃度で脳内に移行する。クエチアピンの主な代謝酵素は CYP3A4 である。CYP3A4 誘導作用を持つフェニトインやカルバマゼピンとの併用で AUC が約 1/5 に低下する。CYP3A4 阻害作用を持つエリスロマイシン（エリスロシン）やイトラコナゾール（イデノラートカプセル，イトラートカプセル他）との併用でクエチアピンの AUC が 6 倍以上上がる。クエチアピンは食後 30 min に経口投与すると空腹時に比べて最高血中濃度と AUC が共に約 1.5 倍になる。ラットとウサギを用いた実験で，胎児中濃度は母体血中濃度のそれぞれ約 2 倍および約 0.9 倍であった。乳汁移行性に関しては，ラットで母乳中濃度が母獣の血中濃度の約 1～2 倍であった。高齢者では非高齢者に比べて AUC が約 1.5 倍になる。肝障害，腎障害患者の AUC は非障害者に比べて約 1.5 倍になる。

クエチアピンは強塩基であるピペラジン環を持つため，塩基性であることが予想されるが，クエチアピンのpK_a（酸解離定数）に関する該当データはない（インタビューフォームに記載されているpK_aはフマル酸塩の解離定数である）。1-オクタノール/水系緩衝液（pH 7）分配係数は390と脂溶性が高い。

クエチアピンは主に小腸から吸収され，ヒトでの吸収率は70％以上である。生体利用率は雄のサルで5.7％と抗精神病薬の中では突出して低く，初回通過効果の大きい薬である。

10 mg錠単回経口投与時の最高血中濃度到達時間は平均1.4 hr，半減期は平均3.5 hrと短い。100 mg反復投与時の全身クリアランスは67.1 L/hrと大きい。代謝物は糞中より尿中に多く排出される（3倍以上）。

血漿タンパク結合率は83％と高く，血漿タンパク結合における競合的阻害作用や血漿タンパク結合率が変化する病態によって影響を受けると思われる。特に同じくタンパク結合率の高いワルファリンと併用した場合，ワルファリンの遊離形分率が上昇し出血傾向が増大する可能性がある。結合タンパクの内訳は不明である。分布容積は女性672 L，男性710 Lで有意差はない。

クエチアピンの脳内移行についてはヒトでPET検査によって確認されている。ラットを用いた実験で血液中の約0.18〜0.27倍の濃度で脳内に移行し，最も集積する臓器は小腸，次いで肝臓であった。

クエチアピンの主な代謝酵素はCYP3A4である。CYP3A4誘導作用を持つフェニトイン（アレビアチン，ヒダントール他）やカルバマゼピン（テグレトール，テレスミン，レキシン他）との併用で血中濃度が低下する。白人と黒人のデータでフェニトイン300 mg（分3）を併用するとクエチアピンのAUCが1/5になった（厚生労働省への申請書類）。CYP3A4阻害作用を持つエリスロマイシン（エリスロシン）やイトラコナゾール（イデノラートカプセル，イトラートカプセル他）との併用でクエチアピンの血中濃度が上がる。白人と黒人を対象とした試験で，ケトコナゾール（日本では外用薬のみ）200 mg（分1）を連続服用していた場合，クエチアピンのAUCが6.2倍になった（厚生労働省への申請書類）。

クエチアピンはチオリダジン（メレリル；2005年販売中止）と併用するとクリアランスが上がりAUCが約68％に減少するが，機序は不明である（厚生労働省への申請書類）。

クエチアピンは食後30分に経口投与すると空腹時に比べて最高血中濃度とAUCが共に約1.5倍になる。最高血中濃度到達時間と半減期に有意差はない。

胎児への影響は，ラットとウサギを用いた実験で，胎児中濃度は母体血中濃度のそれぞれ約2倍および約0.9倍であった。乳汁移行性に関しては，ラットで母乳中濃度が母獣の血中濃度の約1〜2倍であった。

小児の血中動態に関するデータはない。高齢者では非高齢者に比べてAUCが約1.5倍になる。性別によるクリアランス（CL/F）への影響に関しては，該当データがない。

肝障害患者群への単回経口投与試験において，最高血中濃度と AUC は健常者群に比べて共に 1.5 倍になり半減期は約 1.8 倍に延長した。

クエチアピンの単回経口投与試験で腎障害患者群の AUC は健常者群に比べて 1.5 倍になった。

X-2-4. クロザピン（クロザリル）

【ポイント】
1) CYP1A2 および 3A4 の誘導薬や阻害薬の影響を受ける
2) タバコで血中濃度が下がり，カフェインで上がる
3) 血漿タンパク結合率が高い
4) 女性は男性に比べ血中濃度が高い
5) 年齢が上がるにつれて血中濃度が高くなる
6) 妊娠中胎児への移行があり，母乳へも移行する
7) 肝障害，腎障害の影響は不明

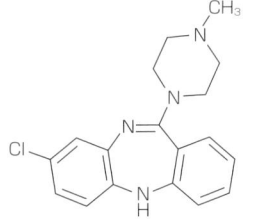

【要約】クロザピンは主に小腸上部から吸収され，初回通過効果は約 50 % と考えられている。単回経口投与時の最高血中濃度到達時間は平均 1.8 hr，半減期は平均 16 hr である。ヒト血漿タンパク結合率は約 91 % と高く，血漿タンパク結合における競合的阻害作用や血漿タンパク結合率が変化する病態における影響が大きいと思われる。クロザピンの主な代謝酵素は CYP1A2 と 3A4 である。CYP1A2 誘導作用のあるタバコや阻害作用のあるカフェインなどとの併用に注意が必要である。全身クリアランスは 53.3 L/hr である。年齢が上がるにつれて血中濃度が高くなる。女性は男性に比べて血中濃度が高くなる。ラットを用いた実験で，胎児中濃度は母体血中濃度の 1/3〜ほぼ同じで推移した。ラットで母乳中濃度が母獣の血中濃度の約 1.3 倍であった。肝障害と腎障害に関しては該当データがない。

クロザピンは pK$_a$（酸解離定数）≒ 3.7 で向精神薬としては珍しく酸性である。1-オクタノール/水系緩衝液（pH 7）分配係数は 7.2 と脂溶性であるが，他の抗精神病薬に比べると脂溶性は強くない。

クロザピンは主に小腸上部から吸収され，サルでの吸収率は 91.0 % である。動物実験では腸肝循環するのは約 22 % であった。初回通過効果は約 50 % と考えられている。

50 mg 錠単回経口投与時の最高血中濃度到達時間は平均 1.8 hr，半減期は平均 16 hr である。

試験管内試験でヒト血漿タンパク結合率は平均 90.9 %，ヒトアルブミン結合率は 83.4 % と高く，血漿タンパク結合における競合的阻害作用や血漿タンパク結合率が変化する病態における影響が大きいと思われる。特に同じくタンパク結合率の高いワルファリンと併用した場合，ワルファリンの遊離形分率が上昇し出血傾向が増大する危険性がある。分布容積は平

均で 1.6 L/kg（体重 60 kg の場合 96 L）である。

クロザピンの脳内移行についてはヒトで PET 検査によって確認されている。

クロザピンの主な代謝酵素は CYP1A2 と 3A4 である。CYP1A2 誘導作用を有するタバコに関しては，喫煙者は非喫煙者の約 68％の血中濃度で，喫煙者が禁煙した場合，血中濃度が 1.7 倍になる（外国の統合失調症患者）。喫煙による影響は男性の方が女性より強いことが示唆されている[37]。CYP1A2 を阻害するカフェインの影響に関しては，カフェインの連続摂取者が摂取を中止したところ，クロザピンの血中濃度が約半分になった。フルボキサミン（デプロメール，ルボックス他）との併用については慎重にすべきである（X-1-5 参照）。

75 mg 反復投与時の外国人における全身クリアランスは 53.3 L/hr であった。代謝物は尿中より糞中に多く検出された。

クロザピンは食後 30 分と空腹時服薬の最高血中濃度と AUC に有意差はない。

小児の血中動態に関するデータはない。思春期以降は，年齢が上がるにつれて投与量に対する血中濃度が上昇し，中年以降では平均 2 倍以上になる[37]。性別に関しては，中国で行われた研究によると，女性の方が若干体重当たりの服薬量が多かった（有意差なし）ものの，血中濃度は女性が男性の約 1.5 倍であった[98]。

胎児への影響は，外国人の 1 症例で胎児血中濃度が母体の約 1.9 倍であった。ラットを用いた実験で，胎児中濃度は母体血中濃度の 1/3 〜ほぼ同じで推移した。乳汁移行性に関しては，外国人の 1 例で母乳と母親の血中濃度の比が約 2.8 であった。ラットで母乳中濃度が母獣の血中濃度の約 1.3 倍であった。

肝障害と腎障害がクリアランス（CL/F）に与える影響に関する該当データはない。

X-2-5. ブロナンセリン（ロナセン）

【ポイント】
1) 食後の服薬は空腹時に比べて AUC が 2.7 倍になる
2) CYP3A4 阻害薬の影響を強く受ける
3) 妊娠中胎児への移行があり，母乳への移行率は高い
4) 血漿タンパク結合率が高い
5) 生体利用率が低い
6) 肝障害，腎障害の影響は不明

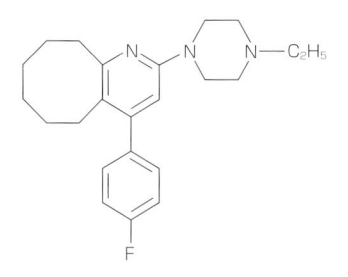

【要約】ブロナンセリンは脂溶性が高い薬で，ラットでの吸収率は 84％であるが，生体利用率は 10〜15％と低い。単回経口投与時の最高血中濃度到達時間は平均 1.5 hr，半減期は平均 10.7〜16.2 hr である。血漿タンパク結合率は 99.7％以上と極めて高く，血漿タンパク結合

における競合的阻害作用や血漿タンパク結合率が変化する病態による影響が大きい可能性がある。ラットを用いた実験で，脳内の最高濃度は血中最高濃度の約2.4倍であった。ブロナンセリンの代謝酵素はCYP3A4で競合的な阻害作用を受けやすい。CYP3A4阻害薬のケトコナゾール経口薬（日本では外用薬のみ）との併用で，ブロナンセリンのAUCは16〜17倍になる。CYP3A4誘導薬の影響については詳細不明であるが，影響を受ける可能性はある。ブロナンセリンは食後30分に経口投与すると空腹時に比べてAUCが約2.7倍になる。高齢者では非高齢者に比べてクリアランスが低下する。胎児への影響は，ラットを用いた実験で胎児と母獣の血中濃度はほぼ同じであった。乳汁移行性に関しては，ラットで母乳中濃度が母獣の血中濃度の約7倍であった。肝障害，腎障害については該当データがない。

ブロナンセリンはpK_a（酸解離定数）≒4.7で，向精神薬の中では珍しく酸性の薬で，1-オクタノール/水系緩衝液（pH 5.5）分配係数＝2700，1-オクタノール/水系緩衝液（pH 8.3）分配係数＝39000と脂溶性が非常に高い。

ブロナンセリンはラットでの吸収率が84％である。ラットでは十二指腸，空腸，回腸，結腸における吸収率はいずれも高く80〜98％である。生体利用率はラット，イヌ，サルでそれぞれ10〜15，19〜53，3％と低く，初回通過効果の大きい薬である。

単回経口投与時の最高血中濃度到達時間は平均1.5 hr，半減期は平均10.7〜16.2 hrである。ラットに放射性物質でラベルされたブロナンセリンを経口投与すると，52％の放射活性物質（その多くは初回通過効果を受けた代謝産物と推定される）が胆汁中に分泌され，そのうちの約40％が再吸収されたことから腸肝循環があると推定される。

血漿タンパク結合率は99.7％以上と極めて高く，血漿タンパク結合における競合的阻害作用や血漿タンパク結合率が変化する病態における影響が大きいと思われる。特に同じくタンパク結合率の高いワルファリンと併用した場合，ワルファリンの遊離形分率が上昇し出血傾向が増大する危険性がある。結合タンパクの内訳はアルブミン（結合率98.1％）とα_1-酸性糖タンパク質（結合率80.7％）である。グロブリンに関してはデータがない。分布容積は該当データがない。

ブロナンセリンの脳内移行については，ラットを用いた実験で脳内の最高濃度は血中の最高濃度に比べ約2.4倍であった。

ブロナンセリンの主な代謝酵素はCYP3A4である。代謝経路は複数あるが，ほとんどにCYP3A4が関与しているため，CYP3A4に対する依存度は高いと推定される。ブロナンセリンと同様にCYP3A4で代謝されるエリスロマイシン（エリスロシン）と併用すると競合的な阻害作用を受け，ブロナンセリンの最高血中濃度とAUCはそれぞれ2.4，2.7倍になる。CYP3A4阻害作用を持つグレープフルーツジュースとの併用で，ブロナンセリンの最高血

中濃度と AUC はいずれも 1.8 倍になる。CYP3A4 阻害薬として知られるケトコナゾールの経口薬（日本では外用薬のみ）との併用で，ブロナンセリンの最高血中濃度と AUC はそれぞれ 13 倍，16〜17 倍になる。CYP3A4 誘導薬の影響に関しての詳細は知られていないが，何らかの影響を受ける可能性は大きい。

ブロナンセリンは食後 30 min に経口投与すると空腹時に比べて最高血中濃度と AUC がいずれも約 2.7 倍になる。最高血中濃度到達時間は食後服薬で約 2.1 倍になり，半減期も延長する。

小児の血中動態に関するデータはない。高齢者では非高齢者に比べてクリアランスが低下する。

胎児への影響は，ラットを用いた実験で胎児と母体の血中濃度はほぼ同じであった。乳汁移行性に関してはラットで母乳中濃度が母獣の血中濃度の約 7 倍であった。

肝障害，腎障害がブロナンセリンの薬物動態にどのように影響するかについては該当データがない。しかし脂溶性が高く，初回通過効果の大きい薬であることから，肝機能の低下に伴う血中濃度への影響は，かなり大きいことが予想される。

X・2・6. ペロスピロン（ルーラン他）

【ポイント】
1) 肝障害の影響を極めて強く受ける
2) 腎障害の影響を強く受ける
3) CYP3A4 阻害薬の影響を受ける
4) 生体利用率が極めて低い
5) 食後に経口投与すると空腹時に比べ AUC が約 2.4 倍になる
5) 半減期が短い
6) 妊娠中胎児への移行があり，母乳への移行率は高い
7) 血漿タンパク結合率が高い
8) 高齢者で血中濃度が高くなる可能性がある

【要約】ペロスピロンの生体利用率はラットで 1.7 ％と大変低い。半減期は平均 2.3 hr と短い。血漿タンパク結合率は 96〜97 ％と極めて高く，血漿タンパク結合における競合的阻害作用や血漿タンパク結合率が変化する病態による影響があると思われる。主な代謝酵素は CYP3A4 である。CYP3A4 阻害薬によってペロスピロンの血中濃度は高くなることがある。ペロスピロンは，食後に経口投与すると空腹時に比べて AUC が約 2.4 倍になる。最高血中濃度到達時間は食後服薬で約 1.5 倍になり，半減期も延長する。ペロスピロンは胎児に移行し，乳汁移行

> 性はラットで母乳中濃度が母獣の血中濃度の約2倍である。ラットでは高齢でAUCが約2倍になる。ラットでは，肝障害，腎障害によってAUCがそれぞれ約10倍，約2.1倍になる。

　ペロスピロンは強塩基のピペラジン環を持った構造をしていてpK$_a$（酸解離定数）≒7.2の弱塩基性であり，1-オクタノール/水系緩衝液（pH 6）分配係数≒220と脂溶性が高い。
　ペロスピロンはラットでの吸収率がおよそ60～80％，サルでおよそ90％である。生体利用率はラットで1.7％と大変低い。
　単回経口投与時の最高血中濃度到達時間は平均1.4～1.7 hr，半減期は平均2.3 hrと短い。ラットに放射性物質でラベルされたペロスピロンを経口投与すると，40％の放射活性物質（その多くは初回通過効果を受けた代謝産物と推定される）が胆汁中に分泌され，そのうちの約6％が再吸収されたことから腸肝循環する薬は一部にすぎないと推定される。
　血漿タンパク結合率は96～97％と極めて高く，血漿タンパク結合における競合的阻害作用や血漿タンパク結合率が変化する病態による影響があると思われる。特に同じくタンパク結合率の高いワルファリン（ワーファリン他）と併用した場合，ワルファリンの遊離形分率が上昇し出血傾向が増大する可能性がある。結合タンパクの内訳はデータがない。分布容積は該当データがない。
　ペロスピロンの脳内移行については該当データがない。
　ペロスピロンの主な代謝酵素はCYP3A4である。代謝経路は複数あるがCYP3A4に対する依存度は低くないことが示唆される。CYP3A4阻害薬のケトコナゾールの経口薬（日本では外用薬のみ）によってペロスピロンの血中濃度は高くなる。同じくCYP3A4阻害薬のマクロライド系抗生物質などによってペロスピロンの血中濃度は高くなる可能性がある。ペロスピロンとCYP3A4阻害薬で代謝される薬物を併用すると，競合的な阻害作用により，お互いの最高血中濃度が上昇する可能性がある。
　ペロスピロンは食後30分に経口投与すると空腹時に比べて最高血中濃度が約1.8倍，AUCが約2.4倍になる。最高血中濃度到達時間は食後服薬で約1.5倍になり，半減期も延長する。
　小児の血中動態に関するデータはない。高齢ラットでは非高齢ラットに比べてAUCが約2倍に，半減期は約2.8倍になる。
　胎児への影響は，ラットを用いた実験で胎児移行率は投与量の0.1％以下と見かけ上は低いが，生体利用率が1.7％であることを考えると胎児移行性の高い薬であると評価すべきであろう。乳汁移行性に関してはラットで母乳中濃度が母獣の血中濃度の約2倍であった。
　肝障害ラットでは正常ラットに比べて最高血中濃度が約5.6倍，AUCが約10倍になった。腎障害ラットでは正常ラットに比べて最高血中濃度が約1.6倍，AUCが約2.1倍になった。

X・2・7. リスペリドン（リスパダール他）

【ポイント】
1) 肝障害の影響を受ける
2) 腎障害の影響を大きく受ける
3) 主な代謝酵素はCYP1A2, 2D6, 3A4である
4) 血漿タンパク結合率が高い
5) 妊娠中胎児や母乳への移行がある

【要約】リスペリドンは錠剤，OD錠，細粒，液剤と豊富な剤形があるが，薬物動態に大きな違いはない。1 mg錠剤単回経口投与時の最高血中濃度到達時間は1.1 hr, 半減期は3.9 hrである。血漿タンパク結合率は90％と高く，血漿タンパク結合における競合的阻害作用や血漿タンパク結合率が変化する病態により影響を受ける可能性がある。ワルファリンと併用した場合，ワルファリンの遊離形分率が上昇し出血傾向が増大する可能性がある。リスペリドンの主な代謝酵素はCYP1A2, 2D6, 3A4で，これらの阻害薬や誘導薬の影響を受ける。ラットで胎児と母獣の血中濃度はほぼ同じで，1症例によると乳汁中と血中のAUC比は0.42であった。小児および高齢者の血中動態に関するデータはない。肝障害患者群と健常者群を比較すると，単回経口投与試験における最高血中濃度は約1.5倍に，AUCは約1.5倍になる。中等度腎障害患者群と健常者群で比較すると，単回経口投与試験における最高血中濃度は約1.6倍に，AUCは約2.7倍になる。

リスペリドンはpK_{a_1}（酸解離定数）=8.2と弱塩基性で，1-オクタノール/水系緩衝液（pH 6.1）分配係数は9.58，1-オクタノール/水系緩衝液（pH 8）分配係数は555と脂溶性の薬である。吸収速度，生体利用率に関するデータはない。

リスペリドンは錠剤，OD錠（口腔内崩壊錠），細粒，液剤と豊富な剤形があるが，薬物動態に大きな違いはない。1 mg単回経口投与時の平均最高血中濃度到達時間は1.1 hr（錠剤），0.8 hr（液剤），平均半減期は3.9 hr（錠剤），3.6 hr（液剤）でいずれも有意差はない。錠剤と液剤では最高血中濃度にも有意差がないため，即効性を目的として液剤を選択することに妥当性はない。錠剤とOD錠の間にも，最高血中濃度，最高血中濃度到達時間，半減期で有意差はない。全身クリアランスに関する該当データはない。

血漿タンパク結合率は90％と高く，血漿タンパク結合における競合的阻害作用や血漿タンパク結合率が変化する病態によって影響を受ける可能性がある。特に同じくタンパク結合率の高いワルファリンと併用した場合，ワルファリンの遊離形分率が上昇し出血傾向が増大する可能性がある。結合タンパクの内訳は不明である。分布容積に関するデータはない。

リスペリドンの脳内移行についてはヒトでPET検査によって確認されている。

リスペリドンの主な代謝酵素はCYP1A2, 2D6, 3A4である。主な代謝経路はCYP2D6を酵素とした水酸化反応により9-ヒドロキシリスペリドン（パリペリドン〈インヴェガ〉）に代謝される（図Ⅵ-1-c参照）。CYP2D6の阻害薬であるフルオキセチン（国内未発売のSSRI）と併用するとリスペリドンの最高血中濃度が1.5倍に，AUCが1.4倍になる。CYP3A4の誘導薬であるカルバマゼピン（テグレトール，テレスミン，レキシン他）と併用するとリスペリドンの最高血中濃度とAUCが共に約半分になる。

リスペリドンの薬物動態に与える食事の影響は該当データがない。

小児および高齢者の血中動態に関するデータはない。

ラットで胎児と母体の血中濃度はほぼ同じで，1症例によると乳汁中と血中のAUC比は0.42であった。

肝障害患者群と健常者群で比較すると，リスペリドンの単回経口投与試験における最高血中濃度は約1.5倍に，AUCは約1.5倍になる。中等度腎障害患者群と健常者群で比較するとリスペリドンの単回経口投与試験における最高血中濃度は約1.6倍に，AUCは約2.7倍になる。

X-2-8. パリペリドン（インヴェガ）

【ポイント】
1) リスペリドンの代謝産物である
2) CYPの影響をあまり受けない
3) 製剤は徐放剤のため，半減期が約20 hrと長い
4) 肝障害の影響は受けにくいが腎障害の影響は大きい
5) 血漿タンパク結合率が高い
6) 妊娠中胎児や母乳への移行がある

【要約】パリペリドンはリスペリドンの活性代謝産物である。パリペリドンは徐放剤（OROS錠）として市販されている。パリペリドンOROS錠を経口投与した場合の生体利用率は27.7%であった。パリペリドンはP糖タンパク質の阻害薬であるとともに自らもその基質である。OROS錠単回経口投与時の最高血中濃度到達時間は6.6 hr（3 mg錠），13.8 hr（6 mg錠），半減期は19.6 hr（3 mg錠），22.9 hr（6 mg錠）である。血漿タンパク結合率は73%と比較的高い。肝代謝酵素のパリペリドン代謝に対する寄与率は低いと推定されている。カルバマゼピンとの併用で，パリペリドンのAUCは37%減少し，バルプロ酸との併用でパリペリ

ドンの AUC が約 1.5 倍になったが，いずれも機序の詳細は不明である。パリペリドンは食後に服用すると空腹時に比べて最高血中濃度と AUC が共に約 1.4 倍になる。胎児への影響は最高血中濃度が母体の約 50 分の 1 で，乳汁移行性に関してはラットで母乳中濃度が母獣の血中濃度の約 1 倍以下であった。高齢者では非高齢者に比べて AUC が約 1.4 倍になる。肝障害患者の単回経口投与後の AUC は健常者に比べて 0.72 倍に低下するが，遊離形の薬の濃度に関しての有意差はない。腎機能低下の影響に関しては，中等度，重度の障害でそれぞれ AUC が 3.7，3.8 倍になる。

パリペリドンはリスペリドン（リスパダール他）の活性代謝産物 9-ヒドロキシリスペリドンである（図Ⅵ-1-c 参照）。代謝産物であるため，向精神薬の中では比較的水に溶けやすく，飽和水溶液は pH 7.4 であり，1-オクタノール/水系緩衝液（pH 7）分配係数は 1.02 とわずかに疎水性の傾向が勝る。

パリペリドンは代謝産物であるために半減期が短く血中濃度が安定しないため，OROS システム（Osmotic controlled Release Oral delivery System）を応用した浸透圧を利用して成分を徐放する錠剤（OROS 錠）として市販されている（図Ⅳ-3-a 参照）。動物実験で，この OROS 錠から服薬 2 hr で 20％以下，以後 8 hr で 29％以下，14 hr で 67％以下，24 hr で 80％以上のパリペリドンが放出された。日本人の健康成人 20 例を対象とした試験で，糞便中から回収した OROS 錠には 2％以下のパリペリドンが残存しているにすぎなかった（厚生労働省への申請書類）。健康成人にパリペリドンの液剤と OROS 錠を経口投与した場合の生体利用率は，前者で約 100％，後者で 27.7％であったが，両者の違いが何によるのかは不明である。パリペリドンは P 糖タンパク質（P-gp）の阻害薬であるとともに自らもその基質であるため，緩徐な吸収がなされた場合は小腸においていったん吸収されたパリペリドンが P-gp によって排出される可能性がある。P-gp の阻害薬であるベラパミル（ワソラン）をインヴェガと併用するとパリペリドンの血中濃度は上昇する。

OROS 錠単回経口投与時の最高血中濃度到達時間は 6.6 hr（3 mg 錠），13.8 hr（6 mg 錠）半減期は 19.6 hr（3 mg 錠），22.9 hr（6 mg 錠）である。3 mg 錠または 6 mg 錠を経口投与したときの全身クリアランスは 16.3〜33.7 L/hr であった。放射性物質を使った健康成人（外国人）でのデータでは，約 60％が未変化体のまま尿中に排泄されていた。

血漿タンパク結合率は 73％と比較的高く，血漿タンパク結合における競合的阻害作用や血漿タンパク結合率が変化する病態によって影響を受ける可能性がある。特に同じくタンパク結合率の高いワルファリン（ワーファリン他）と併用した場合，ワルファリンの遊離形分率が上昇し出血傾向が増大する可能性がある。結合タンパクの内訳は不明である。分布容積は 1045 L と大きい。

パリペリドンの脳内移行についてはヒトでPET検査によって確認されている。

パリペリドンの主な代謝酵素はCYP2D6と3A4である。しかし，肝代謝酵素のパリペリドン代謝に対する寄与率は低い（約10％以下）と推定されている。カルバマゼピン（テグレトール，テレスミン，レキシン他）はCYP3A4だけでなくP-gpの誘導作用も併せ持っているが，パリペリドンとの併用で，パリペリドンのAUCを37％下げた。機序は不明であるが，バルプロ酸との併用でパリペリドンのAUCが約1.5倍になった。

パリペリドンは食後30分に経口投与すると空腹時に比べて最高血中濃度とAUCが共に約1.4倍になる。最高血中濃度到達時間と半減期に有意差はない。

小児の血中動態に関するデータはない。高齢者では非高齢者に比べてAUCが約1.4倍になる。性別によるクリアランス（CL/F）への影響は該当データがない。

胎児への影響は最高血中濃度が母体の約50分の1で，乳汁移行性に関してはラットで母乳中濃度が母獣の血中濃度の約1倍以下であった。パリペリドンの前駆物質であるリスペリドン（リスパダール他）を服用した1症例によると，乳汁中と血中のパリペリドンのAUC比は0.24であった。

肝障害患者群の単回経口投与後の最高血中濃度とAUCは，健常者群に比べてそれぞれ0.64倍，0.72倍と低下した。その原因としては，肝障害による結合タンパクの濃度低下などが考えられる。ちなみに，遊離形の薬の濃度に関しては肝障害患者群と健常者群の間でAUCに有意差はない。

パリペリドンは，およそ60％が未変化体のまま尿中にろ過され再吸収されないため，クリアランスは腎機能に依存している。そのため軽度，中等度，重度の腎障害患者群でパリペリドン単回経口投与試験におけるAUCは，健常者群に比べてそれぞれ1.5，3.7，3.8倍と中等度以上で著明な影響が見られた。

X-3. 抗認知症薬

X-3-1. ドネペジル（アリセプト他）

【ポイント】
1) CYP2D6と3A4の基質である
2) 肝障害，腎障害の影響を受けにくい
3) 血漿タンパク結合率が高い
4) 脳内移行性が高い

【要約】ドネペジルの吸収率は 95％以上（ラット）で生体利用率は 56.1％（ラット）である。健康成人を対象とした試験で口腔内崩壊錠とゼリーは錠剤に比べて最高血中濃度到達時間（通常の錠剤では 2.0 hr）が約 1 hr 程度遅れるが，3 つの剤形で AUC には有意差がなかった。半減期も各剤形で有意差はなく 69〜89 hr である。ただし，高齢者は非高齢者に比べて単回経口投与時の半減期が約 1.5 倍になる。血漿タンパク結合率は約 89％と高く，血漿タンパク結合における競合的阻害作用や血漿タンパク結合率が変化する病態における影響は無視できないと思われる。ラットでは血漿中に比べ約 3.2〜11 倍脳内濃度が高くなる。ドネペジルは CYP2D6 と 3A4 の基質で，それらの阻害薬あるいは誘導薬の影響を受けると思われる。肝障害患者群と腎障害患者群の AUC は，いずれも健常者群に比べて有意差はなかった。

ドネペジルは pK_a（酸解離定数）≒ 8.9 と塩基性であり，1 - オクタノール/水系緩衝液（pH 6.5）分配係数 > 1000（エーザイ株式会社内資料）と脂溶性の薬である。

ドネペジルの吸収部位は不明であるが，ラットの吸収率は 95％以上と考えられている。生体利用率はラットで 56.1％である。

健康成人を対象とした 5 mg の通常の錠剤と D 錠（一般的な OD 錠；oral disintegrant ＝ 口腔内崩壊錠のこと）を水なしで単回経口服用したときの平均最高血中濃度到達時間を比較すると，前者は 2.8 hr であったのに対し，後者は 3.8 hr とおよそ 1 hr 遅れた。健康成人を対象とした 5 mg の錠剤とゼリーの比較でも平均最高血中濃度到達時間は前者の 2.0 hr に対し，後者は 3.0 hr とおよそ 1 hr 遅れて最高血中濃度に達した。しかし錠剤，D 錠，ゼリーで AUC には有意な違いがなかった。半減期は，各剤形で有意差はなく 69 〜 89 hr である。全身クリアランスは 13.5 L/hr/kg（体重 60 kg の場合 810 L/hr）である。

血漿タンパク結合率は試験管内実験で約 88.9％と高く，血漿タンパク結合における競合的阻害作用や血漿タンパク結合率が変化する病態における影響は大きいと思われる。特に同じくタンパク結合率の高いワルファリンと併用した場合，ワルファリンの遊離形分率が上昇し出血傾向が増大する危険性がある。結合タンパクの内訳は不明である。おそらく血漿タンパク結合率が高いことを反映し，分布容積はおよそ 13.5 L/kg と大きい。

ラットを用いた実験で血漿濃度の 3.2 〜 10.7 倍の濃度のドネペジルが脳内に存在した。

ドネペジルは CYP2D6 と 3A4 の基質で，それらの阻害薬あるいは誘導薬の影響を受けると思われる。

ドネペジルの血中動態に対する食事の影響はほとんどない。

小児の血中動態に関するデータはない。高齢者は非高齢者に比べて単回経口投与時の半減期が約 1.5 倍になるが，AUC や最高血中濃度，最高血中濃度到達時間には有意差がなかった。

胎児への影響はラットを用いた実験で，母体に経口投与した放射性標識薬の約 0.09％が

胎児に移行した。乳汁移行性に関しては，ラットに経口投与2時間後の母乳中濃度は母親の血中濃度の約1.7倍であった。

慢性肝硬変患者群のAUCは健常者群に比べて有意差はなかった[101]。ただし，最高血中濃度は肝障害患者群で約1.4倍高かった。

腎障害患者群（クレアチニンクリアランスが30 mL/min以下の中等度～高度）のAUCは健常者群に比べて有意差はなかった[102]。

X・3・2．ガランタミン（レミニール）

【ポイント】
1) CYP2D6と3A4の基質である
2) 中等度以上の肝障害，腎障害の影響を受ける
3) 血漿タンパク結合率が低い

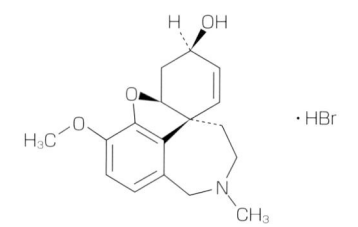

【要約】ガランタミンは水溶性の薬である。最高血中濃度到達時間は日本人の健康成人で1.0～1.5 hr，半減期は6.7～9.4 hrである。血漿タンパク結合率は17.8％と低い。ラットを用いた実験で，血漿中の濃度に対し脳内濃度は約1.4～1.6倍であった。ガランタミンはCYP2D6と3A4の基質であり，CYP2D6阻害薬であるパロキセチン（パキシル他）との併用でガランタミンのAUCは1.5倍になる。しかし，CYP3A4阻害薬のケトコナゾール（日本では外用薬のみ）との併用で有意な変化を受けない。見かけの全身クリアランスは17.8 L/hrである。中等度と高度の肝障害によってAUCはそれぞれ約1.3倍，1.7倍になり，中等度～高度の腎障害によってAUCは約1.4倍～1.7倍になることが示唆されている。

ガランタミンはpK_a（酸解離定数）≒8.1と塩基性で，1-オクタノール/リン酸緩衝液（pH 7）分配係数＝0.36と向精神薬の中では珍しく水溶性の薬である。

ガランタミンの吸収部位の詳細は不明であるが，その吸収率はヒトで90％以上と考えられている。生体利用率についてのデータはない。

単回経口投与時の最高血中濃度到達時間は日本人の健康成人で1.0～1.5 hr，半減期は6.7～9.4 hrである。

血漿タンパク結合率は17.8％と高くないので，血漿タンパク結合における競合的阻害作用や血漿タンパク結合率が変化する病態によって受ける影響は小さいと思われる。血漿タンパク結合率が低く，水溶性の薬ではあるが分布容積は175 Lと大きい。

ラットを用いた実験で，血漿中の濃度に対し脳内濃度は約1.4～1.6倍であった。

ガランタミンはCYP2D6と3A4の基質であり，それらの阻害薬や誘導薬の影響を受けると思われる。CYP2D6阻害薬であるパロキセチン（パキシル，パキシルCR他）との併用で

ガランタミンの AUC は 1.5 倍になる（ヤンセンファーマ株式会社内資料）。しかし，CYP分子種を非特異的に阻害するシメチジン（タガメット）（特に CYP2D6 と 3A4 を強力に阻害する）やケトコナゾール（現在日本では外用薬のみ）（特に CYP3A4 を強力に阻害する）との併用で有意な変化を受けない（ヤンセンファーマ株式会社内資料）ことから，CYP3A4阻害薬の影響は受けにくい可能性がある。ガランタミンはCYP2D6に対する阻害作用がわずかにあるかもしれない。ガランタミンは併用したパロキセチンの AUC を 10～16％増加した。

見かけの全身クリアランスは 17.8 L/hr である。ほとんどが未変化体あるいは代謝物として尿中に排泄されるが，未変化体と代謝物の比率は不明である。

ガランタミンの血中動態に対する食事の影響は最高血中濃度と AUC に有意差がなかった（空腹時服薬と食後 30 分服薬を比較）。

高齢者と非高齢者の最高血中濃度到達時間と AUC に差は見られなかった。

胎児への影響はラットを用いた実験で，単回経口投与されたガランタミンの母獣血中濃度と胎児の濃度がほぼ同じで推移した。体に経口投与した放射性標識薬の約 0.02％が胎児に移行した。乳汁移行性も認められた。

肝障害に関しては，単回経口投与試験で軽症患者群の AUC は健常者群に比べて有意差はなかったが，中等症患者群と重症患者群ではそれぞれ約 1.3 倍，1.7 倍であった。

腎障害に関しては，単回経口投与試験で中等症患者群の AUC は健常者群に比べて約 1.4 倍で重症患者群は約 1.7 倍であった。

X-3-3. メマンチン（メマリー）

【ポイント】
1) クリアランスが腎機能に依存している
2) アルカリ尿でクリアランスが低下する
3) CYP 阻害薬・誘導薬の影響を受けにくい

【要約】メマンチンは水溶性で生体利用率は 97％である。最高血中濃度到達時間は健康高齢者で 2.5～3.5 hr で半減期は 61.5～82.2 hr である。タンパク結合率は約 43％である。ラットでメマンチンの脳内濃度は血漿中の約 25 倍（メス），約 18 倍（オス）であった。メマンチンは CYP との親和性が低い。およそ 34％の未変化体が尿中に検出される。健康高齢男性の全身クリアランスは 6.8～9.2 L/hr である。クリアランスは酸性尿状態（pH 5）でアルカリ尿状態（pH 8）に比べ 7～10 倍高くなる。そのため，尿をアルカリ化する薬や食事との併用に注意が必要である。また，メマンチンは一部が有機カチオントランスポーター（OCT）によって排泄

> されるため，同じように OCT によって排泄される薬と併用すると競合的な阻害を受ける。肝障害に関しては，中等度ではメマンチンのクリアランスに影響を及ぼさない。腎障害に関しては，軽度，中等度，重症でそれぞれ AUC を 1.6 倍，2.0 倍，2.3 倍にすることが示唆されている。

メマンチンは pK_a（酸解離定数）≒10.6 と塩基性で，1-オクタノール/水系緩衝液（pH 7）分配係数 = 2.09 と脂溶性と水溶性の中間的性格（やや脂溶性が勝る）の薬である。

メマンチンの吸収部位は小腸である（第一三共株式会社内資料）。生体利用率は 97 % である。

ヒト血漿タンパクとの結合率は 41.9 ～ 45.3 % であった。その内訳は，アルブミン，$α_1$-酸性糖タンパク質，$γ$-グロブリンで，それぞれの結合率は 20.5 %，10 %，3.3 % である（厚生労働省への申請書類）。

脳内移行についてはラットを用いた実験で，血漿中の濃度に対し脳内濃度は約 25 倍（メス），約 18 倍（オス）であった。メマンチンは血漿タンパク結合率が低いにもかかわらず分布容積は 592.5 ～ 703.8 L と大きいが，これは脳内のみならず各組織への移行度が高いことが理由かもしれない。

単回経口投与時の最高血中濃度到達時間が健康成人で 4.5 ～ 6.0 hr と遅いのは，脂溶性と水溶性の中間的性格のために単純拡散で吸収されにくいからかもしれない。また，半減期が 55.3 ～ 71.3 hr と長いのは，分布容積が大きいことと関係しているかもしれない。

メマンチンは脂溶性と水溶性の中間的性格の薬であるため，CYP，エポキシド加水分解酵素，フラビン含有モノオキシゲナーゼ，グルクロン酸転移酵素（UGT）および硫酸転移酵素との親和性が低い。

見かけの全身クリアランスは健康高齢男性の場合 6.8 ～ 9.2 L/hr である。健康男性成人に 20 mg 単回経口投与した場合，半減期の 72 hr までの蓄積尿に投与量の 34.1 % の未変化体が検出された。クリアランスは尿流速には影響されず，酸性尿状態（pH 5）でアルカリ尿状態（pH 8）に比べ全身クリアランス，腎クリアランスが 7 ～ 10 倍高くなる（第一三共株式会社内資料）。そのため，尿をアルカリ化する薬であるクエン酸塩（ウラリット），重曹（重炭酸ナトリウム），クエン酸カリウム，クエン酸ナトリウムとの併用に注意が必要である。また，炭酸脱水酵素阻害薬であるアセタゾラミド（ダイアモックス）のように，尿をアルカリ化する薬との併用や野菜食などのアルカリ食品を摂る食習慣のある患者などに注意が必要と思われる。尿路結石の治療を受けている患者には特に注意すべきである。

メマンチンは一部が有機カチオントランスポーター（OCT）によって排泄されるため，同じように OCT によって排泄される薬と併用すると競合的な阻害を受ける。OCT によって排泄される薬にはアマンタジン（シンメトレル），アミトリプチリン（トリプタノール他），

イミプラミン（トフラニール他），プラミペキソール（ビ・シフロール）などが知られている。

メマンチンの血中動態に対する食事の影響は空腹時服薬と比べて最高血中濃度と AUC に有意差がなかった。

胎児への影響はラットを用いた実験で胎児への移行が認められた。ラットで経口投与した放射能標識薬は乳汁中濃度が血漿濃度の約 3～4 倍であった。小児の血中動態に関するデータはない。単回経口投与時の健康高齢者の最高血中濃度到達時間は非高齢健康成人の約半分に短縮されたが，半減期は軽度の延長に留まり AUC に有意差は見られなかった。

肝障害に関しては，中等度ではメマンチンのクリアランスに影響を及ぼさなかった（外国人）。

腎障害に関しては，単回経口投与試験で AUC が健常者群に比べて軽症患者群で 1.57 倍，中等症患者群で 1.98 倍，重症患者群で 2.33 倍であった。

X・3・4. リバスチグミン（リバスタッチパッチ，イクセロンパッチ）

【ポイント】
1) 主な代謝酵素はエステラーゼ
2) 肝障害の影響を軽度受ける
3) 腎障害患者の中には血中濃度が上がる人がいる
4) 排泄は速やかである

【要約】リバスチグミンは細胞膜透過性が高い薬で，パッチ剤に含まれるおよそ半分の有効成分が皮膚から吸収されると考えられる。ミニブタではパッチ剤の生体利用率が 8～13％であった。24 時間貼付した場合の最高血中濃度到達時間は 16 hr，パッチ剤除去後の半減期は 2.1～2.8 hr である。同一箇所に繰り返し貼付すると血中濃度が上がる。血漿タンパク結合率は 40％前後である。リバスチグミンの主な代謝経路はエステラーゼによる加水分解と考えられ，CYP の関与はわずかである。リバスチグミンは吸収されてから 24 時間以内に 90％以上が腎から排泄される。肝硬変患者では健常者に比べて AUC が約 1.3 倍になる。腎障害に関しては，重症の患者群でも AUC は健常者群に比べて有意差はなかったが，血中濃度が高い症例も見られた。

リバスチグミンは pK_a（酸解離定数）≒8.8 で，0.1％水溶液の pH は 10.1 と塩基性物質で（小野薬品工業株式会社内資料），1-オクタノール/水分配係数＞100 と脂溶性の高い薬であるため，細胞膜透過性は良いと推定される。

リバスチグミンは日本ではパッチ剤のみの販売であるが，その吸収メカニズムの詳細は不明である。マウスを用いた経口薬の試験では生体利用率が 26～36％で，ミニブタを用いたパッチ剤の試験では生体利用率が 8～13％であった（小野薬品工業株式会社内資料）。ちな

みに健康日本人にパッチ剤を24 hr貼付したところ，含まれるリバスチグミンの50～55％が残存していた。また，ミニブタの同一箇所に連続して10回貼付すると，リバスチグミンの血中濃度が1.7～2.7倍になった（厚生労働省への申請資料）。貼付場所にクリーム，パウダーなどが存在すると吸収率が下がる。

24 hr貼付した場合の最高血中濃度到達時間は，日本人の健康成人で16 hr，パッチ剤除去後の半減期は2.1～2.8 hrであった。

血漿タンパク結合率は36～59％（実験方法により数値が異なる）と高くはない。分布容積は1.5 L/kg（体重60 kgの場合90 L）と比較的大きい。ちなみにヒト血球に39～41％結合あるいは吸収される。

ラットを用いた実験で，血漿中の濃度に対し脳内濃度は約70％であった。リバスチグミンの血液脳関門通過に関してはコリントランスポーターが部分的に関与している可能性が示唆されている[56]。

リバスチグミンの主な代謝経路はコリンエステラーゼによる加水分解と考えられ，CYPの関与はわずかである。主要な代謝産物NAP226-90はわずかながら（リバスチグミンの1/10以下）コリンエステラーゼ阻害作用を有する[20]。

リバスチグミンは吸収されてから24時間以内に90％以上が腎より，そのほとんどが代謝産物となって排泄される[20]。健康成人にリバスチグミンを静脈内注射したときの全身クリアランスは1.4 L/hr/kg（体重60 kgで84 L/hr）である。

胎児への影響はラット，ウサギなどを用いた実験で，単回経口投与されたリバスチグミンの胎児中の濃度は母獣血中濃度のおよそ1/4～1/2であった。乳汁移行性に関してはラットに単回経口投与した場合，乳汁中濃度は血中濃度の約1.3～2.5倍であった。

高齢者と非高齢者の間に定常状態における血中濃度の差はなかった。

肝障害に関しては，単回経口投与試験で肝硬変患者群（Child-Pughスコア5～12；表Ⅸ-5-a参照）のAUCは健常者群に比べて約1.3倍であった。

腎障害に関しては，単回経口投与試験で中等度腎障害患者群，重症腎障害患者群のAUCは健常者群に比べて有意差はなかった。しかし，中等度腎障害患者群の中にはAUCが健常者群平均の約5.5倍に上昇している対象者がいるなどばらつきが大きかったために有意差はなかったものの，前者の平均は後者の平均の約2.1倍になっていた（厚生労働省申請書類）。腎障害患者に対しては個々に注意深く見守る必要があると思われる。

X‑4. 最近の抗てんかん薬

X‑4‑1. ガバペンチン（ガバペン）

【ポイント】
1) ほぼ100％が未変化体のまま尿中に排泄される
2) クレアチニンクリアランスの影響を強く受ける
3) 代謝酵素をめぐる薬物相互作用はない
4) 胎児，母乳に移行する
5) タンパク結合率が低い

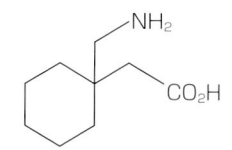

【要約】ガバペンチンは十二指腸‑空腸で能動輸送により吸収されるため，投与量が増加すると生体利用率が下がる。最高血中濃度到達時間は健康成人で3.0～3.3 hrである。半減期は小児で4.3～4.7 hrである。血漿タンパク結合率は3％以下と低い。脳内移行については，脳切除術を受けた1例における大脳皮質中に対する血清中ガバペンチン濃度比は0.80であった。ガバペンチンはCYPの基質でないため，阻害薬や誘導薬の影響を受けない。全身クリアランスは7.0 L/hrと，ほぼ糸球体ろ過量と一致する。ほぼ100％が未変化体のまま尿中に排泄される。ガバペンチンの血中動態に対する一般的な食事の影響はほとんどない。小児の血中濃度はクレアチニンクリアランスと相関関係を示す。高齢者ではクレアチニンクリアランスの低下とともにAUCが上昇する。胎児への影響を調べたラットの実験では，母獣に比べて胎児の濃度の方が高かった。乳汁移行性に関しては，AUCの母乳/母体血中比は0.73であった。健常者群に比べ重度腎障害患者群のAUCは約14.6倍であった。3時間の透析により血中濃度は約39％減少した。

　ガバペンチンは水溶液でpHが7.3と弱塩基性の物質で，1‑オクタノール/水系溶媒（pH 4.0）分配係数＝0.066と水溶性の薬である。

　ガバペンチンは十二指腸‑空腸に分布しているアミノ酸トランスポーター（LATファミリー）あるいは受動拡散によって吸収され，その吸収率はほぼ生体利用率に等しいことが示唆されている。能動輸送が関与しているために，投与量を増大すると生体利用率は低下する。例えば健康成人における生体利用率は，単回経口投与量で200 mgでは70.1％であったが，400～800 mgでは41.2～46.4％であった。他のデータでは，300 mg単回経口投与の場合の生体利用率が57％であったのに対し，1600 mgの一日3回経口投与では35％に低下していた[30, 90]。

　単回経口投与時の最高血中濃度到達時間は5歳未満，5歳以上，健康成人でそれぞれ2.1, 2.5,

3.0〜3.3 hr である。半減期は5歳未満，5歳以上でそれぞれ 4.3〜4.7 hr である。

血漿タンパク結合率は3％以下と低いので，血漿タンパク結合における競合的阻害作用や血漿タンパク結合率が変化する病態における影響は無視できると思われる。血漿タンパク結合率が低く，脂溶性の低い薬であることを反映し，分布容積は 57.7 L と，ほとんど体水分量と一致している。

ガバペンチンの脳内移行については，右側頭葉切除術を受けた患者（1例）における脳切除時の血清中および大脳皮質中のガバペンチン濃度比（大脳皮質/血清）は 0.80 であった。

ガバペンチンは，ほぼ 100％未変化体のまま尿から排泄される薬である。CYP の基質でないため，それらの阻害薬や誘導薬の影響を受けないと思われる。また，各種代謝酵素の阻害や誘導についても特筆すべきものは見つかっていない。抗てんかん薬との相互作用については，フェニトイン（アレビアチン，ヒダントール他），カルバマゼピン（テグレトール，テレスミン，レキシン他），バルプロ酸（デパケン，セレニカR，バレリン他），フェノバルビタール（フェノバール他）との併用ではお互いに大きな血中濃度の変化が起きないことが報告されている。

見かけの全身クリアランスは 7.0 L/hr で，ほぼ糸球体ろ過量と一致する。ほぼ 100％が未変化体のまま尿中に排泄される。

ガバペンチンの血中動態に対する一般的な食事の影響はないとされている。しかし，高タンパク質食は生体利用率を上げ，L-ロイシン，L-フェニルアラニンは LAT ファミリーと競合し吸収を阻害することが示唆されている[29, 31]。

放射性標識薬を用いた胎児への影響を調べたラットの実験では，母獣に比べて胎児の濃度の方が高かった。乳汁移行性はヒトのデータで，乳汁に対する母親の血中の AUC 比は 0.73 であった。

小児の血中濃度はクレアチニンクリアランスと相関関係を示す。幼若ラットと成熟ラットの間に短回経口投与による最高血中濃度，最高血中濃度到達時間，半減期，AUC に有意差は見られなかった。臨床上は年齢別に用量が設定されている。高齢者ではクレアチニンクリアランスの低下とともに AUC が上昇するので，年齢による腎機能低下に配慮する必要がある。

肝障害に関しては，該当データがないが，おそらくはあまり影響を受けないと予想される。

腎障害に関しては，単回経口投与試験でクレアチニンクリアランス正常者群（＞60 mL/min）に比べて，クレアチニンクリアランス 30〜60 mL/min の軽度腎障害患者群およびクレアチニンクリアランス＜30 mL/min の重度腎障害患者群の AUC は，それぞれ約 1.9 倍と約 14.6 倍であった。外国人のデータでは，400 mg を単回経口投与した場合，3時間の透析により血中濃度は約 39％減少した。

X・4・2. クロバザム（マイスタン）

【ポイント】

1) CYP3A4誘導薬，阻害薬の影響を受ける
2) タンパク結合率が高い
3) 胎児，母乳に移行する
4) 半減期に性差がある（女性＞男性）
5) 肝障害で半減期が延長する
6) 腎障害については該当データがない

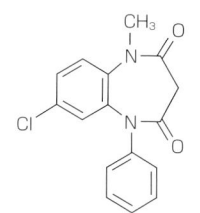

【要約】クロバザムの最高血中濃度到達時間は 1.4〜2.2 hr，半減期は 25〜30 hr である。血漿タンパク結合率は約 90％と高く，血漿タンパク結合における競合的阻害作用や血漿タンパク結合率が変化する病態における影響が大きいと思われる。分布容積は 124〜162 L と大きい。クロバザムの主な代謝酵素は CYP3A4 である。CYP3A4 誘導薬であるカルバマゼピン，フェニトイン，フェノバルビタールによってクロバザムの血中濃度が平均でおよそ半分以下に下がる。また CYP3A4 を強力に阻害する薬との併用に注意が必要である。全身クリアランスは 3.7〜4.0 L/hr である。高齢者では男性でクリアランスが低下する（体重当たりおよそ 2/3）。ラットで，クロバザムの胎児脳/母獣血中濃度比は 0.67 で，ヒト乳汁/血中濃度比は約 0.5 である。肝障害に関しては，肝炎患者群と肝硬変患者群でそれぞれ健常者群に比べて半減期が 2.1 倍，2.3 倍であった。腎障害に関するデータはない。

クロバザムは pH およそ 6 と弱酸性物質で，1-オクタノール/水系溶媒（pH 8）分配係数 = 30 と脂溶性の薬である。

単回経口投与時の最高血中濃度到達時間は日本人の健康成人で 1.4〜2.2 hr，半減期は 25〜30 hr である。

血漿タンパク結合率は約 90％と高く，血漿タンパク結合における競合的阻害作用や血漿タンパク結合率が変化する病態における影響が大きいと思われる。特に同じくタンパク結合率の高いワルファリン（ワーファリン他）と併用した場合，ワルファリンの遊離形分率が上昇し出血傾向が増大する可能性がある。おそらく血漿タンパク結合率が高く，脂溶性の薬であることを反映し，分布容積は 124〜162 L と大きい（性差あり，下記参照）。

クロバザムの脳内移行についてはラットやイヌを用いた実験で，血漿中の濃度に対し脳内濃度はおよそ 1〜6 倍であった。

クロバザムの主な代謝経路は CYP3A4 による脱メチル化反応である。この反応によって生成される N-脱メチルクロバザム（M-9）は活性を有する。N-脱メチルクロバザムは主として CYP2C19 で水酸化される。CYP3A4 誘導薬であるカルバマゼピン（テグレトール，

テレスミン，レキシン他），フェニトイン（アレビアチン，ヒダントール他），フェノバルビタール（フェノバール他）によってクロバザムの代謝が亢進し血中濃度が平均でおよそ半分以下に下がる[86]。またバルプロ酸との併用でもクロバザムの血中濃度は低下する。CYP分子種を非特異的に阻害するシメチジン（タガメット）（特にCYP2D6と3A4を強力に阻害する）によってクロバザムの血中濃度は上昇する（AUCで117％）。他にもケトコナゾールのようにCYP3A4を強力に阻害する薬との併用で血中濃度が上昇する可能性がある。

見かけの全身クリアランスは，3.7〜4.0 L/hr（健康成人）である。ラットではおよそ7割が胆汁中に排泄され，そのうちおよそ8割が再吸収されて腸肝循環する。イヌでは尿中排泄率の方が高かった。ヒトの尿中排泄物はほとんどが代謝産物であった。

クロバザムの血中動態に対する食事の影響はない。

小児の血中動態に関するデータはない。高齢者では男性の場合のみ非高齢者と比べてクリアランスが有意に低下する（体重当たりおよそ2/3）。半減期は高齢者が非高齢者に比べて女性で1.6倍，男性で2.8倍になる。男女で体重当たりのクリアランスに差は見られないが，体重当たりの分布容積が女性で男性の約1.6倍で，最高血中濃度の男女差は1.2倍にすぎない（女性＞男性）が，半減期は女性で男性の約1.8倍になる[32]。

単回経口投与されたクロバザムの胎児（ラット）の脳内濃度は母獣血中濃度の0.67倍であった。ヒトで乳汁中濃度は母体血中濃度の約0.5倍であった。

肝障害に関しては，空腹時単回経口投与試験で肝炎患者群と肝硬変患者群でそれぞれ健常者群に比べて半減期が2.1倍，2.3倍であった。

腎障害に関するデータはない。

X・4・3．トピラマート（トピナ）

【ポイント】
1) 腎障害・肝障害の影響を受ける
2) CYP3A4誘導薬，阻害薬による影響を受ける
3) CYP2C9，2C19，3A4の軽度阻害作用がある
4) 胎児，母乳に移行する
5) タンパク結合率が低い

【要約】トピラマートの生体利用率はおよそ80％以上である。最高血中濃度到達時間は0.8〜3.0 hr，半減期は約25〜31 hrである。血漿タンパク結合率は15〜41％と低い。トピラマートの代謝にCYP3A4がわずかに関与している。トピラマートはCYP2C9，2C19，3A4阻害作用が弱いながらもある。また，トピラマートもCYP3A4誘導薬，阻害薬の影響を受ける。

> 全身クリアランスは 1.3〜1.6 L/hr である。ほとんどが未変化体，一部は代謝されて尿中に排泄される。トピラマートは胎児，母乳に移行する。高齢者は非高齢者に比べて AUC が 25％増加する。中等度〜重度肝障害患者群の AUC は健常者群に比べて 29％増加し，中等度および重度の腎障害患者群のクリアランスはそれぞれ 42％および 54％低下する。

トピラマートは pK_a（酸解離定数）≒8.7 と塩基性であり，1‐オクタノール／水系緩衝液（pH 7）分配係数＝0.59 と向精神薬の中では珍しく，やや水溶性の薬である。

トピラマートの吸収部位の詳細は不明であるが，ラットの実験では十二指腸から小腸において高い吸収率を示した。外国人における生体利用率はおよそ 80％である。ラットにおける生体利用率はほぼ 100％である。

単回経口投与時の最高血中濃度到達時間は日本人の健康成人で 0.8〜3.0 hr，半減期は約 25〜31 hr である。

血漿タンパク結合率は 15〜41％で，血中濃度の上昇に伴いタンパク結合率は低下する。したがって血漿タンパク結合における競合的阻害作用や血漿タンパク結合率が変化する病態における影響は少ないと思われる。血漿タンパク結合率が低く，水溶性の薬であることを反映し，分布容積は 69〜81 L である。

トピラマートの脳内移行については，ラットで，血漿中の濃度に対し脳内濃度は約 0.4〜0.5 であった。

トピラマートは水酸化体，加水分解体，グルクロン酸抱合体などの代謝産物があることが知られているが，排泄物中には未変化体の割合が大きい。CYP の関与は 3A4 にわずかに認められ，軽度の相互作用がある。フェニトイン（アレビアチン，ヒダントール他），カルバマゼピン（テグレトール，テレスミン，レキシン他），西洋オトギリソウ（セント・ジョーンズ・ワート）によって CYP3A4 が誘導されるとトピラマートの血中濃度が下がる。逆にトピラマートには CYP2C9, 2C19, 3A4 阻害作用があり，フェニトインの血中濃度が上がる。

見かけの全身クリアランスは 1.26〜1.55 L/hr である。ほとんどが未変化体，一部は代謝されて尿中に排泄される。

トピラマートの血中動態に対する食事の影響は，食後服用で最高血中濃度到達時間が遅れるが AUC に有意差はない。

小児の血中動態に関するデータはない。高齢者は非高齢者に比べて AUC が 25％増加する。

胎児への影響はラットを用いた実験で，単回経口投与されたトピラマートの母獣血中濃度と胎児，胎盤の濃度がほぼ同じであった。ラットでは母獣血中に対して母乳の濃度は 0.07〜0.73 倍であった。

肝障害に関しては，単回経口投与試験で中等度から重度（Child-Pugh スコア 5〜9；表Ⅸ

- 5 - a 参照）の肝障害患者群の AUC は健常者群に比べて 29％増加した。

腎障害に関しては，中等度および重度腎障害患者群において，トピラマートのクリアランスは正常腎機能者群と比較して，それぞれ 42％および 54％低かった。

X - 4 - 4．ラモトリギン（ラミクタール）

【ポイント】
1) 主な代謝酵素は UGT1A4
2) UGT1A4 阻害薬，誘導薬の影響を受けやすい
3) 腎障害によって血中濃度が上がる
4) 肝障害は重症になると血中濃度が上がる
5) 血中濃度が 10 μg /mL 以上で中毒症状が出やすい
6) 胎児と母乳への移行性がある

【要約】ラモトリギンの生体利用率は 97.8％である。最高血中濃度到達時間は約 2 hr であり，半減期は約 34 hr 前後と長い。血漿タンパク結合率は 53〜56％である。ラモトリギンの脳内移行について，てんかん患者で血中濃度の平均が 3.7 μg/mL であったのに対し脳内濃度は 6.8 μg/mL であった。ラモトリギンの主要な代謝酵素はグルクロン酸転移酵素（UGT）1A4 である。UGT1A4 誘導薬や阻害薬（バルプロ酸）の影響を強く受ける。見かけの全身クリアランスは 1.5〜1.8 L/hr である。高齢者と非高齢者の AUC に有意差は見られなかった。胎児への影響は，てんかん患者の出産時における臍帯血中濃度は母体血中濃度の 0.9 倍であった。母乳中濃度は母体血中濃度の 0.61 倍で，乳児の血中濃度は母体の約 0.3 倍であった。ラモトリギンは血中濃度が 10 μg/mL 以上で中毒症状が出やすい。高度肝障害患者群では腹水なし，腹水ありで，健常者群に比べそれぞれ AUC が約 1.6 倍，3.6 倍であった。腎障害患者群（クレアチニンクリアランスの平均 13 mL/min）の AUC は健常者群に比べて約 1.8 倍であった。透析で体内のラモトリギンは約 20％が除去される。

ラモトリギンは 1 - オクタノール/水系緩衝液（pH 6）分配係数 = 8.0 と脂溶性の薬である。

ラモトリギンの吸収部位，吸収率は該当データがないものの，サルでの生体利用率は 94〜98％と非常に高い。外国の健康成人では生体利用率 97.8％であった。AUC は投与量に比例して増加することが示唆されている。

単回経口投与時の最高血中濃度到達時間は日本人の健康成人で 1.7〜2.5 hr であり，半減期は 30.5〜37.9 hr と長い。

血漿タンパク結合率は 53.1〜56.2％（ヒト血漿タンパク）である。分布容積は日本人で 1.15〜1.49 L/kg（体重 60 kg として 69〜89 L）と向精神薬の中では大きくない。

ラモトリギンの脳内移行について，てんかん患者で脳外科手術をした 11 例において，血中濃度の平均が 3.7 μg/mL であったのに対し脳内濃度の平均は 6.8 μg/mL であった[65]。

ラモトリギンの主要な代謝酵素はグルクロン酸転移酵素（UGT1A4）である。UGT1A4 誘導薬のフェニトイン（アレビアチン，ヒダントール他），カルバマゼピン（テグレトール，テレスミン，レキシン他），フェノバルビタール（フェノバール他），プリミドン（プリミドン）を併用すると，ラモトリギンのクリアランスが約 2 倍となり，半減期および血中濃度は共に約 1/2 以下になる。同様に UGT1A4 誘導薬のエストラジオールなどの影響も受けることが予想される。UGT1A4 阻害薬のバルプロ酸を併用すると，ラモトリギンのクリアランスが約 1/2 となり，半減期はおよそ 2 倍に血中濃度は約 2 倍以上になる。同様に UGT1A4 阻害薬であるジクロフェナク（ボルタレン），セルトラリン（ジェイゾロフト），プロベネシッド（プロベネシド）などの影響も受けることが予想される。ラモトリギンの代謝に CYP はほとんど関与しないと考えられている。

見かけの全身クリアランスは 1.52 〜 1.79 L/hr である。ほとんどが代謝物として尿中に排泄される。ラットで 1% 以上が腸肝循環する。

ラモトリギンの血中動態に対する食事の影響は AUC に関しては有意差がない。

小児の血中動態に関するデータはないが，健康成人に比べて血中濃度が高くなるという証拠もない。高齢者と非高齢者の最高血中濃度，AUC，半減期，クリアランスに有意差は見られなかった。しかし，小児と高齢者に対しては血中濃度を確認しながら用量を設定する必要があると思われる。ラモトリギンの有効血中濃度の範囲は確定してはいないものの，10 μg/mL 以上で中毒症状が出やすく[43]，小児と高齢者ではより中毒症状の出現頻度が高くなることが指摘されている。

胎児への影響は，てんかん患者の出産時における臍帯血中濃度は母体血中濃度の 0.9 倍であった。72 hr 後の新生児に約 75% のラモトリギンが残存していた。また同じ研究で，母乳中濃度は母体血中濃度の 0.61 倍で，乳児の血中濃度は母体の約 0.3 倍であった[72]。

肝障害に関しては，単回経口投与試験で中等度肝障害患者群の AUC は健常者群に比べて有意差はなかったが，高度肝障害患者群では腹水なし，腹水ありでそれぞれ健常者群の AUC に比べ約 1.6 倍，3.6 倍であった。

腎障害に関しては，単回経口投与試験で腎障害患者群（クレアチニンクリアランスの平均 13 mL/min）の AUC は健常者群に比べて約 1.8 倍であった。また，透析で体内のラモトリギンは約 20% が除去される。

X・4・5. レベチラセタム（イーケプラ）

【ポイント】
1) 酸性で水溶性
2) 腎障害によって血中濃度が上がりやすい
3) 肝障害は重症になると血中濃度が上がる
4) CYP 非依存性の代謝である
5) 血漿タンパクとほとんど結合しない
6) 胎児と母乳への移行性がある

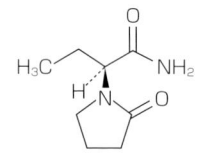

【要約】レベチラセタムの吸収率と生体利用率はほぼ 100％である。最高血中濃度到達時間は 0.8〜1.0 hr，半減期は 7.6〜10.3 hr である。血漿タンパクとはほとんど結合しない。レベチラセタムの代謝は CYP に依存していない。全身クリアランスは約 3.8 L/hr である。小児の血中動態に関するデータはない。高齢者では単回経口投与時に非高齢者に比べ半減期が延長する。胎児と乳汁への移行性がある。肝障害に関しては Child-Pugh 分類の C の患者群では健常者群に比べて AUC が 2.5 倍になった。レベチラセタムの AUC は軽度，軽〜中等度，中等度腎障害患者群で健常者群に比べてそれぞれ約 1.5 倍，約 2.5 倍，約 1.3 倍であった。

レベチラセタムは pK_a（酸解離定数）< −2 の強酸であり，1-オクタノール/リン酸緩衝液（pH 7.4）分配係数 = 0.25 と向精神薬の中では珍しく水溶性の薬である。

レベチラセタムの吸収部位は小腸〜上行結腸で，その吸収率はヒトの小腸でおよそ 100％，生体利用率もほぼ 100％である。

空腹時単回経口投与時の最高血中濃度到達時間は健康成人で 0.8〜1.0 hr，半減期は 7.6〜10.3 hr である。

血漿タンパクとの結合はほとんどない。血漿タンパク結合率が低く水溶性の薬であることを反映し，分布容積は 36.2〜42.6 L と比較的小さい。

レベチラセタムは速やかに脳に移行すると考えられている。

レベチラセタムは約 66％が未変化体のまま尿中に排泄されるが，一部はアセトアミド基の加水分解によって代謝される[78]。

見かけの全身クリアランスは約 3.8 L/hr である。ほとんどが尿中に排泄される。

食後 30 min 服薬では，最高血中濃度到達時間が 0.8〜2.1 hr と空腹時服薬に比べて遅れたが AUC に有意差はなかった。

小児の血中動態に関するデータはない。高齢者に関しては，短回投与時には半減期の延長が見られたが，反復投与では非高齢者の半減期と有意差はなかった。

胎児と乳汁への影響はラットを用いた実験で移行性が確認された。

肝障害に関しては，Child-Pugh 分類（表Ⅸ - 5 - a の A および B の患者群では健常者群と AUC に関して有意差はなかったが，Child-Pugh 分類の C の患者群では健常者群に比べて AUC が 2.5 倍になった。しかし，この増加には肝障害による腎機能への影響が大きいと推定されている。

　レベチラセタムの腎クリアランスは，クレアチニンクリアランスと強い相関関係にある。そのため血中濃度は腎障害の影響を受けやすく，軽度，軽～中等度，中等度腎障害患者群の AUC は健常者群に比べてそれぞれ約 1.5 倍，約 2.5 倍，約 1.3 倍であった。軽度，軽～中等度，中等度腎障害患者群の全身クリアランスは健常者群に比べてそれぞれ約 0.65 倍，約 0.41 倍，約 0.41 倍であった。無尿症の白人では，透析 3.1 時間でレベチラセタムの血中濃度が半減した。

文　献

1. Abernethy DR et al.：J Pharm Exp Ther, 21; 681-685, 1981.
2. Alfaro et al.：J Clin Psychopharmacol, 19; 155, 1999.
3. Amdisen A.：Dan Med Bull, 22; 277, 1975.
4. Anttila AK et al.：Ann Pharmacother, 35; 1221, 2001.
5. Aoyama T et al.：Eur J Clin Pharmacol, 44; 79, 1993.
6. Aoyama T et al.：Clin Pharmacol Ther, 55; 270, 1994.
7. Atkinson HC and Begg EJ：Clin Pharmacokinet, 18; 151, 1990.
8. Bachmann K A et al (1993) Xenobiotica, 23, 307
9. Bochner F et al.：Clin Pharmachol Ther, 14; 791, 1973.
10. Callagham JT et al.：Clin Pharmacokinet, 37; 177, 1999.
11. Carrillo JA et al.：J Clin Psychopharmacol, 18, 311, 1998.
12. Catherine M Kelly et al.：BMJ, 340; c693, 2010.
13. Chen CJ et al.：Cell, 47; 381, 1986.
14. Cheymol G：Clin Pharmacokinet, 39: 215-231, 2000.
15. Chiu CC et al.：J Clin Pharmacol, 44; 1385, 2004.
16. Crewe HK et al.：Br J Clin Pharmacol, 34; 262, 1992.
17. Daniel DG et al.：J Clin Psychopharmacol, 14; 340, 1994.
18. de Jong J et al.：Psychopharmacology, 155; 219, 2001.
19. Desei HD et al.：CNS Drugs, 15, 469, 2001.
20. Dhillon S：Drugs, 71; 1209, 2011.
21. Doering PL and Stewart RB：JAMA, 239; 843, 1978.
22. Dresser GK et al.：Clin Pharmachkinet, 38; 41-57, 2000.
23. Eliston AC et al.：Br J Anesth, 71; 282-290, 1993.
24. Falterman et al.：J Pediatrics, 97; 308, 1980.
25. Fawcett J and Barkin RL：J Affect Dis, 51; 265, 1998.
26. Furuta T et al.：Clin Pharmacol Ther, 65; 552, 1999.
27. Furuta T et al.：Clin Pharmacol Ther, 69; 158, 2001.
28. Gardner MI et al.：Biol Psychiatry, 29; 3354S, 1991.
29. Gidal BE et al.：Epilepsy Res, 23; 71, 1996.
30. Gidal BE et al.：Epilepsy Res, 31; 91, 1998.
31. Gidal BE et al.：Ann Pharmachother, 32; 405, 1998.
32. Greenblatt DJ et al.：Br J Clin Pharmacol, 12; 631, 1981.
33. Greenblatt D et al.：Clin Pharmacol Ther, 42; 193, 1987.
34. Greenblatt DJ et al.：J Clin Psychopharmacol, 19; 489, 1999.
35. Gugler R and Azarnoff DL：Clin Pharmacokinet, 1; 25-35 1994.
36. Haretn J van et al.：Clin Pharmacokinet, 24; 177, 1993.
37. Haring C et al.：Psychopharmacol, 99; S38, 1989.
38. Hassan PC et al.：J Clin Psychopharmacol, 20; 150, 2000.

39. Hayes SL et al.：N Engl J Med, 296; 186, 1977.
40. Heikkinen T et al.：Clin Pharmacol Ther, 73; 330, 2003.
41. Hiemke C et al.：J Clin Psycho-pharmacol, 22; 502, 2002.
42. 平田睦子ほか：Bull Natl Inst Health Sci, 123; 37, 2005.
43. Hirsch IJ et al.：Neurology, 63; 1022, 2004.
44. 細谷健一ほか：薬剤学, 54; 55, 1994.
45. Jackson PR et al.：Clin Pharmacol Ther, 32; 295, 1982.
46. James ME：Psychosomatics, 29; 119, 1988.
47. Juliano RL and Ling V：Biochem Biophys Acta, 455; 152, 1976.
48. Karlen B et al.：Eur J Clin Pharmachol, 8; 359, 1975.
49. Kato R：Jap J Pharmacol, 18; 366, 1968.
50. Kato et al.：J Clin Psychopharmacol, 14; 333-335, 1994.
51. 加藤隆一：臨床薬物動態学—臨床薬理学・薬物療法の基礎として—改訂第4版, 南江堂, 東京, 2009.
52. 加藤隆一, 山添康, 横井毅編：薬物代謝学—医療薬学・医療品開発の基礎として—第3版, 東京化学同人, 東京, 2010.
53. Kloty UV et al.：J Clin Invest, 55; 347, 1975.
54. Kraus J et al.：Clin Pharmacol Ther, 24; 411-419, 1978.
55. Kurzman MR et al.：Psychiatry Res, 160; 308, 2008.
56. Lee N-Y et al.：Biomol Ther, 18; 65, 2010.
57. Lefèvre G et al.：Clin Pharmacol Ther, 83; 106-114, 2008.
58. Levy RH and Shen DD: Antiepileptic Drugs, 4th ed., Raven Press, p605, 1995.
59. Lucas RA et al.：Eur J Clin Pharmacol, 54; 639, 1998.
60. MacKichan J et al.：N Engl J Med, 301; 332-333, 1979.
61. Mamiya K et al.：Epilepsia, 39; 1317, 1998.
62. Manninen V and Korhonen A：Lancet, 2: 1268, 1973.
63. Martin E et al.：JAMA, 238; 1750, 1977.
64. May TW et al.：Therapeutic Drug Monitoring, 1996.
65. Meyer et al.：Epilepsia, 40; 68, 1999.
66. Miller LG：Clin Pharmacokinet, 17; 90, 1989.
67. 水野尚美, 丹羽卓朗：日薬理誌, 125; 200, 2005.
68. Morita et al.：J Clin Psychopharmacol, 20; 141, 2000.
69. 日本肝癌研究会編：臨床・病理 原発性肝癌取扱い規約第4版, 金原出版, 2007.
70. 日本総合病院精神医学会治療戦略検討委員会編：向精神薬・身体疾患治療薬の相互作用に関する指針, 星和書店, 東京, 2011.
71. Odar-Cederlof I et al.：Clin Pharmachol Ther, 20; 36, 1976.
72. Ohman I et al.：Epilepsia, 41; 709, 2000.
73. Olver, JS et al.：CNS Drugs, 15; 941, 2001.
74. 大槻純男：日薬理誌, 134; 83-86, 2009.
75. Ozdemir V et al.：Clin Pharmacol Ther, 62; 334, 1997.
76. Pantuck EJ et al.：Clin Pharmacol Ther, 50; 254, 1991.
77. Preskorn SH et al.：J Clin Psychopharmacol, 14; 90, 1994.

78. Radtke RA：Epilepsia 42(Suppl 4); 24, 2001.
79. Rampono J et al.：Br J Clin Pharmacol, 62; 316, 2006.
80. Saito M et al.：J Clin Psychopharmacol, 25; 527, 2005.
81. Sakai T et al.：Pharmacol Res, 18; 721, 2001.
82. 佐久間勉ほか：薬事, 49; 1109, 2007.
83. 佐藤信雄ほか：薬理と治療, 23; 637, 1995.
84. Schlotterbeck P et al.：Int J Neuropsychopharmacol, 10; 433, 2007.
85. Sennoune S et al.：Ther. Drug Monit, 14; 269, 1992.
86. 篠崎公一ほか監訳：薬物動態学と薬力学の臨床応用, メディカル・サイエンス・インターナショナル, 東京, 2009.
87. Solai LK et al.：J Clin Psychiatry, 58; 440, 1997.
88. Spina E et al.：Int J Clin Pharmacol Res, 13; 167, 1993.
89. Spina E et al.：Pharmacopsychiatry, 33; 213, 2000.
90. Stewart BH et al.：Pharm Res, 10; 276, 1993.
91. 杉山正康編：薬の相互作用としくみ第9版, 医歯薬出版, 東京, 2010.
92. 鈴木他：精神薬療研究年報, 33; 199, 2001.
93. 鈴木映二：セロトニンと神経細胞・脳・薬物, 星和書店, 東京, 2000.
94. Takahashi T et al.：J Nucl Med, 52; 950-957, 2011.
95. 高野幹久：生体膜通過, 代謝, タンパク結合の基礎. 杉山雄一, 楠原洋之編：分子薬物動態学, 南山堂, 東京, 2008.
96. 玉井郁巳ほか：ファルマシア, 33; 1235, 1997.
97. Tan KK et al.：Clin Pharmacol Ther, 57; 425, 1995.
98. Tang YL et al.：Br J Clin Pharmacol, 64; 49, 2007.
99. Terao T et al.：J Pharm Pharmacol, 48; 1083, 1996.
100. Tillement IP et al.：Clin Pharmacokinet, 3; 144-154, 1978.
101. Tiseo PJ et al.：Br J Clin Pharmacol, 46; 51, 1998.
102. Tiseo PJ et al.：Br J Clin Pharmacol, 46; 56, 1998.
103. Tollefson GD et al.：Am J Psychiatry, 154; 457, 1997.
104. Tozer TN：Pharmacol Ther, 12; 109, 1981.
105. 筒井末春ほか：臨床医薬, 12; 261, 1996.
106. Vandel S et al.：Pharmacol Res, 31; 347, 1995.
107. van Harten J：Clin. Pharmacokinet, 24 ; 203, 1993.
108. Varhe A et al.：Clin Pharmacol Ther, 56; 601, 1994.
109. Villikka K et al.：Clin Pharmacol Ther, 61; 8, 1997.
110. Viukari NMA：Lancet, 1; 980, 1968.
111. Wallin L et al.：Clin Nephrol, 18; 23-28, 1982.
112. Wang JS et al.：Psychopharmacology, 187; 415, 2006.
113. Wang JS et al.：Biol Pharmaceuitical Bull, 31; 231, 2008.
114. West JR et al.：J Pediatr, 32; 10-18, 1948.
115. Wong YN et al.：J Clin Pharmacol, 39; 281, 1999.
116. Wu TH et al.：Prog Neuro-Psychopharmacol Biol Psychiat, 32; 1889-1893, 2008.
117. Zito RA et al.：N Eng J Med, 298; 1160, 1978.

索 引

1コンパートメントモデル 46
AAG 19, 79
ABCトランスポーター 22
AUC 31, 32
BA 44
BBB 4, 83
BCRP 22
Child-Pugh分類 167
C_{max} 31
Cockcroft-Gault's式 154, 158
CYP 3, 94, 120, 121
　—の活性阻害 100
　—の酵素誘導 100
CYP1A2 106, 146, 147, 149, 200
CYP2C10 108
CYP2C19 108, 180
CYP2C19*2 96
CYP2C19*3 96
CYP2C9 19, 108
CYP2C9*3 96
CYP2D6 19, 109, 180, 206
CYP2D6*10 98
CYP2E1 145
CYP3A 110
CYP3A4 63, 68, 142, 146, 201, 203, 217
EM 96
extensive metabolizer 96
GER 62, 142, 145
GFR 134, 172
Henderson-Hasselbachの式 18
IM 96
intermediate metabolizer 96
MRP 19
MRP2 24
NSAIDs 76, 139
OAT 19
OATPs 26
OCT 19
OCTP 26
P 15, 16, 17
PGE2 134, 139
P-gp 4, 19, 22, 23, 25, 26, 42, 68, 85, 121
pH分配仮説 17

pK_a 18
PM 96
poor metabolizer 96
PPI 97
P糖タンパク質 4, 22, 23, 206
SLCトランスポーター 21
SS 31, 32
$T_{1/2}$ 31, 35, 36
T_{max} 31, 35, 36
UDP-グルクロン酸転移酵素 124
UGT 121, 124, 125, 129, 220
UGT1A4 125, 220
Vd 46, 165

【あ行】

アストロサイト 83
アセチル抱合 127
アブラナ科の野菜 121, 149
アミノ酸トランスポーター 25
アルカリ食品 137
アルカリ尿 211
アルコール 64, 145
α1-酸性糖タンパク質 19, 79
アルブミン 29, 73
アルミニウム 60, 61
胃pH 57
遺伝子多型 95, 124
胃内容排出速度 62, 142, 145
イミダゾール環 102
陰イオン交換樹脂製剤 60
エステラーゼ 213
遠位尿細管 132
塩基性 57
塩基性の薬 17, 20

【か行】

拡散 10
核内受容体 120
活性阻害 100
活性代謝産物 92, 206
カフェイン 146, 200
肝クリアランス 50

肝固有クリアランス　51
感受性　5
肝障害　14, 167, 203, 205, 211, 213, 217, 219
肝抽出率　44, 51
キャベツ　149
吸収　6, 14, 57
吸収部位　56
吸着　57, 60
牛乳　145
極性分子　10, 17
キレート結合　57, 60
近位尿細管　132
クリアランス　31
グルクロン酸抱合　68, 124
グルタチオン　145
クレアチニンクリアランス　16, 135, 158, 172, 215
グレープフルーツジュース　146
血液胎盤関門　161
血液胎盤関門通過性　163
血液透析　140
血液脳関門　4, 83
血管内皮細胞　83
結合形　27, 72
血漿アルブミン　172
血漿タンパク　27, 72
限外ろ過法　27
抗うつ薬　111
　─の飲み合わせ　112
甲状腺機能異常　177
抗精神病薬　115
酵素誘導　100
抗てんかん薬　122
高齢者　153
コーヒー　146

【さ行】

再吸収　132
最高血中濃度　31
最高血中濃度到達時間　31
再分布　73
細胞透過性　18
細胞膜　10, 11
細胞膜透過性　14, 17
サブファミリー　94
酸解離定数　18
酸性　57
酸性食品　137
酸性の薬　17, 20
糸球体　132
糸球体ろ過量　134
持効性の注射剤　34

自殺基質　102
シトクロム P450　3, 94
脂肪　65
十二指腸　56
脂溶性　10, 65, 201
小腸　56
小児　152
初回通過効果　14, 44
食事　142
徐放剤　34, 58, 206
腎機能　211
腎クリアランス　50, 138, 154
腎血流量　134
腎障害　14, 171, 203, 205, 211, 212, 213, 215, 219, 222
親水性　10
新生児退薬症候　164
新世代の抗うつ薬　15
新世代の抗てんかん薬　16
新世代抗精神病薬　15
水溶性　210
炭火焼肉　121
炭火焼きステーキ　149
性差　217
生体利用率　43, 44, 203
性別　157
西洋オトギリソウ　147
全身クリアランス　43, 50, 52, 53, 54
セント・ジョーンズ・ワート　147
ソリブジン事件　101

【た行】

第Ⅰ相反応　90, 94
胎児　161
体脂肪　152, 165
代謝　6, 14
第Ⅱ相反応　90, 123
多代謝経路薬　115
タバコ　121, 147, 200
炭酸飲料　148
胆汁酸　65
単代謝経路薬　115
タンパク結合率　27, 29, 30, 31
タンパク結合率の変化　72
中間代謝産物　91
中枢神経刺激薬　17
腸肝循環　142, 218
腸内細菌　68
腸内細菌叢　142
定常状態　31, 32
糖尿病　177

トラフ値　33
トリアゾール環　103

【な行】

乳汁　161
乳汁移行性　163
妊娠　160
ネフロン　132
脳内濃度/血中濃度比　86

【は行】

排泄　6, 14, 132
パッチ剤　213
半減期　31
非結合形　27
非中枢神経刺激薬　17
肥満　165
ファミリー　94
服薬補助ゼリー　59
プロスタグランチンE_2　134
プロドラッグ　92
分子形分率　17, 18
分子種　94
分泌　132
分布　6
分布容積　43, 46, 48, 49, 50, 152, 165
平衡定数　18
平衡透析法　27
ヘムタンパク　102
ペリサイト　83
ベンゾピレン　147
崩壊性　57

【ま行】

マグネシウム　60, 61
無極性分子　10, 17

【や行】

薬物トランスポーター　21, 84, 120
薬物濃度時間曲線下面積　31
薬理活性　5
遊離形　72
油水分配係数　12, 15, 16, 17
輸送系　10

【ら行】

リポタンパク　81
硫酸抱合　127
ろ過　132

索 引（薬品名）

*：一般名を表す

EPL 66
FK 散 61
PL 127, 129
PZC 105
TM 散 61

【ア行】

アイデイトロール 107
アクトネル 60
アクロマイシン 82
アサシオン 58, 101, 105, 110
アスピリン* 60, 76, 78, 129, 134, 139, 145
アスペイン 139
アセタゾラミド* 59, 138, 139, 212
アセタノール 40
アセチルサリチル酸* 78
アセチルジギトキシン* 78
アセトアミノフェン* 107, 128, 129, 139, 140
アセトヘキサミド* 77
アセナリン 64, 188, 189
アセブトロール* 40
アセメタシン* 139
アゼラスチン塩酸塩* 40
アゼルニジピン* 66
アタザナビル* 125, 127, 129
アーチスト 40
アテネメン 139
アテノロール* 62, 86
アーデフィリン 107, 188, 190
アデプレス 29, 48, 52, 63, 79, 82, 105, 125, 126, 136, 162, 190
アトミフェン 139
アトモキセチン* 17, 20, 29, 31, 35, 36, 39, 50, 54, 79, 86, 87, 88, 98, 99, 105, 142, 143, 153, 171, 175, 187
アトルバスタチン* 40, 41, 110
アナフラニール 29, 48, 52, 63, 91, 105, 106, 190
アニルーメ 139
アビリット 25, 64
アプテシン 100, 122
アプレゾリン 104
アベマイド 77

アマンタジン* 26, 136, 212
アミオダロン* 41, 79, 81, 106
アミトリプチリン* 29, 47, 48, 52, 63, 79, 82, 105, 125, 136, 162, 187, 190, 212
アミノフィリン* 107, 190
アモキサピン* 29, 48, 52, 105
アモキサン 29, 48, 52, 105
アモバン 105
アラバ 94
アリスキレンフマル酸塩* 40
アリセプト 16, 20, 29, 30, 36, 39, 49, 53, 63, 86, 87, 105, 123, 157, 171, 175, 208
アリピプラゾール* 15, 20, 30, 34, 36, 38, 46, 47, 49, 52, 53, 79, 88, 105, 115, 143, 155, 163, 170, 173, 174, 194, 195
アルサルミン 61
アルトシン 77
アルドメット 25
アルビナ 107, 190
アルプラゾラム* 92, 158, 166, 183, 190
アルプレノール* 80
アルミワイス 61
アレグラ 26, 40, 60, 86
アレビアチン 25, 26, 28, 30, 40, 42, 48, 49, 53, 59, 60, 75, 76, 77, 78, 79, 81, 82, 85, 96, 103, 104, 105, 108, 110, 121, 122, 125, 126, 127, 129, 134, 140, 144, 145, 152, 172, 177, 187, 190, 199, 216, 217, 219, 221
アレファリン 62, 107, 108
アレリックス 139
アレロック 40
アレンドロン酸* 60
アンカロン 41, 79, 81
アンヒバ 107, 128, 139
イクセロンパッチ 16, 20, 30, 35, 36, 37, 39, 49, 52, 53, 87, 95, 157, 171, 175, 213
イーケプラ 16, 20, 29, 30, 34, 36, 38, 49, 53, 73, 134, 135, 155, 163, 169, 170, 172, 174, 175, 221
イーシー・ドパール 85
イスコチン 104, 128
イソニアジド* 102, 104, 128, 129
イデノラートカプセル 100, 101, 198, 199
イトラートカプセル 100, 101, 198, 199

索　引　233

イトラコナゾール＊　41, 100, 101, 103, 198, 199
イトリゾール　103
イブプロフェン＊　78, 108, 127, 129, 139
イホスファミド＊　94
イホマイド　94
イマチニブメシル酸塩＊　129
イミドール　29, 48, 52, 60, 78, 79, 80, 82, 91, 105, 106, 107, 109, 125, 126, 136
イミプラミン＊　29, 48, 52, 60, 65, 78, 79, 80, 82, 91, 105, 106, 107, 109, 112, 113, 125, 126, 136, 181, 183, 185, 187, 190, 212
イミペネム・シラスタチン＊　127
イリノテカン＊　125, 129
イレッサ　41
インイラーゼ　41
インダシン　127, 129
インデラルLA　107
インデラル　40, 80, 82, 107, 109, 144
インドメタシン＊　47, 66, 78, 139
インフリー　66, 127, 129
インヴェガ　4, 15, 20, 25, 26, 28, 30, 34, 36, 38, 41, 47, 49, 53, 58, 63, 67, 91, 92, 93, 115, 142, 143, 155, 163, 164, 165, 169, 170, 173, 174, 206, 207
ウインタミン　75, 76, 80, 82, 105, 125, 158
ウラリット　137, 212
ウルソデオキシコール酸＊　60
エクア　40
エクセグラン　30, 49, 52, 53, 108, 123
エスシタロプラム＊　15, 20, 25, 26, 28, 29, 33, 35, 38, 40, 48, 52, 87, 97, 99, 100, 103, 105, 106, 109, 111, 112, 143, 145, 155, 163, 169, 173, 180, 181
エストラジオール＊　104, 125, 126, 127, 129, 221
エゼミチブ＊　24, 67, 129
エタクリン酸＊　78, 139
エチドロン酸＊　60
エチニルエストラジオール＊　104, 126
エチルドパ＊　25
エトスクシミド＊　29, 30, 49, 52, 53, 63, 73, 105, 108, 122
エナラプリルマレイン酸＊　139
エバスチン＊　40, 86
エバステル　40, 86
エビスタ　69
エビリファイ　15, 20, 30, 34, 36, 38, 46, 49, 52, 53, 79, 88, 105, 115, 143, 155, 163, 170, 173, 174, 194
エピレオブチマル　29, 30, 49, 52, 53, 63, 73, 122
エフェドリン＊　59
エフピー　123, 187

塩酸プロプラノロール　107
エンテロノンR　70
エンドキサン　94
オキサゼパム＊　91, 92, 144, 158
オキシコドン＊　31
オキシコンチン錠　31
オキノーム散　31
オセルタミビル＊　152
オノン　66
オメガシン　127, 129
オメプラール　97, 103, 106, 108, 122, 181
オメプラゾール＊　97, 103, 104, 106, 108, 121, 122, 181
オメプラゾン　97, 103, 106, 108, 122, 181
オーラップ　103, 110, 183, 187
オラペネム小児用　127, 129
オランザピン＊　15, 20, 25, 26, 30, 34, 36, 38, 40, 41, 48, 49, 53, 75, 76, 88, 105, 107, 115, 125, 126, 143, 148, 154, 155, 158, 160, 163, 170, 173, 174, 189, 190, 196, 197, 198
オロパタジン塩酸塩＊　40

【カ行】

ガスター　103, 136
ガスモチン　64
ガバペン　16, 20, 25, 29, 30, 34, 36, 38, 49, 52, 53, 73, 86, 87, 134, 135, 136, 142, 154, 155, 156, 157, 163, 169, 170, 171, 172, 174, 175, 215, 216
ガバペンチン＊　16, 20, 25, 29, 30, 34, 36, 38, 49, 52, 53, 73, 86, 87, 134, 135, 136, 142, 154, 155, 156, 157, 163, 169, 170, 172, 174, 175, 215, 216
カプトプリル＊　139
カマグ＊　61
カームダン　158, 183, 190
ガランタミン＊　16, 20, 30, 35, 36, 39, 49, 53, 87, 157, 169, 171, 175, 210, 211
カリメート　61
カルジール　139
カルデナリン　40
カルバマゼピン＊　25, 26, 30, 40, 42, 49, 53, 63, 64, 65, 75, 76, 77, 78, 79, 80, 81, 82, 104, 105, 106, 107, 121, 122, 123, 125, 126, 127, 129, 134, 139, 148, 162, 165, 187, 190, 195, 197, 198, 199, 206, 208, 216, 217, 219, 221
カルビスケン　82
カルビドパ　62, 85
カルブロック　66
カルベジロール＊　40
カルペニン　127, 129
カロナール　107, 128, 129, 139

カンプト　125, 127, 129
キシロカイン　79, 80, 81, 144
キニジン＊　40, 41, 59, 79, 80, 81, 106, 110, 136, 187, 195
キニジン硫酸塩水和物＊　41
キャベジンコーワ　61
ギャバロン　25
クエストラン　60, 61, 67, 171
クエチアピン＊　15, 19, 25, 26, 30, 34, 36, 38, 40, 41, 49, 53, 63, 87, 105, 115, 123, 143, 154, 155, 163, 169, 170, 173, 174, 198, 199, 200
クエン酸塩＊　137, 212
クエン酸カリウム＊　137, 212
クエン酸ナトリウム＊　138, 212
クマリン系＊　39, 62, 96, 108
グラクティブ　40
グリベック　129
クラリス　41
クラリチン　40, 66, 86
グリセオフルビン＊　61, 66
クリノリル　139
クリミチン　29, 48, 52, 60, 78, 79, 80, 82, 91, 105, 106, 107, 109, 125, 126, 136
グルファスト　77
クレストール　40, 60, 111
クロキサシリン＊　78
クロザピン＊　15, 20, 26, 30, 36, 38, 41, 46, 47, 49, 53, 63, 88, 105, 106, 107, 108, 109, 115, 125, 126, 143, 146, 148, 154, 155, 158, 163, 164, 169, 170, 173, 174, 189, 190, 200, 201
クロザリル　15, 20, 26, 30, 36, 38, 41, 46, 49, 53, 63, 88, 105, 106, 107, 108, 109, 115, 125, 126, 143, 146, 148, 154, 155, 158, 159, 163, 164, 169, 170, 173, 174, 189, 190, 200
クロバザム＊　16, 20, 30, 34, 36, 38, 49, 53, 105, 154, 155, 158, 163, 169, 170, 174, 175, 217, 218
クロフィブラート＊　129
クロミプラミン＊　29, 48, 52, 63, 91, 105, 106, 187, 190
クロラゼプ酸＊　92
クロラムフェニコール＊　76, 102
クロルジアゼポキシド＊　92
クロルプロパミド＊　77
クロルプロマジン＊　75, 76, 79, 80, 82, 105, 125, 158
クロロフェニルイソ酪酸＊　78
ケイキサレート　61
ケイ酸アルミニウム＊　61
ケトコナゾール＊　41, 100, 101, 195, 199, 202, 203, 204, 210, 211, 218
ケフレックス　132, 133
ゲフェニチブ＊　41

ケンエー　61
合成ケイ酸アルミニウム　61
コランチル　61
コルヒチン＊　40
コレスチミド＊　60, 61, 67, 171
コレスチラミン＊　60, 61, 67, 171
コレバイン　60, 61, 67, 171
コロネル　57
コンサータ　17, 20, 31, 35, 36, 39, 50, 52, 54, 58, 87, 104, 106, 108, 109, 153, 156, 171, 175
コンスタン　92, 158, 166, 183, 190
コントミン　75, 76, 80, 82, 105, 125, 158
コントール　92

【サ行】

サイアジン　76
サイレース　103
サインバルタ　3, 15, 20, 28, 29, 35, 38, 48, 52, 56, 87, 88, 105, 106, 107, 109, 111, 112, 113, 114, 116, 117, 118, 143, 154, 155, 156, 163, 164, 168, 169, 170, 173, 174, 184, 187
サキナビル＊　24, 41
サテリット　128
サフラ　104, 123
サフラジン＊　104, 123
サリチル酸　60, 76, 78, 127, 129
サリチル酸アミド＊　127, 129
サワタールLA　107
サワタール　107
サンディミュン　40, 41, 66, 136
ザロンチン　29, 30, 49, 52, 53, 63, 73, 108, 122
酸化マグネシウム＊　61
酸化マグネシウム　61
ザンタック　103
ジアゼパム＊　2, 3, 62, 63, 65, 75, 76, 77, 78, 98, 103, 105, 154, 158, 162, 165, 166, 177, 183, 184, 190, 195, 197
ジアベン　77
ジェイゾロフト　15, 20, 25, 26, 28, 29, 33, 35, 38, 40, 41, 48, 51, 52, 86, 87, 88, 103, 104, 105, 106, 107, 108, 109, 110, 111, 112, 125, 143, 155, 158, 163, 168, 169, 173, 182, 221
ジギタリス＊　60, 62, 134, 145
ジギトキシン＊　77, 78, 82
ジギトキシン　82
ジクマロール＊　77, 78
シクロスポリン＊　24, 40, 41, 66, 82, 85, 110, 111, 125, 136
シクロフォスファミド＊　94
ジクロキサシリン＊　78
ジクロフェナク＊　4, 5, 69, 108, 125, 139, 221

索引

ジゴキシン* 2, 24, 26, 40, 59, 69, 78, 82, 136, 187
ジゴキシン 82, 134
ジゴシン 40, 59, 82
シサプリド* 64, 188, 189
ジソピラミド* 79, 80
シタグリプチン* 40
ジドブシン* 127, 129
ジフニサル* 60, 78, 127
ジプレキサ 15, 20, 25, 26, 30, 34, 36, 38, 40, 41, 48,
　　　　49, 53, 75, 76, 88, 105, 107, 115, 125, 126, 143,
　　　　148, 154, 155, 158, 163, 170, 173, 174, 189,
　　　　190, 196
シメチジン* 26, 40, 79, 81, 102, 103, 106, 108, 110,
　　　　136, 181, 183, 187, 191, 192, 211, 218
シメチジン 26, 40, 79, 81, 102, 103, 106, 108, 110,
　　　　136, 181, 183, 187, 191, 192, 211, 218
ジメリン 77
ジャヌビア 40
重マグ 61
シリカミン 61
ジルチアゼム* 24, 41, 106
ジルテック 40
シンバスタチン* 40, 110
シンプラール 107
シンメトレル 26, 136, 212
シンレスタール 82
水酸化アルミニウム* 61
水酸化アルミニウムゲル 61
スカジロールカプセル 80
スタチン系* 39, 67
ステロイド* 24, 40, 41, 61, 109, 125, 162
ストラテラ 17, 20, 29, 31, 35, 36, 39, 50, 54, 79, 86,
　　　　87, 88, 98, 99, 105, 142, 143, 153, 171, 175,
　　　　187
スマトリプタン* 187
スリンダク* 139
スルピリド* 25, 40, 64
スルファジメトキシン* 78
スルフィソキサゾール* 76
スルフィンピラゾン* 76, 77, 78
スルモンチール 29, 48, 52
セダプラン 92
ゼチーア 25, 67, 125, 129
セチリジン塩酸塩* 40
セディール 105
セファドロキシル 25
セファレキシン* 25, 133
セファレキシン 25, 132, 133
セフィキシム 25
セフジニル* 60
セフゾン 60

セベラマー* 60, 61, 171
セリプロロール塩酸塩* 40
セルシン 3, 62, 63, 65, 75, 76, 78, 98, 103, 105, 154,
　　　　158, 162, 165, 166, 177, 183, 190, 197
セルセプト 129
セルトラリン* 15, 20, 25, 26, 28, 29, 33, 35, 38, 40,
　　　　41, 48, 51, 52, 86, 87, 88, 103, 104, 105, 106,
　　　　107, 108, 109, 110, 111, 112, 125, 129, 143,
　　　　155, 158, 163, 168, 169, 173, 182, 183, 221
セレギリン* 123, 187
セレクトール 40
セレコキシブ* 139
セレコックス 139
セレニカR 20, 26, 30, 41, 42, 48, 49, 50, 52, 53, 56,
　　　　58, 75, 76, 77, 78, 79, 81, 85, 103, 104, 105,
　　　　110, 111, 121, 122, 123, 125, 126, 127, 134,
　　　　165, 216
セレネース 4, 26, 41, 105, 109, 115, 190
セロクエル 15, 25, 26, 30, 34, 36, 38, 40, 41, 49, 53,
　　　　63, 87, 105, 115, 123, 143, 154, 155, 163, 169,
　　　　170, 173, 174, 198
セロケン 109, 181, 187
ソセゴン 127, 129
ゾニサミド* 30, 49, 52, 53, 108, 123
ゾピクロン* 105
ソラシロール 107
ソラナックス 158, 166, 183, 190
ソラフェニブトシル酸塩* 129

【タ行】

ターシル 77
ダイアモックス 59, 138, 139, 212
ダイウロトライド 139
ダイドロネル 60
タガメット 26, 40, 79, 81, 103, 106, 108, 110, 136,
　　　　181, 183, 187, 191, 192, 211, 218
タクロリムス* 41
タグ 40, 107, 134, 139, 140
タケプロン 57, 97, 108
タスオミン 109, 127
タミフル 152
タモキシフェン* 41, 94, 109, 127, 187
タリオン 40
ダルベート 103
炭酸リチウム* 51
タンドスピロン* 105
チエナム 127, 129
チオリダジン* 199
チクロピジン* 106
チザニジン* 107, 188, 189
チモプトール 109

チモロール＊ 109
つくしAM酸 61
テオドール 107, 188, 190
テオフィリン＊ 107, 188, 190
テオロング 107, 188, 190
テガフール・ウラシル＊ 101
テグレトール 25, 26, 30, 40, 42, 49, 53, 63, 64, 75,
    76, 77, 78, 79, 80, 81, 82, 104, 105, 106, 107,
    121, 122, 123, 125, 126, 127, 129, 134, 162,
    165, 187, 190, 197, 199, 206, 208, 216, 217,
    219, 221
デシプラミン＊ 91, 109, 112, 113, 114, 181, 185, 187
デジレル 26, 42, 105, 108, 166
デスメチルセルトラリン＊ 26, 41, 183
テトラサイクリン＊ 61, 69, 82
テトラミド 25, 105
テノーミン 62, 86
デパケン 20, 26, 30, 41, 42, 48, 49, 50, 52, 53, 56, 58,
    75, 76, 77, 78, 79, 81, 85, 103, 104, 105, 110,
    111, 121, 122, 123, 125, 126, 127, 134, 165,
    197, 216
デプロメール 3, 15, 20, 25, 26, 29, 35, 38, 40, 41, 48,
    52, 75, 76, 87, 104, 105, 106, 107, 108, 109,
    110, 111, 112, 113, 119, 143, 146, 148, 154,
    155, 158, 163, 164, 169, 173, 188, 197, 201
テベペネムピボキシル＊ 127
デュロキセチン＊ 3, 15, 20, 28, 29, 35, 38, 48, 52, 56,
    87, 88, 105, 106, 107, 109, 111, 112, 113, 114,
    116, 117, 118, 143, 154, 155, 156, 163, 164,
    168, 169, 170, 173, 174, 184, 185, 187
テルネリン 107, 188, 189
テルミサルタン＊ 139
テレスミン 25, 26, 30, 40, 42, 49, 53, 63, 64, 75, 76,
    77, 78, 79, 80, 81, 82, 104, 105, 106, 107, 121,
    122, 123, 125, 126, 127, 129, 134, 148, 162,
    165, 187, 190, 197, 199, 206, 208, 216, 218,
    219, 221
ドキサゾシンメシル酸塩＊ 40
ドグマチール 25, 64
ドネペジル＊ 16, 20, 29, 30, 36, 39, 49, 53, 63, 86, 87,
    105, 123, 157, 171, 175, 208, 209
トピナ 16, 20, 30, 34, 36, 38, 49, 53, 106, 110, 122,
    155, 163, 169, 170, 174, 175, 218
トピラマート＊ 16, 20, 30, 34, 36, 38, 49, 53, 106,
    110, 122, 155, 163, 169, 170, 174, 175, 180,
    218, 219
トフラニール 29, 48, 52, 60, 78, 79, 80, 82, 91, 105,
    106, 107, 109, 125, 126, 136, 190, 213
トラザミド＊ 77
トラゾドン＊ 26, 41, 42, 105, 108, 166
トラマドール＊ 187

トリアセチルオレアンドマイシン＊ 102
トリアゾラム＊ 58, 59, 62, 100, 101, 103, 105, 108,
    110, 146, 166
トリクロルメチアジド＊ 139
トリクロロ酢酸＊ 78
トリナーゼ 77
トリプタノール 29, 48, 52, 63, 79, 82, 105, 125, 126,
    136, 162, 190, 212
ドリペネム＊ 127
トリミプラミン＊ 29, 48, 52
トリメトプリム＊ 136
トルブタマイド＊ 78
トルブタミド＊ 77, 78
トレドミン 15, 20, 28, 29, 35, 38, 48, 52, 87, 111,
    112, 143, 155, 163, 169, 173, 192
トレリーフ 123
トーワサール 139
ドンペリドン＊ 40, 64

【ナ行】

ナイキサン 78, 129, 139
ナウゼリン 40, 64
ナテグリニド＊ 77
ナバ 107, 128, 139
ナプロキセン＊ 78, 129, 139
ナリジクス酸＊ 76
ニフェジピン＊ 39
ネオーラル 40, 41, 66, 136
ネオセデナール 139
ネオドパストン 62, 85
ネオドパゾール 85
ネオフィリン 107, 190
ネクサバール 129
ネルフィナビル＊ 41
ノービア 41, 122, 129
ノリトレン 24, 29, 48, 52, 79, 82, 91, 98, 99, 162
ノルトリプチリン＊ 24, 29, 48, 52, 79, 82, 91, 98, 99,
    105, 162
ノルバテックス 41, 94, 109
ノルペース 79, 80
ノルモテンス 107

【ハ行】

バイアスピリン 78
ハイロング 91, 92, 144, 158
パキシル 15, 20, 25, 26, 28, 29, 35, 38, 40, 41, 48, 52,
    63, 75, 76, 87, 103, 104, 105, 106, 107, 108,
    109, 110, 111, 112, 113, 114, 118, 143, 155,
    163, 164, 169, 173, 185, 186, 187, 210, 211
パキシルCR 34, 35, 63, 185, 186, 211
バキソ 139

バクタ　136
バクロフェン*　25
パナルジン　106
パニペネム・ベタミプロン*　127
バファリン　61, 78
パラセタモール*　139
バランス　92
パリエット　57, 97, 109
パリペリドン*　4, 5, 15, 20, 25, 26, 28, 30, 34, 36, 38,
　　41, 47, 49, 53, 58, 63, 67, 91, 92, 93, 115, 143,
　　155, 163, 164, 165, 169, 170, 173, 174, 206,
　　207, 208
ハルシオン　58, 59, 62, 100, 101, 103, 105, 108, 110,
　　166
バルプロ酸*　20, 26, 30, 41, 42, 47, 48, 49, 50, 52, 53,
　　56, 58, 75, 76, 77, 78, 79, 81, 103, 104, 105,
　　110, 111, 121, 122, 123, 125, 126, 127, 129,
　　134, 165, 197, 206, 208, 216, 218, 220, 221
バレリン　20, 26, 30, 41, 42, 48, 49, 50, 52, 53, 56, 75,
　　76, 77, 78, 79, 81, 85, 103, 104, 105, 110, 111,
　　121, 122, 123, 125, 126, 127, 134, 165, 216
パロキセチン*　15, 20, 25, 26, 28, 29, 34, 35, 38, 40,
　　41, 48, 52, 63, 75, 76, 87, 103, 104, 105, 106,
　　107, 108, 109, 110, 111, 112, 113, 114, 118,
　　143, 155, 163, 164, 169, 173, 185, 186, 187,
　　188, 210, 211
ハロペリドール*　4, 26, 41, 105, 109, 115, 190
ビアペネム*　127
ビオフェルミンR　69
ビオフェルミン　59
ビ・シフロール　136, 213
ヒダントール　25, 26, 28, 30, 40, 42, 48, 49, 53, 59,
　　60, 75, 76, 77, 78, 79, 81, 82, 85, 96, 103, 104,
　　105, 108, 110, 120, 121, 122, 125, 126, 127,
　　129, 134, 140, 144, 145, 152, 172, 177, 187,
　　190, 199, 216, 218, 219, 221
ヒドララジン*　102, 103, 104
ヒドロクロロチアジド*　139
ビーマーゲン散ショーワ　61
ビペリデン　64
ピモジド*　103, 110, 183, 187
ピラセプト　41
ピラバスタチンカルシウム*　40
ピリナジン　139
ビリルビン*　24, 73, 75, 125, 152, 162, 167, 168
ビルダグリプチン*　40
ピレタミド*　139
ピレチノール　139
ピロキシカム*　139
ピンドロール*　82
ピンドロール　82

ビンブラスチン*　24
ファスティック　77
ファモチジン*　103, 136
フィニバックス　127, 129
ブイフェンド　103
フェキソフェナジン*　26, 40, 60, 86
フェニトイン*　2, 25, 26, 28, 30, 40, 42, 47, 48, 49,
　　53, 59, 60, 75, 76, 77, 78, 79, 81, 82, 85, 96,
　　103, 104, 105, 108, 110, 120, 121, 122, 125,
　　126, 127, 129, 134, 140, 144, 145, 152, 172,
　　177, 187, 190, 198, 199, 216, 217, 218, 219,
　　221
フェニルブタゾン*　78
フェノバール　26, 30, 42, 49, 52, 53, 91, 105, 121,
　　125, 126, 127, 129, 134, 187, 216, 218, 221
フェノバルビタール*　26, 30, 42, 49, 52, 53, 91, 105,
　　121, 122, 125, 126, 127, 129, 134, 187, 216,
　　217, 218, 221
フェノフィブラート*　41
フェルデン　139
フェンタニル*　187
フォサマック　60
フォスブロック　60, 171
ブタマイド　77, 78
フラジール　41
プラゼパム*　92
プラゾシン塩酸塩*　40
プラバスタチン*　40, 59, 67
プラミペキソール*　136, 213
プランルカスト水和物*　66
プリミドン*　30, 49, 53, 91, 122, 221
プリミドン　30, 49, 53, 221
プリンペラン　40, 64
フルイトラン　139
フルオキセチン*　26, 41, 162, 197, 206
フルコナゾール*　103, 129
フルトプラゼパム*　91
フルニトラゼパム*　103
プルノーマ　107
フルバスタチン*　106
フルフェナジン*　105, 106, 158
フルフェナム酸*　78
ブルフェン　127, 129
フルボキサミン*　3, 4, 15, 19, 20, 25, 26, 29, 35, 38,
　　40, 41, 48, 52, 75, 76, 87, 104, 105, 106, 107,
　　108, 109, 110, 111, 112, 113, 119, 143, 146,
　　148, 154, 155, 158, 163, 164, 169, 173, 185,
　　188, 189, 190, 197, 201
フルメジン　105, 158
フルラゼパム*　103
フルルビプロフェン*　78

プログラフ　41
プロジフ注　103, 129
プロセキソール　104
フロセミド*　78, 139
ブロチゾラム*　103
ブロナンセリン*　15, 20, 30, 36, 38, 49, 52, 53, 56,
　　　　　66, 79, 87, 88, 103, 115, 142, 143, 144, 154,
　　　　　155, 163, 164, 169, 170, 173, 174, 201, 202,
　　　　　203
プロノン　106, 110
プロパフェノン*　106, 110
プロブコール*　66, 82
プロプラノロール*　40, 80, 82, 107, 109, 144
ブロマゼパム*　190
フロリード　103
ヘキストラスチノン　77
ヘキストラン　78
ヘパリン*　61
ヘルツール　107
ヘルベッサー　41, 106
ベタナミン　17, 20, 29, 31, 36, 39, 50, 52, 54, 87, 156,
　　　　　171, 175
ベネット　60
ベノジール　103
ベポタスチンベシル酸塩*　40
ペモリン*　17, 29, 31, 36, 39, 50, 52, 54, 87, 156, 171,
　　　　　175
ベラパミル*　40, 41, 67, 80, 106, 136, 207
ペルフェナジン*　105, 187
ペレックス　127, 129
ペロスピロン*　15, 16, 20, 26, 28, 30, 34, 36, 38, 41,
　　　　　49, 52, 53, 105, 115, 142, 143, 154, 155, 163,
　　　　　164, 169, 170, 173, 174, 203, 204
ベンゾジアゼピン*　20, 59, 62, 78, 81, 91, 92, 93, 94,
　　　　　103, 105, 147, 148, 157, 164, 183, 190, 192
ペンタゾシン*　127, 129
ホエイ　80, 81
ホスアンプレナビル*　187
ホスフルコナゾール注*　103, 129
ホリゾン　62, 63, 65, 75, 76, 78, 98, 103, 105, 154,
　　　　　158, 162, 165, 166, 177, 183, 190, 197
ボナロン　60
ボノテオ　60
ボリコナゾール*　103
ポリエンホスファチジルコリン*　66
ポリカルポフィル Ca*　57
ポリスチレンスルホン酸 Ca*　61
ポリスチレンスルホン酸 Na*　61
ポリフル　57
ボルタレン　4, 69, 125, 139, 221
ホルミトール　80

【マ行】

マイスタン　16, 20, 30, 34, 36, 38, 49, 53, 105, 154,
　　　　　155, 158, 163, 169, 170, 174, 175, 217
マイソリン　91
マイラン　59, 106, 187
マグミット　61
マグラックス　61
マゴチロン　80
マドパー　85
マプロチリン*　29, 48, 52, 103, 105
マーロックス　61
ミアンセリン*　25, 40, 105
ミカルディス　139
ミケトリン　29, 48, 52, 63, 79, 82, 105, 125, 126, 136,
　　　　　162
ミコナゾール*　103
ミコフェノール酸モフェチル*　129
ミチグリニド*　77
ミニプレス　40
ミノキシジル*　128
ミノドロン*　60
ミラドール　25, 64
ミリダシン　127, 129
ミルタザピン*　15, 20, 28, 29, 33, 34, 35, 38, 48, 52,
　　　　　87, 105, 109, 110, 111, 112, 117, 118, 143, 145,
　　　　　154, 155, 156, 158, 159, 163, 169, 173, 190,
　　　　　191, 192
ミルナシプラン*　15, 20, 28, 29, 35, 38, 48, 52, 87,
　　　　　111, 112, 143, 155, 163, 169, 173, 192, 193,
　　　　　194
ミルマグ　61
ムコフィリン　128
メイラックス　91
メキシチール　107
メキシレチン*　107
メチルジゴキシン*　40, 59
メチルフェニデート*　17, 20, 31, 35, 36, 39, 45, 50,
　　　　　52, 54, 58, 87, 104, 106, 108, 109, 153, 156,
　　　　　171, 175
メチレンジオキシフェニル化合物*　102
メデポリン　183
メトクロプラミド*　40, 64
メトトレキサート*　39, 77, 134
メトプロロール*　109, 181, 187
メトロニダゾール*　41
メネシット　62, 85
メバロチン　40, 59, 67, 111
メマリー　16, 20, 30, 36, 39, 49, 53, 86, 87, 88, 136,
　　　　　137, 157, 171, 174, 175, 176, 211
メマンチン*　16, 20, 30, 36, 39, 49, 53, 86, 87, 88,

　　　　　　136, 137, 157, 171, 174, 175, 176, 211, 212,
　　　　　　213
メレリル　199
メロベネム*　127
メロペン　127, 129
メントリース　107
メントン　92
モサプリドクエン酸塩*　64
モダフィニル*　17, 31, 36, 39, 50, 54, 87, 106, 122,
　　　　　　156, 171, 175
モディオダール　17, 31, 36, 39, 50, 54, 87, 106, 122,
　　　　　　156, 171, 175
モルヒネ*　64, 65, 69, 91, 162

【ラ行】

ラシックス　139
ラジレス　40
ラックビー　59
ラックビーR　70
ラニチジン*　103
ラニラピッド　40
ラビノーゲン　107
ラベプラゾール*　57
ラミクタール　16, 20, 30, 34, 36, 38, 49, 53, 86, 87,
　　　　　　123, 125, 126, 127, 129, 155, 160, 163, 169,
　　　　　　170, 174, 175, 220
ラメルテオン*　105, 107, 119, 188, 189
ラモトリギン　16, 20, 30, 34, 36, 38, 49, 53, 86, 87,
　　　　　　123, 125, 126, 127, 129, 155, 160, 163, 169,
　　　　　　170, 174, 175, 197, 220, 221
ラリキシン　132, 133
ラロキシフェン*　69
ランソプラゾール*　57, 97, 108
ランツジール　127, 129, 139
リウマトレックス　77, 134
リサモール　188, 189
リスパダール　15, 20, 24, 25, 26, 28, 30, 34, 35, 36,
　　　　　　38, 40, 41, 49, 52, 53, 67, 91, 92, 93, 105, 106,
　　　　　　109, 115, 143, 155, 156, 163, 164, 169, 170,
　　　　　　173, 174, 205, 207, 208
リスパダールコンスタ　34, 35
リスペリドン*　15, 20, 24, 25, 26, 28, 30, 34, 35, 36,
　　　　　　38, 40, 41, 49, 52, 53, 67, 91, 92, 93, 105, 106,
　　　　　　109, 115, 143, 155, 156, 163, 164, 169, 170,
　　　　　　173, 174, 187, 205, 206, 207, 208
リスミー　93, 94
リスモダン　79, 80
リーゼ　92
リセドロン酸*　60
リタリン　17, 20, 31, 35, 36, 39, 45, 50, 52, 54, 87,
　　　　　　104, 106, 108, 109, 153, 156, 171, 175

リチウム*　3, 4, 51, 73, 134, 138, 139, 140, 145, 146,
　　　　　　173, 187, 197
リトナビル*　41, 106, 122, 129
リドカイン*　79, 80, 81, 144
リネゾリド*　187
リバスタッチパッチ　16, 20, 30, 35, 36, 37, 39, 49,
　　　　　　52, 53, 87, 95, 157, 171, 175, 213
リバスチグミン*　16, 20, 30, 35, 36, 37, 39, 49, 52,
　　　　　　53, 87, 95, 157, 171, 175, 213, 214
リバロ　40, 111
リピディル　41
リピトール　40, 41, 110
リファジンカプセル　100, 122
リファンピシン*　42, 100, 101, 120, 121, 122, 129,
　　　　　　187
リファンピシンカプセル　100
リフレックス　15, 20, 28, 29, 33, 34, 35, 38, 48, 52,
　　　　　　87, 105, 109, 110, 111, 112, 117, 118, 143, 145,
　　　　　　154, 155, 156, 158, 159, 163, 169, 173, 190
リポバス　40, 110
リマクタン　100
リーマス　3, 51, 73, 134, 138, 173, 187, 197
硫酸キニジン　80, 110
硫酸マグネシウム*　61
リルマザホン*　93, 94
リントン　26, 41, 105, 109, 115, 190
ルジオミール　29, 48, 52, 103
ルボックス　15, 20, 25, 26, 29, 35, 38, 40, 41, 48, 52,
　　　　　　75, 76, 87, 104, 105, 106, 107, 108, 109, 110,
　　　　　　111, 112, 113, 119, 143, 146, 148, 154, 155,
　　　　　　158, 163, 164, 169, 173, 188, 197, 201
ルーラン　15, 16, 20, 26, 28, 30, 34, 36, 38, 41, 49, 52,
　　　　　　53, 105, 115, 142, 143, 154, 155, 163, 164, 169,
　　　　　　170, 173, 174, 203
レイアタッツ　127, 129
レキシン　25, 26, 30, 40, 42, 49, 53, 63, 64, 75, 76, 77,
　　　　　　78, 79, 80, 81, 82, 104, 105, 106, 107, 121, 122,
　　　　　　123, 125, 126, 127, 129, 133, 134, 148, 162,
　　　　　　165, 187, 190, 197, 199, 206, 208, 216, 218,
　　　　　　219, 221
レキタソン　190
レクサプロ　15, 20, 25, 26, 28, 29, 33, 35, 38, 40, 48,
　　　　　　52, 87, 97, 99, 100, 103, 105, 106, 109, 111,
　　　　　　112, 143, 145, 155, 163, 169, 173, 180
レスタス　91
レスリン　26, 108, 166
レトロビル　127, 129
レナジェル　60, 61, 171
レニベース　139
レフルノミド*　94
レベチラセタム*　16, 20, 29, 30, 34, 36, 38, 49, 53,

73, 134, 135, 136, 155, 163, 169, 170, 172, 174, 175, 180, 222, 223
レボドパ* 25, 62, 85, 92
レーマグ 61
レミニール 16, 20, 30, 35, 36, 39, 49, 53, 87, 157, 169, 171, 175, 210
レメロン 15, 20, 28, 29, 33, 34, 35, 38, 48, 52, 87, 105, 109, 110, 111, 112, 117, 118, 143, 145, 154, 155, 156, 158, 159, 163, 169, 173, 190
レンドルミン 103
ロスバスタチンCa* 40, 60
ロゼレム 105, 107, 119, 188, 189
ロナセン 15, 20, 30, 36, 38, 49, 52, 53, 56, 66, 79, 87, 88, 103, 115, 142, 143, 144, 154, 155, 163, 164, 169, 170, 173, 174, 201
ロヒプノール 103
ロフラゼプ酸エチル* 91
ロプレソール 109
ロペミン 40
ロペラミド塩酸塩* 40
ロラゼパム* 91, 92, 166
ロラタジン* 40, 66, 86
ロレルコ 82, 66

【ワ行】

ワイパックス 91, 92, 166
ワソラン 40, 41, 67, 80, 106, 136, 207
ワーファリン 62, 107, 108, 188, 190, 191, 195, 204, 207, 217
ワーリン 62, 107, 108
ワルファリン* 39, 70, 77, 78, 96, 107, 108, 121, 181, 182, 184, 186, 187, 188, 189, 190, 191, 195, 197, 199, 200, 202, 204, 205, 207, 209, 217
ワルファリンK 60, 62, 107

本書で取り上げた主な向精神薬の一般名・商品名対照表

一般名	商品名
抗うつ薬	
アミトリプチリン	アデプレス トリプタノール ミケトリン
アモキサピン	アモキサン
イミプラミン	イミドール トフラニール クリミチン
エスシタロプラム	レクサプロ
クロミプラミン	アナフラニール
セルトラリン	ジェイゾロフト
デュロキセチン	サインバルタ
トラゾドン	デジレル レスリン
トリミプラミン	スルモンチール
ノルトリプチリン	ノリトレン
パロキセチン	パキシル パキシル CR
フルボキサミン	デプロメール ルボックス
マプロチリン	ルジオミール
ミアンセリン	テトラミド
ミルタザピン	リフレックス レメロン
ミルナシプラン	トレドミン
抗精神病薬	
アリピプラゾール	エビリファイ
オランザピン	ジプレキサ
クエチアピン	セロクエル
クロザピン	クロザリル
クロルプロマジン	ウインタミン コントミン
スルピリド	アビリット ドグマチール ミラドール
パリペリドン	インヴェガ
ハロペリドール	セレネース リントン
ピモジド	オーラップ
フルフェナジン	フルメジン
ブロナンセリン	ロナセン
ペロスピロン	ルーラン他
リスペリドン	リスパダール リスパダールコンスタ

一般名	商品名
抗認知症薬	
ガランタミン	レミニール
ドネペジル	アリセプト
メマンチン	メマリー
リバスチグミン	リバスタッチパッチ イクセロンパッチ
抗てんかん薬	
アセタゾラミド	ダイアモックス
エトスクシミド	エピレオプチマル ザロンチン
ガバペンチン	ガバペン
カルバマゼピン	テグレトール テレスミン レキシン
クロバザム	マイスタン
ジアゼパム	セルシン ホリゾン セレナミン
ゾニサミド	エクセグラン
バルプロ酸	セレニカ R デパケン バレリン
フェニトイン	アレビアチン ヒダントール
フェノバルビタール	フェノバール
プリミドン	プリミドン
トピラマート	トピナ
ラモトリギン	ラミクタール
レベチラセタム	イーケプラ
中枢神経刺激／非中枢神経刺激薬	
アトモキセチン	ストラテラ
ペモリン	ベタナミン
メチルフェニデート	リタリン コンサータ
モダフィニル	モディオダール
その他	
リチウム	リーマス他

【監修者略歴】
加藤 隆一（かとうりゅういち）

慶應義塾大学名誉教授
昭和29年慶応義塾大学医学部卒業
同医学部神経科助手を経て，昭和32年～37年イタリアミラノ大学留学中，数多くの薬を用いラットにおける酵素誘導と酵素阻害を発見し，薬物代謝相互作用の基礎を確立し，神経科医より薬物代謝研究者に転向。
北杜夫『どくとるマンボー航海記』にはミラノのセロトニン気狂いとして登場。
米国NIH（アメリカ国立衛生研究所），国立医薬品食品衛生研究所，藤沢薬品（現・アステラス製薬）を経て，昭和52年慶応大学医学部教授。
薬物代謝酵素（CYP）の性差，種差，年齢差，病態時における変動などの研究に従事し，特に医薬品開発における薬物動態研究の重要性を強調し，その発展に貢献した。
薬物動態談話会（1977～2009年会長）の発展に努力すると共に1986年に薬物動態学会を設立，1987年薬物動態学会会長。
Pharmacogeneticsの重要性を1980年代初期から啓発し，日本における研究発展の基礎を作った。1992年に『臨床薬物代謝学』を出版し（現第4版，2009年），臨床薬物動態の発展に貢献した。この間，薬物代謝研究者として高名な北海道名誉教授鎌滝哲也先生と東北大学名誉教授山添康先生の育成に貢献した。
国際的にはXenobiotica（Editor），Pharmacogenetics（Founding Editor）を歴任し，ISSX（国際薬物動態学会）第3代会長（1987～1988年），第2回ISSX国際会議会長（1988年神戸）を務めた。
日本薬理学会会長（1993年），日本臨床薬理学会会長（1996年）を務め，薬物動態研究が薬物療法・医薬品開発に如何に重要であるかの認識を高めた。
1981年，第5回ミクロゾーム薬物代謝国際シンポジウム会長，1986～1990年国際薬理学連合薬物代謝部会部会長
1982年，高松宮妃癌研究基金学術賞受賞
1992年，日本医師会医学賞（基礎医学部門）受賞
1994年，日本薬物動態学会学術賞受賞
1995年，日本薬学会学会賞受賞

趣味はテニスと囲碁，テニスでは高久史麿東大名誉教授（日本医学会会長）と首都圏医師テニス大会超高壮部門ダブルスで優勝。

【著者略歴】

鈴木 映二 (すずき えいじ)

国際医療福祉大学熱海病院教授
北里大学医学部客員教授
特定非営利活動法人日本双極性障害団体連合会（ノーチラス会）副理事長
精神保健指定医，精神保健判定医
名古屋市生まれ，静岡県立沼津東高等学校卒，長崎大学医学部卒，慶應義塾大学院修了（医学博士）
慶應義塾大学病院（4年間は財団法人井之頭病院出向）にて研修終了後，慶應義塾大学医学部助手，北里大学医学部専任講師兼精神科救急主任（後に医学部助教授）を経て平成19年度より現職。

日本精神神経学会指導医・認定医，日本うつ病学会評議員・双極性障害委員，日本ストレス学会評議員，日本総合病院精神医学会評議員・総合病院精神医学編集委員，緩和ケア指導医，臨床指導医

著書：『セロトニンと神経細胞・脳・薬物』（2000，星和書店），『薬の相互作用ポケットブック』（2003，星和書店），『精神科診療室の窓を開けて』（2013，アルタ出版）

趣味はオートバイ，卓球，鎌倉散策，猫と遊ぶこと，囲碁，空手，江の島から富士山を眺めること，無駄遣い，妻の料理を食べること，少しのワインを飲むこと，人に食事を御馳走すること，田舎に行くこと，居眠りなど多数。最近はゴールドウイングというオートバイのサイドカーとホッピー（黒）にはまっている。座右の銘は「法に依りて人に依らざるべし」

向精神薬の薬物動態学
基礎から臨床まで

2013年3月27日　初版第1刷発行

監修者　加　藤　隆　一
著　者　鈴　木　映　二
発行者　石　澤　雄　司
発行所　㈱　星　和　書　店
　　　　〒168-0074　東京都杉並区上高井戸1-2-5
　　　　電話　03（3329）0031（営業部）／03（3329）0033（編集部）
　　　　FAX　03（5374）7186（営業部）／03（5374）7185（編集部）
　　　　URL　http://www.seiwa-pb.co.jp

ⓒ 2013 星和書店　　　Printed in Japan　　　ISBN978-4-7911-0837-4

・本書に掲載する著作物の複製権・翻訳権・上映権・譲渡権・公衆送信権（送信可能化権を含む）は
　㈱星和書店が保有します。
・JCOPY〈(社)出版者著作権管理機構 委託出版物〉
　本書の無断複写は著作権法上での例外を除き禁じられています。複写される場合は，そのつど事前に
　(社)出版者著作権管理機構（電話03-3513-6969，FAX 03-3513-6979，e-mail：info@jcopy.or.jp）
　の許諾を得てください。

セロトニンと神経細胞・脳・薬物

鈴木映二 著　　A5判　264頁　2,200円

現代の向精神薬を語る上で、セロトニンについての理解を欠かすことはできない。本書は、セロトニンを神経細胞、脳、薬物との関係から説き明かすことで、読者にセロトニンに対する深い知識をもたらし、ひいては臨床場面で用いられるSSRI，SDA，セロトニン1Aアゴニストなどについても、その可能性と限界、長所と短所を明らかにしてくれる。

抗精神病薬受容体の発見ものがたり
精神病の究明を目指して

ニール・シーマン、フィリップ・シーマン 著
渡辺雅幸 著・訳　　四六判　292頁　2,800円

ジャック・ヴァン・ロッスムによって初めて提唱された統合失調症のドーパミン仮説は、時の試練に耐え続け、この疾患の最も確立された理論的根拠であり続けている。1975年のトロント大学における脳内の抗精神病薬の標的（当初は抗精神病薬／ドーパミン受容体と命名され、後にドーパミンD2受容体と再命名された）の発見は、ドーパミン仮説の最初の確認であった。この本は、その発見についての物語である。

発行：星和書店　　http://www.seiwa-pb.co.jp　　価格は本体（税別）です

薬の相互作用ポケットブック
精神科編

鈴木映二 編　　手帳サイズ（136mm×80mm）　2,500円

薬の体内動態と飲み合わせ、SSRIと他剤との併用についてのわかりやすい解説と、薬の併用禁忌・注意一覧表および早見表がセットになったポケットブック。忙しい精神科医療従事者が、短時間で効率よく理解でき、実際の診療場面へ気軽に持ち出して飲み合わせを簡単にチェックできるように工夫されている。胸ポケットにもらくらく収まり、診療場面で今すぐ役立つ！

向精神薬・身体疾患治療薬の相互作用に関する指針
日本総合病院精神医学会治療指針5

日本総合病院精神医学会治療戦略検討委員会 編
四六判変形（188mm×112mm）　296頁　3,500円

身体合併症をもつ精神疾患の治療には、薬物相互作用の理解が不可欠である。本指針は、各種身体疾患の治療薬と向精神薬との相互作用に関する一覧表とその解説、さらに、妊娠・周産期・授乳期の向精神薬使用も概説し、日常臨床で役立つことを意図している。

発行：星和書店　　http://www.seiwa-pb.co.jp　　価格は本体（税別）です

臨床精神神経薬理学テキスト
改訂第2版

日本臨床精神神経薬理学会専門医制度委員会 編
B5判　544頁　8,600円

臨床精神神経薬理学は、ヒトの精神神経疾患に対する合理的薬物療法を科学的に追求する学問領域である。すなわち、薬物治療の安全性を高め、効果を最大にするために、適切な薬剤を適切な対象群に適切な量および方法で投与するための学問といえよう。本書には、臨床精神神経薬理学の基本となる知識が満載されており、専門医取得を目指す若手医師の自己学習ならびにその後の知識の更新や整理に大いに活用いただければ幸いである。（本書「序」より抜粋）

現代精神薬理学の軌跡

村崎光邦 著
B5判函入　636頁　14,000円

日本における精神薬理学の第一人者、村崎光邦氏の珠玉の論集。日本の精神薬理学界に計りしれない貢献をしつづけてきた村崎氏が『神経精神薬理』『精神科治療学』『臨床精神薬理』の三誌に執筆した38の主要論文を一挙収載。特に、SSRI、SNRI、SDA等の各向精神薬の基礎と臨床が満載。まさにわが国の精神薬理学の歴史と進歩の濃縮版といえる論文集。

発行：星和書店　http://www.seiwa-pb.co.jp　価格は本体（税別）です